儿童体态矫正指南
——躯干及下肢常见功能性姿势不良的运动疗法

李霞　徐晖　主编

北京体育大学出版社

策划编辑：孙宇辉
责任编辑：田　露
责任校对：吴　珂　井亚琼
版式设计：李　鹤

图书在版编目（CIP）数据

儿童体态矫正指南：躯干及下肢常见功能性姿势不良的运动疗法 / 李霞，徐晖主编. -- 北京：北京体育大学出版社，2021.1（2025.10重印）
ISBN 978-7-5644-3266-9

Ⅰ. ①儿… Ⅱ. ①李… ②徐… Ⅲ. ①儿童－身体形态－矫正－指南 Ⅳ. ①G804.4-62

中国版本图书馆CIP数据核字(2019)第253704号

儿童体态矫正指南
——躯干及下肢常见功能性姿势不良的运动疗法
ERTONG TITAI JIAOZHENG ZHINAN: QUGAN JI XIAZHI CHANGJIAN GONGNENGXING ZISHI BULIANG DE YUNDONG LIAOFA
李霞　徐晖　主编

出版发行：北京体育大学出版社
地　　址：北京市海淀区农大南路1号院2号楼2层办公B-212
邮　　编：100084
网　　址：http://cbs.bsu.edu.cn
发 行 部：010-62989320
邮 购 部：北京体育大学出版社读者服务部 010-62989432
印　　刷：唐山玺诚印务有限公司
开　　本：710mm × 1000mm　1/16
成品尺寸：170mm × 240mm
印　　张：19
字　　数：347千字
版　　次：2021年1月第1版
印　　次：2025年10月第5次印刷
定　　价：128.00元

国家体育总局科教司科学健身指导项目资助
（课题编号：2017B048）
南宁市全民健身和全民健康指导中心教材调研和编写项目资助
（合同编号：NNZC2018-C3-00273（重）-GXYZ）

编委会

序　一

这是一本关于功能性不良姿势的评估及运动干预的书籍。其专业理论科学、图解非常清晰，图文并茂、通俗易懂，是一本不可多得的好书。目前临床上鲜见类似的关于功能性不良姿势的书籍。

现代社会，随着生产力的发展，机械慢慢取代了人力，钢筋混凝土构建的大都市给我们带来繁荣之余，也使我们的运动变得越来越少。有统计表明，中国儿童的体力活动比20世纪80年代下降了近50%，电脑和手机的使用抢占了跑跳等太多活动的时间，这也就带来了一系列社会与健康的问题，而儿童不良姿势导致的发育障碍就是很严重的危害，必须引起足够的重视。

儿童活动减少以后，久坐或躺卧增多，身体的一部分肌肉由于运动不足而发育迟缓，这就使儿童全身的肌肉发展不平衡，长此以往，会导致骨骼系统的应力不均衡，从而出现脊柱发育畸形等病理变化。如果对这种畸形的治疗不及时或不科学，严重者可出现内脏和神经系统的发育障碍性疾病，给儿童的身心发育带来严重影响，导致青少年儿童的残疾。

功能性不良姿势与脑瘫等神经系统问题引起的不良姿势相比，其发病机制迥然不同，因此康复方法也大相径庭。与中医按摩、整骨、针灸等方法不同，运动康复更注重功能的康复，对于功能性不良姿势来说，是一种标本兼治的方法。

本书从运动发育学、运动生理学和运动康复医学的角度，阐明了儿童姿势与动作发育的重要性，提出了科学地评估儿童姿势和动作的方法，制订了防治儿童姿势和动作不良的运动处方，对预防儿童骨关节肌肉系统畸形，减少儿童残疾的发生具有重要的作用，是一本具有科学性和前瞻性的工具书。它适用于广大的体育教师，儿童青少年教练员，社会体育工作者和相关医务人员，其中的大量内容也适合体育院校相关专业的教学工作。

虞亚明

序　二

O形腿和X形腿、八字脚、长短腿、脊柱侧弯、膝过伸等不良姿势是儿童生长发育过程中的常见问题，临床上对于幼儿不良姿势的纠正以支具和手法为主，以运动干预为辅，但是维持时间较短。这一问题长期困扰儿童和家长。

李霞博士团队具有运动损伤康复与医学结合的良好专业背景和大量的临床实践经验，尤其是多年来从事骨骼肌肉损伤康复的经验，他们借鉴国内外大量培训中的知识和技能，形成了独特的观察视角，认为不良姿势儿童的平衡能力和稳定能力均较弱，尤其是单膝跪地和四足撑地对角起这两个反映髋、骨盆或核心稳定性的指标测试结果非常差。而单膝跪地和四足撑地对角起是在幼儿时期动作学习与发展过程中形成的技能，经过观察和研究，儿童的不良姿势可能与其久坐不动的生活方式相关。李霞博士团队关注爬行不足（运动不足）对平衡稳定，尤其是核心稳定的影响，不仅从结构角度，更从神经控制、运动功能及呼吸的角度去思考和解决问题，并以此为切入点开始对幼儿不良姿势展开运动治疗，收到了良好的效果，使无创治疗不良姿势的方法更加丰富和有效。

作者从动作学习与发展的基本理论出发，论述了不良姿势和动作学习与发展过程的关系，从生活习惯调查、平衡稳定能力评估、结构与功能评估、平衡稳定性训练、功能动作练习、纠正性练习和运动处方制订等多个方面，针对常见的幼儿功能性不良姿势的评估与纠正方法进行了阐述，结合他们大量的临床实践经验，将制订运动处方的思路以及具体的动作标准提供给读者。此书图文并茂，介绍了30余个测评指标、约200个基本练习的动作要领，语言通俗易懂、针对性强，有良好的可读性，是一本少有的理论联系实际的专业读本。相信很多物理治疗师、运动处方师、健身指导员、康复医学和体育院校的学者，以及幼儿和家长都能从中受益。

王正珍

自 序

儿童不良姿势是一种比较常见的功能障碍，如果干预不及时或不专业，不但会影响儿童发育，而且容易导致骨骼或内脏系统的疾病，影响儿童一生。姿势、动作评估和运动治疗就是发现、评价和治疗儿童姿势、动作不良的最有效的方法。

儿童不良身体姿势不仅仅与脊柱的力学问题相关，还涉及头部、脊柱及四肢的神经、骨骼和肌肉的功能异常；它也不单纯是生物力学问题，还与神经发育、神经控制、营养、内分泌和社会心理等因素有关。我们对儿童的姿势和动作进行科学监测，及时发现异常情况，再进行有效的评估和纠正训练，对防止儿童疾病，提高全民身体素质水平，具有非常重要的意义。

儿童期是人类生长发育的关键时期，也是改善不良姿势和动作的关键时期，本书从姿势、动作的发育、评估、纠正性训练和日常活动训练等几个方面来讲述如何发现和纠正儿童的姿势和动作不良，对家长、老师及康复治疗师都有非常重要的指导作用。

徐 晖

导　言

我作为一名运动医学的医师，多年来从事着骨骼肌肉系统问题的临床、研究和教学工作，重视运动医学在纠正儿童不良姿势中的应用。近年来，我们在对一些有不良姿势的儿童进行评估时发现，这些儿童的平衡稳定能力均较弱，反映髋、骨盆（核心）稳定性的指标测试结果非常差，尤其是单膝跪地和四足撑地对角起这两个动作。四足撑地对角起是婴儿在爬行中学习和掌握的技巧，单膝跪地是从坐到站的过程中非常重要的一个环节，这就引发了我的好奇，难道这些儿童在婴儿时期没有爬行?

2017年，我们对南宁市6所公立幼儿园3018名3～6岁幼儿进行了不良姿势及平衡稳定性的现场测评，并对幼儿家长及幼儿园老师进行问卷调查。不良姿势的儿童占比竟然高达86.8%，且有、无不良姿势的两组幼儿在婴儿期爬行时间的差异具有统计学意义，表明幼儿爬行时间对不良姿势有明显的影响。调查中我们也发现，很多家长并不关注自己孩子的运动能力发展。在爬行阶段，每天爬行时间少于2小时的婴儿约占66.38%；很多家长记得自己的孩子长多高、多重，却不记得他几个月开始走路，也不关注他的爬行情况，甚至因怕脏、怕危险、怕儿童累而不让儿童爬行；学习走路时，使用学步车的婴儿比例也较高，大约占调查人数的26.9%。其实，不仅是爬行，儿童的其他运动也很少。在幼儿期，家长带儿童参加运动每周超过3次者仅占29.5%，且参加的活动中，只是出去散步的就占44%。一份研究报告表明，全世界人的活动都在减少，美国在过去的33年中，体力活动减少了32%。而中国在过去18年中减少了45%。儿童的体力活动明显减少，以WHO（世界卫生组织）的体力活动推荐量，15岁的儿童只有15%能达到，10岁有30%、5岁有40%，最糟糕的是4岁的儿童也只有50%能达到。而中国儿童的身体活动比他们父辈的下降了50%。不良姿势发生率如此之高，可能与儿童久坐不动的生活方式相关，因此，现在的幼儿不良姿势问题很可能是一种社会问题！

目前，临床上对于幼儿不良姿势的纠正，以支具和手法为主，运动干预为辅。其中运动干预主要从局部入手，手段也是以训练肌肉力量或放松紧张的肌肉为主，但持久性和效果一般。而之前的发现让我们更关注平衡稳定性对不良姿势的影响，关注爬行不足（运动不足）对于平衡稳定性，尤其是核心稳定性的影响。不仅从结构角度，更从神经控制和运动功能的视角去思考和解决问题。另外，人体先天就是不对称的，呼吸与姿势密不可分，绝大多数呼吸肌就是姿势肌，呼吸影响了骨盆、脊柱、胸廓、肩胛骨的位置，影响着腹压与核心的稳定性，反过来骨骼的位置及腹压的变化也会影响呼吸。呼吸功能不好也是引起不良姿势的重要因素。临床上通过对这些儿童进行功能性训练，特别是核心稳定性的练习，纠正错误的呼吸模式，并利用反射性神经肌肉训练（RNT）纠正下肢错误动作模式后，平衡稳定功能均恢复正常，不良姿势也得到很好的改善。

许多教育者和家长无法深刻认识不良姿势对幼儿身心健康发展的影响。通过调查，我们了解到，大多数的家长对于不良姿势的认知度低，也不重视。甚至一些医生也认为不良姿势在3~6岁生长发育过程中会自行纠正，不需要干预。但临床上却有很多不良姿势的儿童超过6岁仍不能自行纠正。目前，幼儿不良姿势的干预方法方面的研究较少，且没有一个统一的、科学的、符合儿童身心发育规律的体系。由于缺乏相应的教材、体育实践经历，导致幼儿教师无法根据幼儿的情况科学安排体育活动。我在教实习生为儿童制订运动处方时也注意到，由于引起不良姿势的相关因素是多角度和多层面的，它们相互交织、互相影响、密不可分，姿势具有复杂性，评估干预也具有复杂性，没有一本统一的教材，学生常常学了后面忘了前面；另外，运动是把双刃剑，用得好可以解决问题，用不好反而可能加重问题；同样的方案不同的人做指导时，效果完全不同，究其原因是很多人没有掌握好动作要领。基于以上原因，我萌生了写本书的念头。

本书主要针对功能性不良姿势的评估与纠正，而非脑瘫、小儿麻痹症等神经性问题引起的病理性不良姿势。书中图文并茂，将常见的幼儿不良姿势及干预技术介绍给大家。要了解不良姿势的基础知识，请阅读第1部分至第3部分；第4部分、第5部分介绍了约30个测评指标，若有阳性的指标，则分别在第6部分、第7部分中可以找到相应的干预练习动作；第8部分的纠正性训练介绍了各种不良姿势在训练时易出现的错误，以及相应的纠正练习；第9部分的内容是“方案制定”，即通过真实的案例介绍如何通过分析不良姿势评价表，从最容易解决的问题到有难度的问题，一步一步地分层制订运动处方。第10部分为“开始运动”，是一次训练课安排的举例。本书详细介绍了约200个基本练习的动作要领、注意事项等，并以基本练习为基础，介绍了进阶或降阶的练习动作。

因个人的能力有限，本书无法涵盖所有有效的运动治疗方法，也没有高深的理论，只是将临床上我们现在使用的、比较有效的评估和干预方法，制订运动处方的思路以及具体的动作标准提供给大家参考。这是一本专门介绍儿童不良姿势的、能根据姿势和功能评估结果制订运动处方，并介绍标准动作要领的实用读本。本书的读者人群主要是康复治疗师、体育老师和健身指导师。在给儿童布置家庭作业后，家长也可以按照本书的练习动作在家指导儿童做练习。

李　霞

目 录 Contents

1 概 述

引起不良姿势的因素是多角度和多层面的，它们相互交织、互相影响、密不可分。姿势与个人早期动作发展息息相关，出现姿势和动作模式问题，甚至可以追溯到婴儿时期功能模式发展是否健康；平衡稳定性与不良姿势密切相关，若存在着平衡稳定性差的问题，在参加难度较大的运动时就可能出现代偿的姿势和动作，若这一代偿动作持续存在就可能形成长期的不良姿势；在解剖学上，姿势需要在神经支配下，依赖骨骼、肌肉、筋膜之间的互动。在生物力学上，这几个系统组成复杂的应力结构，彼此之间产生互补的力量，形成链式反应，来维持身体姿势、产生动作，神经骨骼肌肉系统的失衡会引起各种姿势问题；呼吸与姿势关系密切，呼吸力学对姿势和脊柱的稳定性发挥着关键性的作用，所有的呼吸肌均具有呼吸和维持姿势的双重功能，错误呼吸模式会引起不良姿势；姿势恢复技术以呼吸作为基础，提出人体先天就是不对称性的，从人体发育、解剖结构、生理等双侧不对称现象来解释为何人们会有相似的姿势；爬行对于婴儿来说有着无可替代的作用，能够帮助提高婴儿内耳前庭功能和平衡能力，人体脊柱周围绝大部分的肌肉群只有当躯干与地面平行时才能被更好地激活。而核心稳定是四肢灵活和力量的基本保障，身体核心部位本体感受能力的缺陷会引起下肢神经肌肉控制的活性降低，从而导致不良姿势的发生。

要想了解不良姿势，不能只关注静态的姿势，还应该关注动作模式问题。活动中的身体处于更具有功能性的状态，更需要全身各系统之间的协调配合才能在动态中维持良好的姿势。步行是人类最重要的运动能力，行走及其步态是中枢神经系统在生物力学水平上的体现。步态是表现全身功能状态的一个典型例子，可以从步态评估身体运动系统的整体情况，可以在动态下观察姿势和动作模式。

另外，人是作为一个整体来工作的，因此评估和调整不良姿势不能只关注局部，而应从整体出发尽可能找到问题的根源。

1.1 姿势、动作及发展

姿势与动作相互依存。婴幼儿姿势与动作的发展具有垂直化的特征。婴幼儿初期发展阶段的基础动作是清楚且可预测的，且这一时期动作的发展遵循着一些通则。

1.1.1 定义

姿势和动作是儿童身体与情绪发展的两个重要组成要素。姿势是指整个身体或一部分身体保持在某个位置。一般来说，连续且动态的状态被视为动作，而没有动作的静止状态被称为姿势。骨骼肌肉系统中最重要且基本的功能就是动作，而身体静止状态也是这个基本功能的一部分。姿势会伴随着动作，动作过程中身体又要保持在一定的姿势下。因此姿势和动作是相互依存的关系。姿势与遗传、年龄、性别、环境条件、情绪状态及身体活动等均相关，具有解剖学、心理学、肌动学、生物力学及生理学的含意，是一个有多重范围的集合体。因此，姿势的评估是动态和复杂的。随着年龄的增长，儿童的动作与身体都在不断地发生着变化，而婴幼儿期所接触的动作活动决定并塑造未来各项身体活动能力。儿童的姿势与动作发展受到遗传和环境的双重影响，姿势和动作模式问题的原因，甚至可以追溯到婴儿时期不健康的功能发展模式。

1.1.2 婴幼儿姿势与动作的发展模式

在婴儿发育过程中，其生理、情绪和神经会不断成熟，这种发育大多发生在生命的前15个月。在这个时期，儿童逐渐有能力达到特定姿势，并开始进行一些如转向、爬行、站立、行走等这种不需要教就能会的动作。这些动作都是最基本的，是后期其他复杂动作的基础。姿势与个人早期的发展息息相关，出生后第一年垂直化的特征，会影响这个人往后生命过程中身体姿势的特征。

婴幼儿初期发展阶段的基础动作是清楚且可预测的。刚出生的婴儿有各种反射性和不自主的活动，随着月份的增加逐渐发展为能自我控制的动作。婴儿的动作发展是由情感需求所触发的，如眼睛追随着妈妈，遇到感兴趣的东西想去抓，拿到什么都想放到嘴里尝一尝等。儿童会观察自己的四肢，在自我空间中感受与移动自己的肢体。随着他们对身体动作的掌握越来越纯熟，就自然而然地开始学习各种技巧，如抓东西、丢球、接球、传球、爬行与走路，同时发展出平衡能力、协调能力、力量调节和运动感觉等。婴儿的发育程序在大脑中是固定的，每个健康的婴儿都遵循着同样的顺序。发育是一个自动的连锁反应，某个姿势在特定支撑区域有足够的压力和稳定性的情况下就会触发下一个功能模式，因此我们不需要教婴儿抬腿、翻身、坐、站立、行走等，这是每一个健康的婴儿在大致相同的月龄会自然发生的。这一时期的动作发展有助于姿势（整体功能增强与脊柱弧度逐渐形成）与动作能力的形成（粗大动作的发展与精细动作基础的建立）。婴儿正常运动发育顺序如下。

在新生儿期，婴儿的肝脏大、胸腔短、腹腔长，采用腹式呼吸。其腹侧肌肉与背侧肌肉之间没有协调的活动，姿势是不对称的。仰卧位下，头部和颈部能向一侧转头，但不会抬头，见图1-1A；俯卧位下，没有平衡能力，因为负重区域还未形成，婴儿无法以任何肢段抵抗重力，整个脊柱维持在后凸状态，骨盆前倾，见图1-1B。

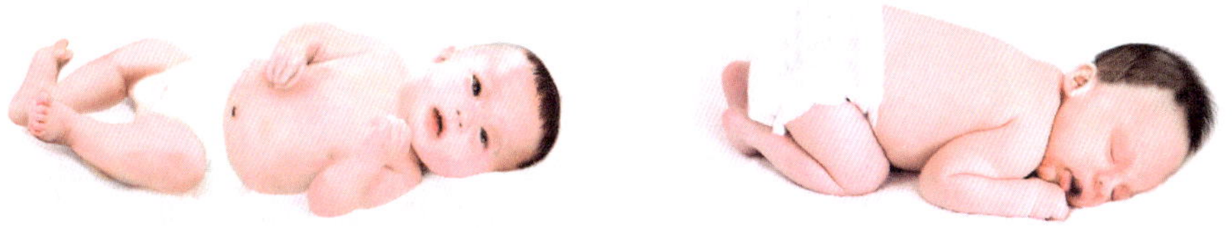

A　　　　　　　　B

图1-1　婴儿在新生儿期姿势

A 仰卧位；B 俯卧位

2~3个月龄时，俯卧时可以抬头45度并持续片刻，颈椎曲线开始形成。竖直抱起时头逐渐能直立。3个月时，婴儿胸部从上扬位开始下降，胸腔变长、腹腔变短，腹内压形成。骨盆也从前倾位逐渐回到中立位。脊柱轴向伸展并延长，头部与眼睛能独立运动。仰卧位时婴儿的姿势十分稳定，脊柱对称性已经足够成熟，肩带、髋带可外旋。俯卧位时能双肘对称支撑，支撑面为双肘和耻骨联合，躯干上部可抬离平面。

4~5个月龄时，婴儿在矢状位的运动逐渐成熟，脊柱、骨盆与胸腔在矢状面稳定已臻完全，在仰卧位下可以呈现完整的蹲坐姿势，见图1-2A。这是婴儿发育过程中的里程碑姿势。在这个姿势下，婴儿膈肌、腹壁肌群和盆底肌开始协同工作，在腹部产生腹内压。产生和调节腹内压的能力是所有运动的前提，因此这个姿势非常重要，是康复和训练中经常使用的姿势，能提高调节腹内压的能力，以便进行更复杂的运动，如深蹲、弓步和卧推等；俯卧时可用前臂支撑抬起前胸，见图1-2B。此时，婴儿肩带上、下部分固定肌的平衡开始建立。俯卧位时，承重区域包括内侧髁、双侧髂前上棘及耻骨联合。此姿势让婴儿能够支持肢段（头或腿）抵抗重力，离开支撑面。抬起头时，脊柱在中胸段可以竖直。上胸段在功能上属于颈椎。脊柱矢状面的平衡稳定是迈步、下肢支撑和脊柱旋转的基础，同时又是上肢抓握功能所必需的。翻身、坐起、站立和爬行等动作也只有在脊柱矢状面平衡建立后，才能更好地完成，如果脊柱有异常，四肢功能也会出现功能障碍，反之亦然。如果脊柱矢状面平衡发育不良，那么在儿童期甚至成年期都可以观察到。

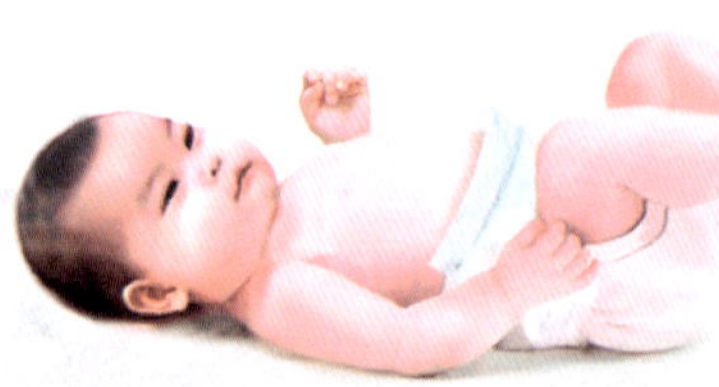

A

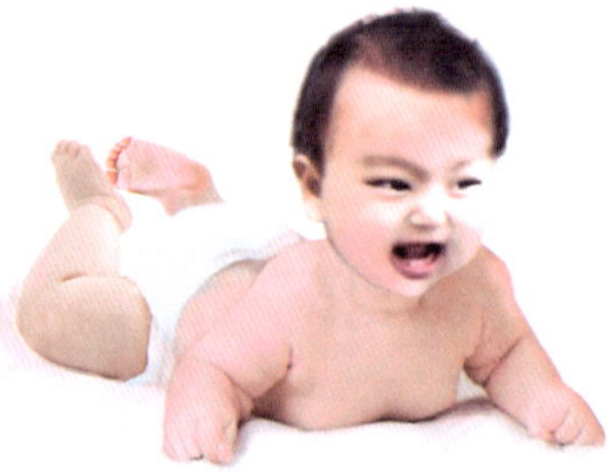

B

图1-2 婴儿4~5月姿势
A 仰卧位；B 俯卧位

婴儿在5~7月龄时，躯干旋转运动开始发展，此时腹部肌群发育，穿过中线的腹肌开始协同收缩，逐渐能完成翻身、爬行等动作。

矢状面完全稳定后，四肢逐渐发展出对侧与同侧运动。四肢相位（phasic）的运动功能发展，包括前踏（或伸出、抓握）功能，以及支撑（或抬起）功能。对侧运动是指一侧手臂执行支撑功能时，其对侧脚也执行支撑功能，若一手为抓握功能，则其对侧足有前踏功能。如左臂前伸（抓握）时，左足（膝关节内侧髁）提供支撑；右脚前踏时，右臂（肘关节内上髁）提供支撑，注意腿的交互位置——左支撑足跖屈与内翻时，右前踏足背屈、外翻；四肢的对侧运动模式与功能，见图1-3A。对侧形态由俯卧姿势发展而来，其后整合出爬行或步态运动模式。同侧运动是指同一侧的脚与臂履行相位的功能，即前踏与抓握功能。如右侧肢体做支撑与承载体重时左臂伸前（如抓握功能），左腿向前摆动（如前踏功能），注意对侧肢体的“交互”位置，如左（支撑）脚跖屈与内翻时，右（前踏）脚背屈与外翻。右臂旋外时，左臂旋前，见图1-3B。同侧形态从仰卧姿势发展而来，接着整合成翻转、斜坐与其他的形态。

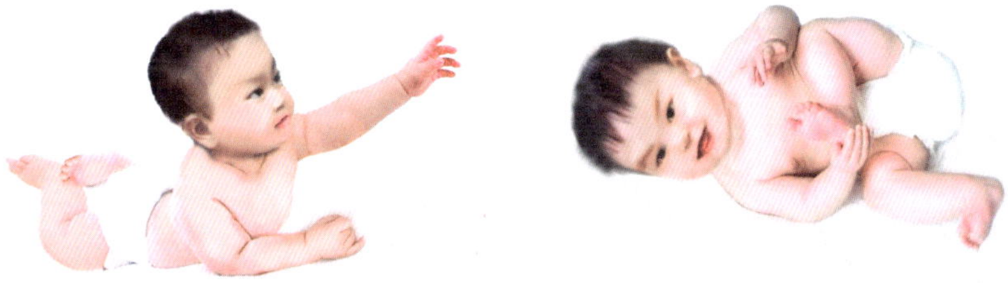

A　　B

图1-3　肢体运动功能发展的两种形态

A 对侧运动；B 同侧运动

翻转模式也是婴儿由仰卧位转向俯卧位的过渡姿势，这个动作通常在婴儿5个月左右出现。这个动作建立的前提是婴儿已经有了产生腹内压的能力，然后，开始激活腹部前后的斜链，几乎所有的运动都需要这些斜链的参与，斜链对投掷铁饼或打网球这样的旋转运动尤为重要。婴儿在6个月左右能完成从仰卧到俯卧的滚动和俯卧抓握，滚动过程见图1-4。

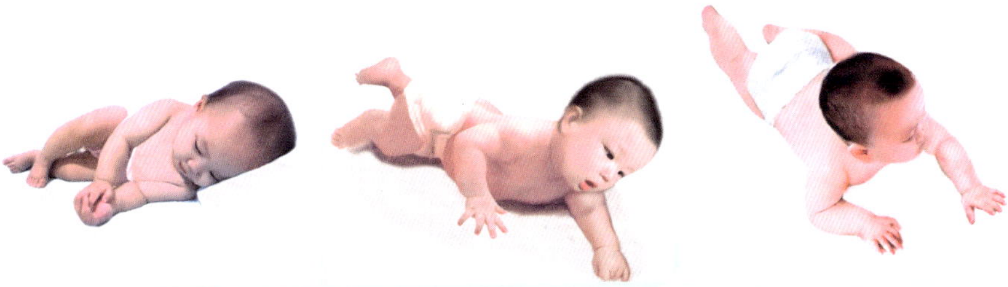

A　　B　　C

图1-4　婴儿滚动过程

A 侧卧位；B 半俯卧位；C 俯卧位

婴儿6~7个月时能独坐，腰椎曲线开始形成。当家长用两手在婴儿腋下支撑时，其能直立并有跳跃动作。可双手交换玩具。

婴儿7~8个月时的动作发展：7个月的婴儿出现低斜坐位，即用肘和髋进行支撑，支撑侧的髋和膝应该部分屈曲，对侧髋和膝也屈曲，整个脚踩在地上，见图1-5A。8个月健康婴儿的高斜坐位，用手、臀部和髋部支撑，脊柱是直的，见图1-5B。

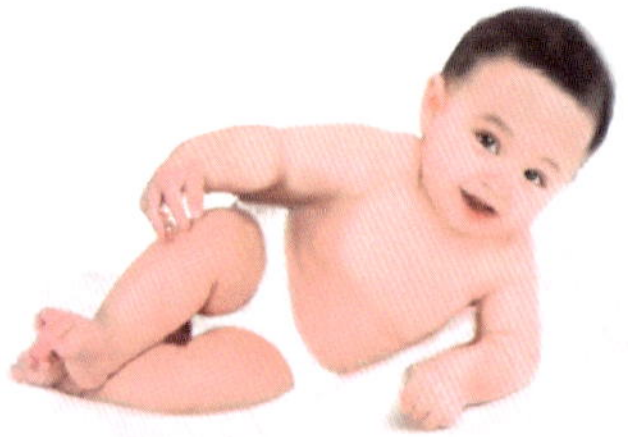

A

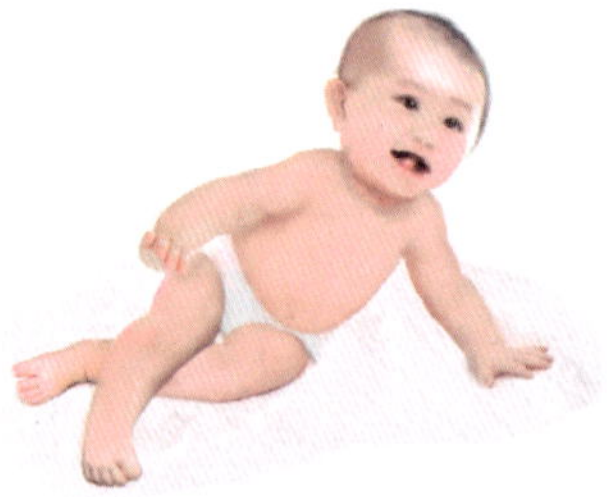

B

图1-5　婴儿斜坐位
A 低斜坐位；B 高斜坐位

婴儿在9个月时，会手膝位爬行并用拇指对掌抓取，见图1-6A。四点支撑运动对训练脊柱是很重要的。四点支撑姿势对训练肩、髋与躯干的稳定肌群（腹肌、背肌、膈肌、盆底肌），以及维持脊柱直立的肌群都是很重要的；婴儿10~12个月时，会手足爬行，即熊爬，见图1-6B。熊爬是这一阶段婴儿自然变化的姿势。婴儿用熊爬姿势从跪姿转成蹲姿，以及站起。这一运动有助于肩的稳定，以及躯干肌群与骨盆肌群间的交互协调。

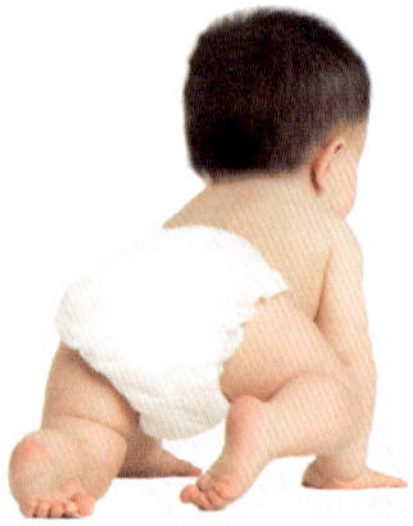

A

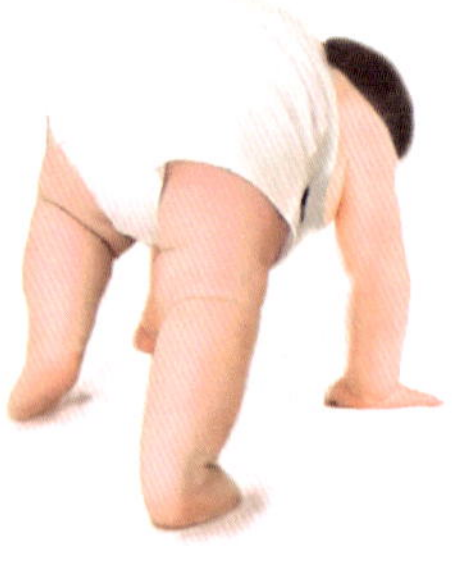

B

图1-6　婴儿爬行姿势
A 手膝爬行；B 婴儿手足爬行（熊爬）

婴儿12个月时，蹲是其过渡的姿势，见图1-7A。此运动用来训练躯干肌群与髋关节肌群的协调，是理想的膈肌与盆底肌的协调训练；此阶段婴儿已能独立站立或行走，见图1-7B，会爬上椅子，爬上楼梯。

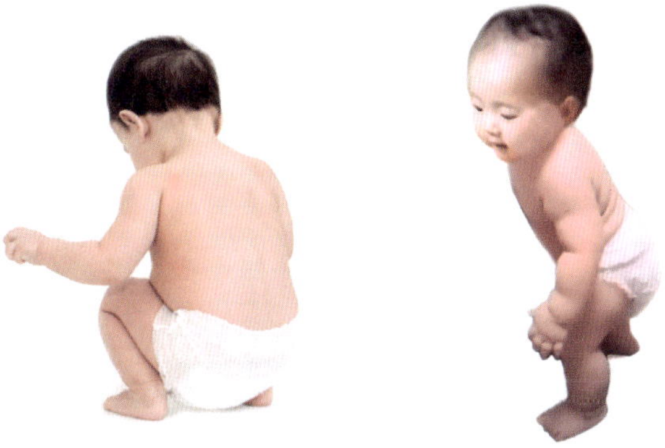

A　　　　　　B

图1-7　婴儿12个月时的蹲姿及站立姿势

A 蹲姿；B 站姿

儿童1岁至1岁半时，能扶栏杆上下楼梯；1岁半至2岁时，会踢球，能独立上下台阶；2~3岁，能单脚站立片刻，可迈过障碍物；2~4岁，各种动作更加细致，并学到新的技巧，例如跑步、攀爬、跳跃等。精细动作的协调能力逐渐进步，儿童能够更好地控制各种动作，甚至小肌肉群也开始出现比较精细的动作。这个阶段身体不断成长，骨骼的成长相当快速，且以软骨为主；骨骼肌系统的发育主要集中在大肌群，脊柱的生理曲度则继续缓慢形成。

儿童4岁时，单足站立大约能保持10秒。此时出现了足弓，因为足底纵弓4岁才能完成发育，相类似的肌肉也在此时发育成熟。

小知识：动态神经肌肉稳定技术和功能性关节共轴

动态神经肌肉稳定技术（Dynamic Neuromuscular Stabilization，以下简称DNS）是由布拉格学派的帕维尔·戈拉尔（Pavel Kolar）教授发明的基于运动发育学原则、神经生理学观点的独特的康复方法。DNS是一个运动发育学模型。我们可以通过运动控制的质量和阶段来定义儿童的发育阶段，也可以通过婴儿在各阶段的发育动作来评估成人身体出现的功能障碍。这套理论认为，中枢神经系统设定了人体姿势、动作的控制程序，姿势、动作的产生是中枢神经系统成熟的结果。

婴儿从 0 岁到 1 岁每个阶段习得的每个动作都是大脑一步步学习控制身体的过程。所谓“运动控制”指的就是新生儿出生第一年的正常发育过程。DNS 提出了三个重点概念：腹内压、脊柱矢状面稳定、功能性关节共轴。DNS 更着重于对全局的、姿态上的运动模式进行评估和治疗，强调感觉系统与运动系统的整合。

功能性关节共轴与中立位的概念相似，但它是一个动态的位置，而非静态的位置。功能性关节共轴是动态的神经肌肉稳定策略，即在整个运动过程中，运动系统都维持在最佳的关节位置。这种共轴位置使得关节之间产生最大的骨性接触，能实现最佳的负荷传递。这种共轴需要关节周围所有肌群的平衡与协同。关节共轴是一种系统现象，需要全身肌肉参与来维持整个运动过程中的正确对位。一个关节位置不好，或者关节不共轴，将会影响身体其他关节的共轴情况，如足的过度内旋可能会影响脊柱和骨盆的位置，而脊柱和骨盆的位置会影响肩的位置。关节共轴使力的传导更有效和均衡，同时能保护关节的被动结构，使关节传导更多的力，以降低损伤风险和提高运动表现。

1.1.3 婴幼儿时期动作的发展通则

婴幼儿时期的动作发展特征是随着婴儿身体的发育，不自主与自主反应的比例不断变化，反射动作慢慢消失，受控制的协调动作逐渐形成。这一时期动作的发展遵循以下通则。

第一，从头端到尾端发育的原则。粗大动作的发展从头部开始逐渐向下，最后发展至脚部。在这个过程中，动作控制与掌握的能力先从头部形成，然后是上半身与上肢，最后是下半身与下肢。在这个发展过程中，婴儿的动作发展里程碑包括俯卧位下抬头、用前臂与手肘撑起身体、坐姿、爬行、站立、行走。如果这个原则的发育模式不完全，就会出现发育迟缓的现象，随年龄的增长也会出现动作笨拙的情况。

第二，由近端到远端发育的协调能力。与距离中线较远的肌肉相比，靠近身体中线的肌肉会优先发展协调与动作控制的能力。这种发展模式强调粗大动作与精细动作之间的功能连接，例如肩带区大肌群的肌力可提供手部与手指所需的稳定度，以执行手指捏小物体、书写和扣纽扣等精细动作。强化大肌群，有助于提高日常活动功能的稳定性。

另外，婴儿的神经功能会影响动作行为。神经发育的过程是从简单、粗大、反射性动作到精细、整合动作的过程。随着神经系统的发育，婴儿会学着运用不同的关节完成一系列的姿势动作的过程。随后的肌肉协同收缩让关节向同一方向运动，使关节表面的一致性最大化，这激发了婴儿承受负荷的最大潜能，而各系统的功能也因此进一步成熟。虽然婴儿的某些神经肌肉反应是反射动作，但多数是有意识的动作，可通过学习得来，并受到环境因素与经验的影响。有研究者将22名足月健康的婴儿随机分为训练组和对照组，由护理人员连续4周每天至少对其进行20分钟的姿势和运动活动（训练组）或社交活动（对照组）训练。结果显示：与对照组相比，训练组在训练期间及训练结束后头部控制相关项目的婴儿运动能力测试得分较高。从训练阶段开始，训练组婴儿的头部置于垂直和中线位置的时间比对照组婴儿长。训练结束后，训练组的婴儿更积极地抬头。这表明婴儿在出生后4~6周就能利用姿势和运动训练迅速提高头部控制能力，婴儿的姿势、看护者的处理和看护者与婴儿的互动可能是影响因素。这说明了多种环境因素刺激对儿童发育的重要性。

每个人的姿势和步态特征都不完全相同，这是在个体发育过程中获得的特定姿势和运动模式，也称为肌肉运动类型或运动模式，这来源于遗传、不同的生长环境和经历。最佳的肌肉活动需要良好的平衡以及不同肌群之间的协调，这两种功能均由中枢神经支配。不同肌群间平衡失调，即最佳模式发生变异，这通常发生于儿童早期（多数起源于新生儿期），各种创伤及习惯也会影响运动模式的形成。姿势障碍以及不协调的模式导致肌肉不平衡及过度牵拉，任何关节功能紊乱都反映在肌张力上，肌张力反过来又影响姿势和运动模式。

1.1.4 标准姿势

姿势是肌肉骨骼系统对抗重力作用的结果。标准姿势是一种状态，在这种状态下身体所承受的压力能平均分散到每个关节面上，此时软组织不需要增加张力，肌肉也不需要额外的做功用于调整姿势。若身体任何一个环节偏离这个理想的姿势，都会加重整个机体的负担。

图1-8为直立位理想姿势下的正面观、侧面观及背面观。自然站立时，人体的重心落在第二骶骨椎体的前方，从重心画一垂线即代表重力线。从冠状面看，身体被垂线分为镜像对称的左右两侧。

正面观见图1-8A：垂线穿过脸的正中央，标记点是眉心、鼻尖、下巴中点；穿过胸骨中心线，标记点为胸骨上窝中点、剑突；穿过腹部和骨盆的中心线，标记点为肚脐、耻骨联合；左右下肢与垂线之间的距离相等，标记点是两膝股骨内上髁及双足内踝。左右两侧的耳、肩、髂前上棘、髌骨、内踝等高。

侧面观见图1-8B：垂线穿过耳垂、肩峰，穿过股骨大转子，在膝盖中央和外踝的稍前方；脊柱有正常的生理弯曲；骨盆位于自然的解剖位置，无前后倾，即双侧髂前上棘与耻骨联合位于同一垂直平面上，髂前上棘稍低于髂后上棘；膝无过伸。

背面观见图1-8C：垂线穿过头颅、颈椎的正中央、两肩胛骨内缘连线的中点，穿过胸椎、腰椎、骨盆的正中央，且整个脊柱没有侧弯、旋转，骨盆没有倾斜及旋转；穿过两膝、两踝连线中点。双肩、双侧髂后上棘等高，双侧臀线、腘窝线等高，双内踝和双外踝分别等高；无膝内、外翻，跟骨位于跟腱正下方，无内、外翻，脚掌稍微朝外旋转。肢体左右两侧的肌肉围度相等。

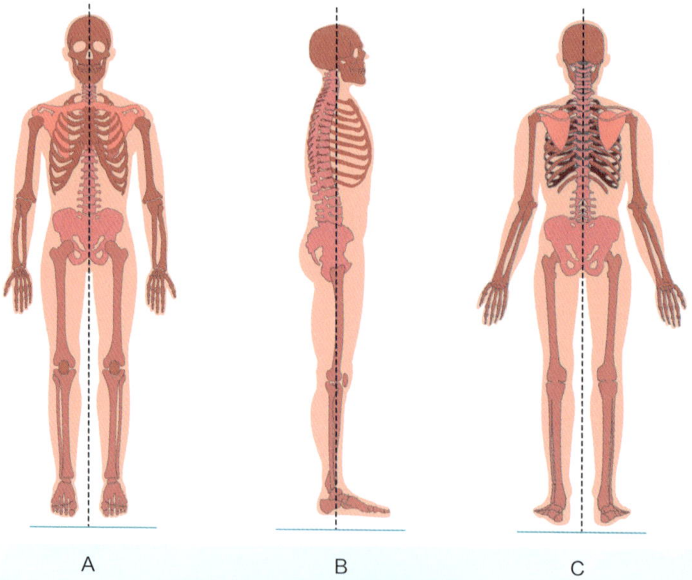

图1-8 标准姿势

A 正面观；B 侧面观；C 背面观

1.1.5 维持正常姿势的三个条件

维持正常的姿势需要以下三个不可或缺的条件。

一是骨骼系统负荷的最佳化。尽管骨骼组织实体上是坚硬的，它的本质却是动态的，能够承受一定的负荷。姿势会出现异常，是因为身体不同区域所承受的负荷没有取得平衡。当负荷持续且长期超出正常生理限制的时候，骨骼就会出现结构性的改变，这类改变通常无法复原。

二是神经肌肉的平衡。持续的肌肉张力有助于身体关节获得平衡与稳定。在正常的姿势中，为了稳定身体并让身体保持在平衡状态，拮抗肌群各有不同的作用方向。拮抗肌群的平衡若遭到破坏，将可能演变成姿势异常。

三是身体内部系统的最佳化活动。呼吸系统、神经系统、循环系统和消化系统等正常的功能对维持正常姿势至关重要，长期的姿势异常也可能损伤身体内部系统的正常功能。

1.2 维持姿势的结构和链式反应

肌肉组织是运动系统的器官，而神经系统是控制中心。在解剖学上，姿势需要在神经系统支配下，依赖骨骼、肌肉、筋膜之间的互动做出。在生物力学上，这几个系统组成复杂的应力结构，彼此之间产生互补的力量，使身体可以维持直立与平衡。任何关节或肌肉的功能紊乱都可能会影响其他系统的质量和功能，这不只在局部发生，而是整体性的。扬达（Janda，世界著名的临床医师、物理治疗师，他所创的肌肉失衡理论在欧洲被作为评估和治疗慢性肌肉疼痛的基础理论）认识到肌肉和筋膜跨越单个或多个关节起作用，没有什么动作是绝对孤立的，他提到了链式反应，包括关节链、肌肉链（包括协同肌、肌肉链索和肌筋膜链）和神经链。关节链通过骨骼系统维持姿态和运动。肌肉链通过肌肉的协同作用、肌肉链和筋膜链保证运动并提供稳定。神经链通过保护性反射、神经发育运动进阶和运动感知觉系统进行动作控制。这三条链共同形成了功能动作的神经骨骼肌肉模式，为人体进行复杂、多样和多变的肢体运动和实施身体自我功能奠定了基础。

1.2.1 骨骼系统和关节链

骨骼系统是脊椎动物的器官系统之一，包括身体的各种骨骼、关节与韧带，起到支持躯体、保护体内重要器官、供肌肉附着、运动杠杆等作用，部分骨骼还有造血、维持矿物质平衡的功能。按所在部位不同，骨骼系统分为中轴骨和附肢骨两部分。

通过骨骼系统维持姿态和运动的运动链，称为关节链。关节链可分为姿态链和动力链。姿态链是指身体保持直立时某个关节和其他关节的位置关系，又分为结构姿态链和功能姿态链。结构姿态链受关节静态位置的影响，功能姿态链则受关节结构周围肌肉激活状态的影响。

脊柱就是最典型的姿态链。由于脊柱的各区域（颈、胸、腰）是通过椎体系统相互联系的，所以任何区域的变化都会通过链式反应影响其他区域。Brugger（布鲁格）坐姿是由瑞典神经学家阿洛伊斯·布鲁格提出的，他用齿轮机制描述了脊柱的姿势链式反应。不良的坐姿迫使骨盆后倾（齿轮逆时针旋转），减少了腰椎正常的前弯，使胸椎齿轮顺时针旋转致其后突增加，随后颈椎齿轮也逆时针旋转，最终导致头前伸的典型不良姿势，见图1-9A。利用这种齿轮模型对患者进行矫正时，可以鼓励患者想象最下方的齿轮顺时针旋转使骨盆向前倾，从而使中间的齿轮逆时针旋转，最后上方齿轮顺时针旋转牵拉患者的颈部从而对头部重新定位，最终恢复正确的身体姿势，见图1-9B。

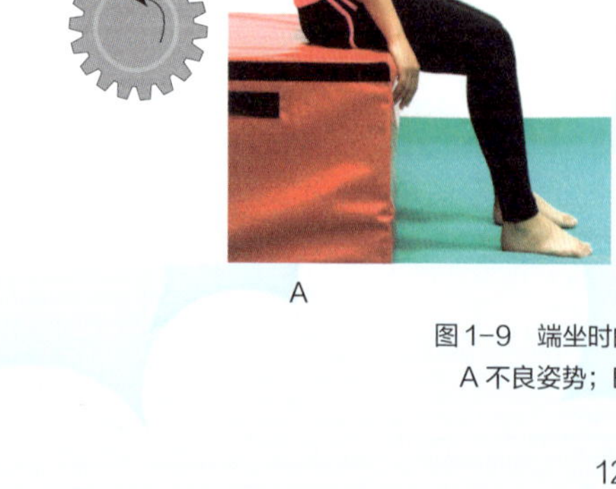

A

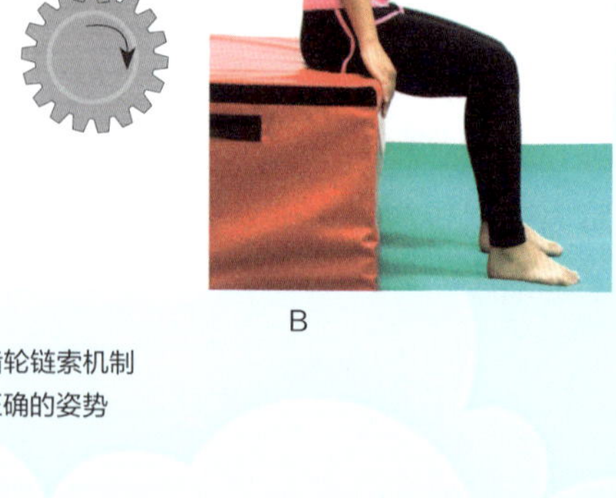

B

图1-9　端坐时的齿轮链索机制

A 不良姿势；B 正确的姿势

另外，胸腔和骨骼结构会直接影响脊柱胸腰节段，因此对其进行评估也非常重要。姿态就是从骨盆到头部，贯穿整个脊柱的链式反应。

从功能姿态链的角度看，关键结构的不良姿势会引起病理变化和功能紊乱。关键结构是指作为姿态肌群附着点的骨骼结构，主要是骨盆、肋骨和肩胛骨。肌肉紧张或肌力薄弱会导致关键结构姿态位置改变，而姿态改变也会引起肌肉紧张或肌力薄弱。这些骨骼结构的位置是姿态评估的重点，也是造成功能紊乱的关键因素。骨盆中立位，见图1-10A，骨盆前倾会伴随屈髋肌紧张，见图1-10B；骨盆后倾会伴随腘绳肌紧张，见图1-10C。因此，需要特别评估骨盆的位置。

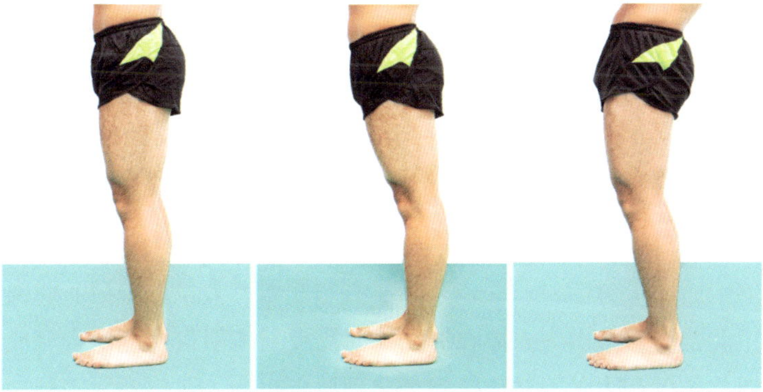

A　　B　　C

图1-10　骨盆倾斜对肌肉长度和张力的影响

A 中立位；B 骨盆前倾；C 骨盆后倾

附着于肩胛骨上的肌肉也会影响肩带和脊柱的位置和运动，如肩胛提肌紧张导致肩胛骨上提和下回旋。这些功能姿势链也能通过运动链影响整体的动作模式。

动力链工作的基本形式有两种：开链运动和闭链运动。开链运动强调肢体的灵活性、速度和爆发力，肢体远端可自由移动，如各种鞭打动作。人体上肢关节活动主要为开链运动，因此上肢的灵活性更高。闭链运动强调关节的稳定性和压缩力，肢体以离心收缩或拮抗不可移动物体为特征。此状态下，关节需在力学结构上做出位置调整以提高人体力量的效率，因此灵活性被弱化。下肢运动以闭链运动为主，因此下肢的稳定性更高。这些动力链很容易通过生物力学的方法进行评价，如步态分析，足外翻导致胫骨内旋，进而引起膝关节外翻和髋关节内旋。通常病理姿势与动力链的代偿功能紊乱相关：通过动力链的传递，足内翻可能导致腰椎位置不良，从而需要额外的躯干稳定机制。

1.2.2 肌肉系统和肌肉链索

肌肉和筋膜系统在结构上密不可分，在功能上相互依存，本书为了使条理更清晰，将两者分开来论述。

肌肉的稳定功能对维持姿势具有决定性的作用，这又与中枢神经系统的控制息息相关。身体姿势的维持及动作的产生，必须有稳定且平衡的肌肉系统来支撑。动作是通过肌纤维的收缩带动骨骼的移动而产生的。动作的完成，不仅需要主动肌收缩，还需要拮抗肌、协同肌等肌肉群的共同协作。每个动作都会涉及几个肌肉，从共同协作的模式来看，我们可以将肌肉按功能分为下列几种类型：主动肌，是执行指定动作的主要肌肉；拮抗肌，是能通过放松而允许动作执行的肌肉；协同肌，是协助主要动作肌群工作的肌肉；稳定肌群，是指使身体特定部位成为稳定基座，好让动作执行的肌群。

拮抗肌群之间的平衡，是姿势保持正常的绝对关键要素。肌肉平衡可以定义为主动肌和拮抗肌的力量与肌肉长度相对平衡，这种平衡对于正常的运动和功能是必须的。肌肉平衡的另一层含义是左右两侧肌群力量的平衡。肌肉平衡在人体的运动中非常重要，因为人体在做动作时需要对侧肌群协同配合完成。当主动肌和拮抗肌的长度和力量不对称时就会出现肌肉失衡，肌肉的协调性一旦受到干扰，就会改变关节位置和形态学的发展，最终影响姿势。肌肉可能由于适应性机制或者功能障碍而引起失衡，这种肌肉失衡的原因既可能是功能性的，也可能是病理性的。

肌肉失衡是引起不良姿势的重要因素。扬达认为肌肉紧张是肌肉失衡的关键因素。通常易于紧张的肌肉其力量比易于抑制的肌肉大1/3。紧张的肌肉会反射性抑制它的拮抗肌，造成肌肉失衡。他指出主导稳定姿态的肌肉更容易紧张。在不同的运动中，它们与主要发挥动态功能的肌肉相比更易被激活，而发挥动态功能的时相肌肉则趋向于薄弱无力。扬达认为这些肌肉失衡模式是系统性的并且可以预见，因为运动感知觉系统具备这样的功能。他甚至在8岁儿童的身上已经发现这种肌肉失衡模式，这种模式甚至不存在个体差异，只在失衡程度上有所不同。扬达将肌肉失衡的模式分为三类：上交叉综合征、下交叉综合征和分层综合征。

上交叉综合征：也称为近端或肩带交叉综合征。在上交叉综合征中，位于背侧的紧张的上斜方肌与位于腹侧的紧张的胸大肌和胸小肌前后交叉；位于腹侧薄弱的颈前深层屈肌和位于背侧的薄弱的菱形肌、下斜方肌前后交叉，见图1-11A。上交叉综合征表现的姿态变化，包括头前伸、颈椎前凸和胸椎后凸增加、肩部上提并前伸、肩胛骨旋转外展和翼状肩胛，见图1-11B。

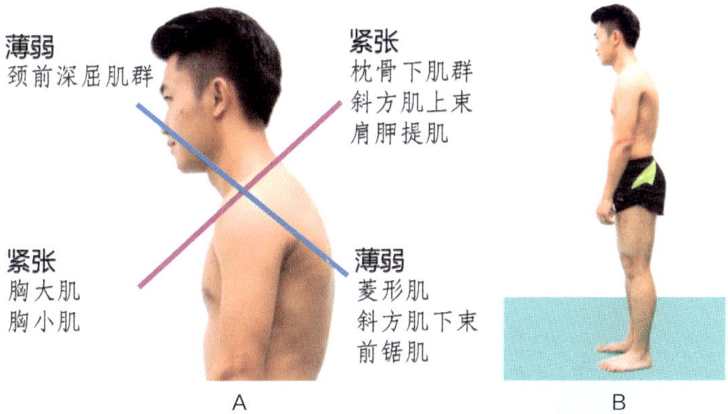

图 1-11 上交叉综合征

A 紧张和薄弱的肌肉前后交叉；B 上交叉综合征的常见姿态

下交叉综合征：也称为远端或骨盆交叉综合征。在下交叉综合征中，位于背侧的紧张的胸腰伸肌和位于腹侧的紧张的髂腰肌、股直肌等屈髋肌群前后交叉。腹侧薄弱的深层腹肌和背侧薄弱的臀肌前后交叉，见图1-12。这种失衡模式导致关节功能紊乱，主要在L4（第四腰椎）~L5（第五腰椎）和L5~S1（第一骶椎）节段、髋关节和骶髂关节。下交叉综合征所表现的特定姿势变化包括骨盆前倾、腰椎前凸增加、腰椎侧移、腿部旋转和膝关节过伸。

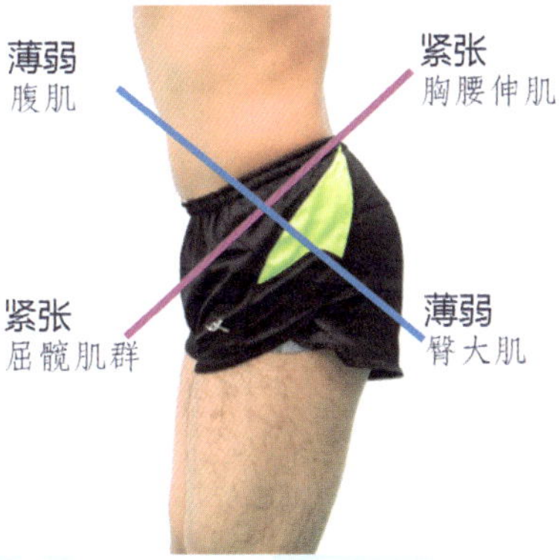

图 1-12 下交叉综合征中紧张和薄弱的肌肉前后交叉

扬达又将下交叉综合征分为两种类型：A型姿态患者在运动时髋关节表现出更多的屈伸动作，他们在站姿下表现出骨盆前倾、轻微屈髋和屈膝，这类患者的代偿动作表现为腰椎的过度前凸以及腰椎上段和胸腰段过度后凸，见图1-13A。B型姿态涉及更多下背部和腹部运动，这类患者的胸椎后移、腰椎前移，而胸椎代偿性后凸增大、驼背，头部过度前伸，人体重心后移，肩部位于人体中轴线后面，膝关节过度伸展，见图1-13 B。

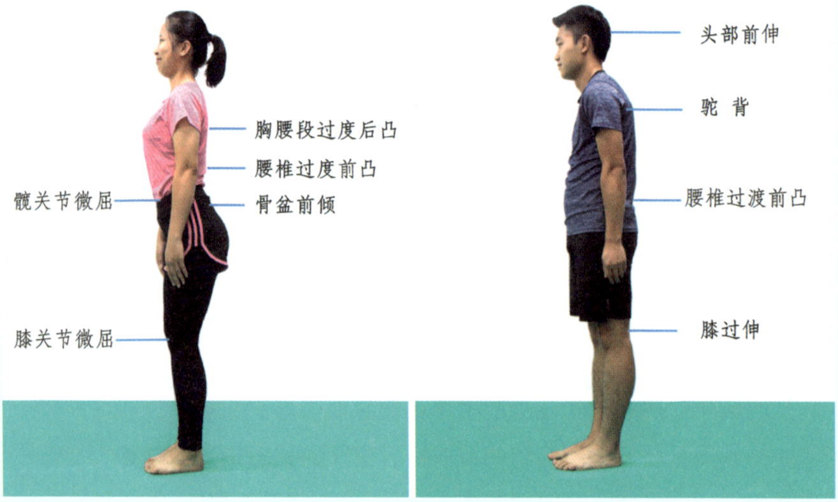

图1-13 下交叉综合征的两种姿态
A A型姿态；B B型姿态

下交叉综合征会影响到动态的动作模式。如果髋关节伸展能力不足，在步态模式的支撑阶段末期，为保持平衡会产生骨盆前倾和腰椎后伸的代偿性动作。

肌肉失衡理论存在两种观点：一种认为是生物力学原因，由于重复动作和姿态导致了肌肉失衡；另一种则认为神经控制的因素导致了肌肉失衡。而临床上这两种因素的肌肉失衡都是客观存在的，肌肉失衡时不一定有疼痛，但若长期存在，最终会引起异常的动作模式，反之亦然。

分层综合征：是上交叉和下交叉综合征的结合，见图1-14。患者表现出明显的运动调节能力损伤，并且随着时间的推移而加剧，和单纯的上交叉综合征相比预后较差。

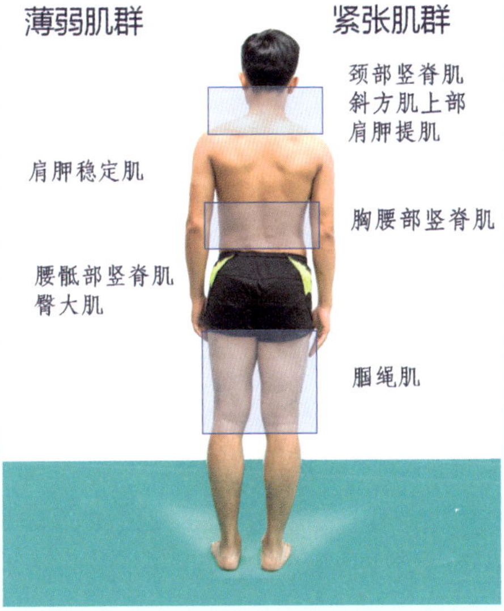

图 1-14　分层综合征

肌肉链是指完成动作模式时共同工作或彼此相互影响的一群肌肉。为了达到和谐的活动状态，肌肉以链式组织相互配合，一个运动单元可以支持另一个运动单元。肌肉链包含三个亚型：协同肌、肌肉链索和肌筋膜链，这三个亚型与关节和神经系统相互依赖。肌肉链索能跨越多个关节产生运动并提供稳定性，分为四肢屈肌和伸肌链索和躯干肌肉链索。

1.2.3　筋膜系统和筋膜链

筋膜组织属于结缔组织，除筋膜外，皮下组织、皮肤、肌肉、肌腱、韧带等其他组织也属于结缔组织。身体所有的细胞都被筋膜包绕，筋膜将细胞与细胞之间连接起来，它们对机体形成支撑，赋予机体形状。肌筋膜网将骨骼和肌肉连为一个整体，对于关节运动的整合至关重要，既可以传递张力，也能通过包裹在筋膜内的肌肉的收缩产生外力。筋膜在姿势维持与人体运动中发挥着重要的作用，筋膜的功能障碍可对姿势、呼吸、代谢等产生影响，进而引起全身的改变。因为筋膜可以影响感受器、血管和神经，筋膜张力增加会导致骨病的发生。身体应在稳态和动态之间平衡，在这一过程中，肌筋膜链起着非常重要的作用。不正确或者过度拉伸筋膜将影响身体的姿势或功能，筋膜张力过高导致的身体异常在三个运动面上均会有所体现，出现身体某些部位的旋转、不对称等。筋膜张力既影响身体姿态，又影响胸腔和腹腔的压力，这直接影响胸廓的呼吸运动。组织的张力影响组织的循环，进而影响组织的功能，产生功能性改变，最终导致结构性变化。肌筋膜链中，膈肌的作用尤为重要，它不仅影响肌肉的结构和功能，而且影响循环系统功能，此外，它还可以调节所有体腔内压力。

托马斯·迈尔斯在《解剖列车》一书中提出，无论肌肉如何单独工作，它总会通过筋膜网对整体的连续性有功能上的影响。一些纵横穿行于全身结缔组织的薄膜和线条，形成了有迹可循的肌筋膜“经线”。稳定、牵张、变形、固定、弹力以及最重要的姿势代偿等都沿着这些线条分布。书中共描述了12条肌筋膜“经线”，以及它们是如何影响人体的姿势和功能的，并介绍了解剖列车理论在运动训练和治疗中的应用。每条“经线”对姿势功能都有或多或少的影响。

后表线：连接并保护整个身体的后表面，从足趾到额头。后表线的姿势功能是在完全直立伸展的状态下支撑身体。后表线为身体曲线提供了功能连接，身体曲线由脊柱和腿部的原始和次生曲线连接而成，而所有的次生曲线都依赖于肌筋膜的平衡。在功能性姿势和动作中，一个次生曲线的失衡往往引发邻近次生曲线的代偿。如膝过伸时，常伴有腰椎前凸增加、头前伸等。与后表线相关的常见姿势代偿包括踝背屈受限、膝关节过伸、腘绳肌缩短、骨盆前移、骶骨下垂、脊椎前凸、胸椎前屈时伸肌扩大、枕骨下方受限导致上颈段过伸、枕骨在寰椎上向前移位或旋转、眼—脊运动不连续等。

小知识：原生曲线和次生曲线

传统解剖学认为胸椎、骶椎和尾椎向后凸的曲线是原生曲线，反映了胎儿发育时的弯曲姿势。婴儿抬头姿势激活了颈部肌肉，而坐和爬的动作激活了下背部的肌肉，从而改变了椎间盘的形状和颈腰部曲线的方向，产生了颈部和腰部向前凸的次生曲线。在站姿中脊椎的起伏拓展到整个身体，形成原生曲线和次生曲线交替的模式。原生曲线包括枕颅

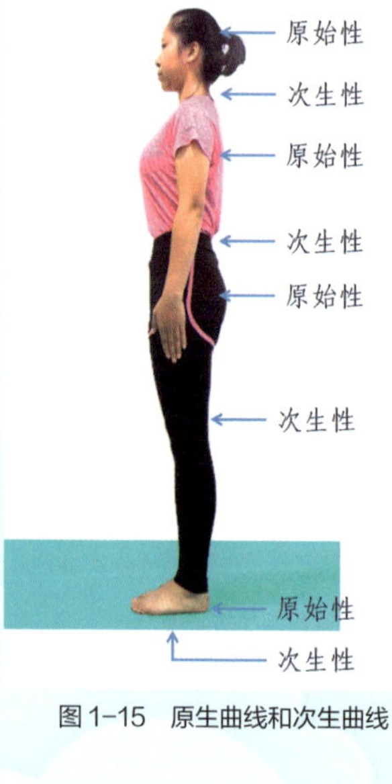

图 1-15　原生曲线和次生曲线

曲线、胸部曲线、骶尾曲线、足跟；次生曲线包括颈部曲线、腰部曲线、膝盖弯曲和足弓，见图1-15。颈部曲线是婴儿2~3个月抬头时形成的，腰椎曲线是独坐时开始形成的，膝盖的“曲线”是1岁左右学习站立的过程中形成的，足弓的形成原因是幼儿行走过程中小腿深肌力量的增强，足弓在4~6岁这一时期开始形成。次生曲线是在婴儿原始生理弯曲内分段形成。

前表线：连接人体整个前表面，下起足背，上至头颅侧面。前表线的姿势功能主要是与后表线保持平衡，提供张力性支撑，以便从头部往上提拉重心前倾的骨骼，如耻骨、胸腔和面部。人体矢状面上的姿势平衡主要通过前、后表线之间的张弛关系来调节。躯干和颈部平衡的保持，除了上述两条线之外，还必须有前深线的参与。与前表线相关的常见姿势代偿模式有踝跖屈受限、膝过伸、骨盆前倾、骨盆前移、前肋性呼吸受限、头前伸。

体侧线：位于身体两侧，起自足内侧与外侧的中点至头颅耳部区域。体侧线的姿势功能是调整身体前后平衡和左右平衡，还能对其他表层线（前表线、后表线，所有臂线、螺旋线）之间的力量进行调节。体侧线通常以协调的方式来固定躯干和下肢，防止上肢活动时身体结构变形扭曲。体侧线参与身体侧弯的形成，即躯干侧弯、髋部外展及足外翻，对躯干侧向和旋转运动还有可调性“刹车”的作用。与体侧线相关的常见姿势代偿模式有踝关节旋前或旋后、踝背屈受限、膝内翻或外翻、大腿内收受限或慢性外展肌挛缩、腰椎侧弯或腰椎受压（双侧体侧线收缩时）、胸腔在骨盆上侧移、胸骨与骶骨间的短缩及因头部固定而过度受累导致的肩关节受限，特别是头前倾姿势。

螺旋线：为左右两条螺旋反向环绕身体的线。其姿势功能是将身体用两个螺旋环绕起来，帮助维持所有平面上的平衡。螺旋线连接足弓和骨盆角，并且有效地帮助确定行走时膝关节的运动轨迹。在不平衡时，螺旋线参与引发、代偿和维持身体扭曲、旋转和侧移的过程。根据不同的姿势和动作模式，特别是在走路这种交替运动时，来自承重下肢的力量可上传到同侧身体，或在骶骨跨至对侧身体。螺旋线中多数的筋膜也参与其他主线（前表线、后表线、体侧线）和臂后深线。这使得螺旋线参与实现多种功能，当它失衡时，其他筋膜链最基础的功能也会受到影响。

手臂线：手臂线共有4条，包括臂前深线、臂前表线、臂后深线和臂后表线。在直立姿势下，手臂线挂于骨架的上半部分，并非结构性“圆柱体”的一部分。但它与我们的日常生活联系密切，肘部的扭伤可以影响背部中段，而肩部不良姿势会造成肋骨、颈部、呼吸，甚至更多功能的受限。与手臂线相关的常见姿势代偿模式有各种肩、手臂和手的问题，通常涉及肩部前缩、后缩、上抬或“圆肩”等。

功能线：分为对侧功能线和同侧功能线。对侧功能线是从手臂开始，跨过躯干表面，延伸到对侧骨盆和下肢，其中一条跨过身体前侧，另一条跨过身体后侧。同侧功能线从肩延伸到同侧膝内侧。功能线很少发挥调控站姿的作用，主要借助对侧力量的补充而发挥稳定和平衡功能，或者增加推力。即功能线与站姿的关系较小，但对其他姿势有良好的稳定功能。

前深线：是身体肌筋膜的“核心”。与其他筋膜线相比，需要将前深线理解成三维空间，而不是一条线。前深线起自足底，包含了下肢许多解剖上深层的、更隐蔽的、具有支撑功能的肌肉。行经骨盆时，与髋关节关系密切，将行走节奏与呼吸波动联系在一起。在躯干，前深线介于运动神经的“底盘”和在腹腔中一些器官之间，分布于自主神经节的周围。在颈部，它平衡了前表线的上拉力和后表线的下拉力。前深线的姿势功能在于支撑身体，提升内在的弧度，稳定包括髋关节在内的下肢各段结构，从前方支撑腰椎，环绕形成腹腔、盆腔，在呼吸活动中稳定胸腔，平衡脆弱的颈部和沉重的头部。缺乏前深线的支撑、平衡和适当张力，将导致身体的整体短缩，进而导致骨盆和脊柱核心的倒塌，同时引起其他经线出现负面的代偿性调节。

对筋膜系统进行干预的方法有很多，如舞蹈、武术、瑜伽、亚历山大技术、力量训练、牵拉放松理疗技术、扳机点治疗技术、肌筋膜放松技术和结构整合技术等，它们都会从不同的角度来解决筋膜的问题。

詹姆斯·厄尔斯和托马斯·迈尔斯在《筋膜释放技术——身体结构平衡调整》一书中介绍了从身体整体结构的视角进行筋膜释放的方法，通过对整体姿势评估了解身体产生或固化已有模式的软组织的情况，通过手法或训练调整软组织长度和自由度改善骨骼排列的方法。

理查德·施米西科在《螺旋肌肉链训练》中将维持人体脊柱稳定的筋膜链

分为两类：垂直肌肉链和螺旋肌肉链。他认为，垂直肌肉链主要由沿着脊柱走行的长肌（竖脊肌）组成，会压迫脊柱，限制其运动。它们能够维持身体连续数小时的强迫休息体位，但会压迫椎间盘，阻碍椎间盘吸收营养，是椎间盘退变的原因。螺旋肌肉链是从一侧上肢绕着腰身连接对侧下肢的肌肉链，使脊柱的形态和功能受到臂和肩运动的影响。如臂向后运动与背阔肌和斜方肌有关，而这些肌肉能激发螺旋肌肉链的活动，螺旋肌肉链内旋环绕腰身，牵拉脊柱向上，稳定脊柱，使其能够以最适宜的、最稳定的步态完成旋转动作。同时螺旋肌肉链能够收缩腰围，对脊柱产生向上的牵引力，使椎间盘增厚并吸收水分，促进椎间盘再生。在行走或运动过程中，螺旋肌肉链会被双臂的自然运动激活。螺旋肌肉链的激活能抑制垂直肌肉链。大脑能够对身体的初始位置、肌肉状态及计划发起的运动进行评估，以决定是利用螺旋肌肉链还是垂直肌肉链的稳定做运动。一般情况下，休息状态下，脊柱受垂直肌肉链压迫，产生被动退变；运动状态下，脊柱受螺旋肌肉链牵拉，是主动再生的过程。然而，长期久坐会对中枢神经的分析产生负面影响，造成大脑使用休息位垂直肌肉链为运动提供稳定，此时，脊柱受垂直肌肉链压迫，引起脊柱的主动退变。

适当的、有规律的负荷会重组筋膜的结构，而缺乏规律的锻炼，则会导致筋膜产生某种不规则的结构。单块肌肉的孤立训练会让该肌肉变得发达，但身体功能运动中必需的筋膜组织却得不到发展，训练长的肌筋膜链能最大限度地利用长杠杆臂、动作协调能力、筋膜弹性及近端启动和远端延迟的挥鞭式运动，因此，多角度地训练长运动链能更全面地训练筋膜系统。韧带在任何角度都在动态地稳定关节，比如扁平足和高弓足与螺旋链的力偶平衡有关（胫骨前肌、腓骨长肌），与前深线的胫骨后肌、趾长屈肌、踇长屈肌有关，因此可以通过长链的筋膜训练调整足弓高度，改善扁平足和高弓足。

筋膜内有大量的本体感受器，数量达到其包裹的肌肉自身感受器的6倍之多。因此，除了前庭系统和皮肤感受器以外，还需要筋膜网络内的感受器为人体提供空间感觉。

功能性不良姿势是指并无骨骼的变形，只是肌肉不平衡、动作模式问题等造成的不良姿势。肌肉失衡与姿势不平衡相互影响，肌肉失衡导致动作失衡。

由肌肉和骨骼组成的运动系统通常要同时具备两种相反的功能：一方面要提供稳定性；另一方面要保证移动性。肌肉是实现上述功能的执行器官。适宜的基础肌紧张度、反应迅捷及肌张力良好，可以确保协调的运动和适应微小的调节，最终轻易地实现平衡。

1.2.4 神经系统和神经链

正常的身体动作功能，必须有稳定且平衡的神经、肌肉系统来支撑，才能让身体在动态与静态下都能有最佳的表现。

肌肉组织是运动系统的器官，而神经系统是控制中心。人体进行各种不同方式的有意识的运动，需要大脑自主决策。但大多数运动的发生又是无意识的，是一系列脊髓反射作用的结果。借助先天性反射，机体可以轻易地完成该项工作。肌肉、肌腱、筋膜和关节的受体传递运动信息并且与体位姿势和定向移动中枢连接，这有助于提高运动协调性及对失衡的适应性。扬达指出，肌肉位于功能性的交叉路口，既要受到中枢神经系统的支配，还要接受外周关节的刺激而做出反馈。他认为，关节、肌肉和神经系统的功能是相互关联的，他提出的肌肉失衡理论，其前提就是整合感觉系统和运动系统，这两个系统从解剖学角度看是相互独立的，但功能上却相互统一，也称为运动感知觉系统，其具备整体性，可调控全身的功能且互相联系。感受器将感觉信息传入中枢神经系统进行处理，然后将处理后的信号传递到运动系统，产生动作应答，而随后产生的动作又将更多的反馈信息传回，从而形成了一个体内信息传递的回路，见图1-16。

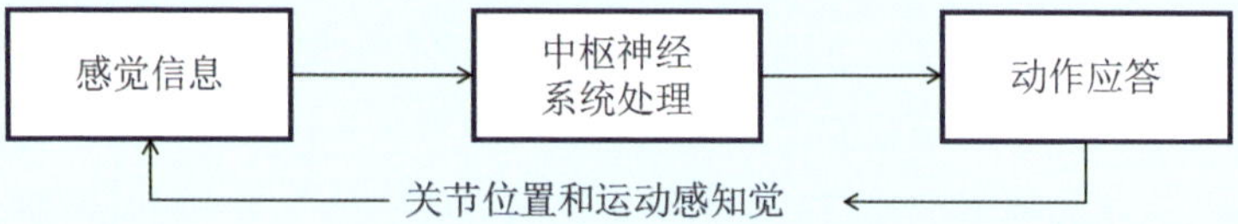

图 1-16　运动感知觉系统信息传导回路

1.2.4.1 信号传入和本体感觉

传入中枢神经系统的感觉信号被称为传入信号，感受器是将信号传递到中枢神经系统的器官。

本体感受器包括机械感受器、肌肉感受器和外周感受器。机械感受器位于关节囊，在关节活动受限时被激活并传递关节位置信号。机械感受器共有4种类型，包括Ⅰ型鲁菲尼氏小体、Ⅱ型帕西尼氏小体、Ⅲ型高尔基腱器和Ⅳ型游离神经末梢。怀克和波拉塞克在1975年提出，所有的关节机械感受器对参与维持步态、姿态和呼吸的肌群产生强大的反射性影响（促进或抑制），特别是Ⅰ型鲁菲尼氏小体在姿态和运动感知觉上有着明显的贡献。他们还发现机械感受器的疾病或创伤会导致反射性姿态和动作异常，并扰乱姿态和关节位置的感知。机械感受器对姿态反射、关节稳定和动作控制有着重要的意义。肌肉感受器是肌肉内可以提供本体感觉的感受器，分为肌梭和腱梭。外周感受器是位于皮肤上专门感知触觉信息的感受器。来自感受器的输入信号在产生动作反应过程中发挥着重要的作用，人体超过80%的传入神经源自运动系统。

本体感觉是指肌肉、肌腱、关节等运动器官本身在不同状态（运动或静止）时产生的感觉。本体感觉的传入信号包括来自肌肉和关节的位置信号，以及来自皮肤中的外周感受器上的动作信号。本体感觉缺失会引起整个运动感知觉系统功能紊乱。沃杰提斯（Wojtys）等提出，本体感觉缺失会使肌肉反射性稳定关节的过程延迟，导致局部和整体的功能紊乱。

人体有三个区域的本体感觉输入信号对维持姿态非常重要，分别为足底、骶髂关节、颈椎。足底的输入信号影响着人体对姿态的感知。足底皮肤感受器反馈信息的变化会改变步态和肌肉激活模式。足部皮肤的反射对姿势和步态的控制意义重大。刺激足底可以改善运动感知觉和姿态稳定性。踝关节的动作辨别能力在赤足时比穿鞋时更强。

足底：足踝的位置及姿态可能在本体感觉信号输入中发挥重要作用。足旋前或旋后的人与正常人相比，表现出较差的姿态控制能力。研究发现，高弓足的人与正常人相比，姿态晃动程度增加。这种现象可能是由外旋足的活动度下降或高弓足弓地面接触面减小而导致感觉信号传入数量降低引起的。

骶髂关节：腰椎的本体感觉对正常步态的意义很重要。骶髂关节可以协助下肢和躯干之间的力量传递。有研究指出，位于骶髂关节处的机械感受器传入的本体感觉信息对维持直立姿态非常重要。因为骶髂关节会影响本体感觉、步态和姿态，所以它通常是慢性下背痛患者功能紊乱的源头。骶髂关节本身是微动关节，本体感觉功能紊乱很有可能就是骶髂关节功能紊乱的主要原因。

颈椎：来自颈椎小关节的传入信号对维持姿态稳定非常重要，并对颈椎疼痛有着重要的影响。

但目前没有单独测量本体感觉信息的方法。

1.2.4.2 中枢处理

中枢神经系统整合来自环境和机体的感觉信息，协调肌肉、关节和肢体来完成某个动作或技能，称为运动控制，其包括对不同水平信息的传递。运动感知觉系统受到脊髓、皮质下和皮质三个水平的控制，这三个水平的处理过程在速度、控制和意识上都有所区别。

脊髓水平：脊髓是所有躯体活动的运行中心，脊髓功能的障碍会造成灾难性后果。运动系统的传入神经直达脊髓，由此经所有传出神经控制肌肉。运动和姿势的模式也由脊髓控制。脊髓水平的控制是指一种固有的脊髓反射，这种反射不经过大脑，直接对来自关节感受器的传入信号产生反射。脊髓反射速度快，并且是无意识的，协调主动肌和拮抗肌之间的相互协同作用，即当主动肌紧张时，拮抗肌反射性地自动舒张。这种通过抑制脊髓的中间神经元而使拮抗肌产生抑制的过程被称为交互抑制。牵张反射是一种交互抑制，最常见的例子是膝跳反射。敲击髌腱，拉长股四头肌纤维，通过肌梭传入神经信号，这些信号在脊髓经过处理，促使股四头肌恢复肌腱长度，同时抑制其拮抗肌（腘绳肌）使膝关节伸展。膝跳反射是脊髓水平的肌梭反射。肌梭的高度敏感性使运动系统成为非常敏感的器官。这有助于实现迅速反应，但也更容易产生机能不全，其不良后果为异常收缩、不良姿势和协调失衡。与肌梭反射相反的是腱梭反射，当高尔基腱器被拉长时，传入信号控制主动肌中的运动神经元，同时激活拮抗肌中的运动神经元，这种反射被称为腱梭反射。

皮质下水平：这个水平包括脑干、丘脑、下丘脑、前庭系统和小脑，起着控制均衡性、姿态、翻正和平衡反应的作用。丘脑是中枢神经系统传递信息的重要中转站。前庭系统在维持身体直立姿势的过程中发挥着重要作用，通过半规管感受三个平面的运动及头部位置的变化。小脑则主要控制身体平衡和动作的协调性。

皮质水平：这是神经控制的最高水平。大脑皮质参与激发并控制复杂的随意运动。皮质区域是中枢神经系统中最早发育的区域，并且是整个系统中最薄弱的环节。皮质水平是低级输入处理结果的总和。皮质水平下有意识的运动控制是最慢的，但又最具有多样性，这也意味着通过训练可以改善有意识的运动控制能力。

反馈和前馈机制同样是由中枢神经系统控制的。这两种机制对动作学习、动作控制、维持姿态和稳定关节都非常重要。前馈和反馈机制都依赖于信息的输入，但对运动感知觉的调控则不尽相同。反馈机制通过运动感知觉矫正动作模式，从而实现动作控制。开环前馈机制在感觉检测之前预先控制动作，尤其是在四肢运动之前控制颈部和躯干以稳定姿态。

1.2.4.3 动作输出

动作控制的输出神经组织包括 α 运动神经元和 γ 运动神经元。α 运动神经元接收指令支配随意动作，γ 运动神经元调节肌纤维无意识的长度变化。运动单位是受单独运动神经元支配的一组纤维。肌纤维数量多的运动单位一般负责大幅度的运动，通常位于身体近端维持姿态的肌肉中。肌纤维数量少的运动单位通常更多参与精细动作。神经中枢通过本体感觉神经末梢的反馈信息修正下行信号，从而产生动作。本体感觉反馈对特定肌纤维的准确募集至关重要。通常根据肌纤维收缩速度和代谢类型可以将其分为两种：慢肌纤维（Ⅰ型）和快肌纤维（Ⅱ型）。传输到肌纤维的信号会促进或抑制肌肉的活动。所有的信号叠加在一起决定最终输出信号是起促进作用还是抑制作用。

神经学的肌肉失衡理论认为肌肉由于其在功能性活动中所扮演的角色而倾向于失衡。神经控制单元会改变肌肉募集顺序以维持关节稳定，从而造成肌肉暂时性功能紊乱。这种神经募集改变了肌肉之间的平衡和动作模式，最终改变动作程序。

1.2.4.4 神经链

在保护性反射、运动感知觉系统和神经发育迁移模式中都可以看到神经链的作用。

保护性反射：人体中最重要的神经肌肉链，为人体功能和自我保护提供了关键的条件反射。退避反射和对侧伸肌反射是两种最基本的保护性反射。退避反射是指肢体反射性远离有害刺激的行为，如遇到过热刺激时，屈肌被激活，同侧伸肌受到抑制。对侧伸肌反射是指皮肤感受器接收有害的刺激后激活同侧屈肌和对侧伸肌，从而使对侧肢体伸展以提供支撑。另外还有四条反应链：位移、抓握、咀嚼和呼吸，对日常所需的基本技能，如行走、抓握、进食和呼吸至关重要。

运动感知觉系统：包括稳定性反射链和运动感知觉适应链。反射性稳定是运动感知觉系统潜意识的反应。肌肉收缩以产生局部或整体的稳定性。在整体的稳定性中，当人体受到干扰后肌肉激活的链式反应从远端向近端传递，被称为自动姿态反射。运动感知觉适应链对任何疼痛或病理导致的运动感知觉系统变化都会表现出反射性代偿，从而形成系统的、可预测的动作模式，其包括两条适应链，水平（解剖的）适应和垂直（神经的）适应。水平适应是指某个关节或肌肉损伤造成其他关节产生反应和适应性变化。垂直适应通常发生在周围神经系统和中枢神经系统之间。运动感知觉系统中一部分产生适应性变化，会影响整体运动系统的功能。垂直适应常见于动作程度的改变，表现为不正常的动作模式。垂直适应会在一些骨骼、肌肉的状态上表现出来，通常表现为整体动作模式或姿态控制的改变。

神经发育迁移模式：人体内有两组肌肉由中枢神经系统调节控制，即强直肌肉系统和时相肌肉系统，它们在神经系统的发育过程中是分开的。强直肌肉系统发育较早，占主导地位，参与重复性或节律性活动以及上下肢的退避反射，主要功能是屈曲。时相肌肉系统发育较晚，通常发挥对抗重力、稳定姿态的功能，主要负责伸展运动。从神经发育角度上来看，这两个肌肉系统随着婴儿的发育而逐渐分化。胎儿的姿态由强直（屈肌）肌肉系统维持，出生一个月后，颈部的强直肌肉系统和时相肌肉系统协同激活且形成对抗，使婴儿头部抬起从而进行视觉定位。4个月后，矢状面的运动程序开始出现，婴儿可以在仰卧位通过稳定的骨盆链而屈髋和屈膝。5~7个月后，随着腹斜肌链的激活，开始出现躯干的旋转动作。最后强直肌肉系统和时相肌肉系统跟随四肢不断发育，大约3岁时完成功能性直立运动。在维持姿态、步态和协调运动中，强直肌肉系统和时相肌肉系统相互整合完成最佳的姿态和动作。这种整合保证了运动时关节的向心性，提供了肌肉力量的平衡以维持关节活动的一致性。这两个肌肉系统的平衡表现为良好的步态模式和姿态控制。若两个肌肉系统中任何一个失衡，都会导致另一个肌肉系统的姿态代偿和适应性变化，从而造成肌肉失衡。

1.2.5　结构与功能的相互关系

结构与功能之间是结构适应功能、功能依赖结构的关系。关节功能障碍易导致关节炎和僵硬。为了避免出现关节僵硬，必须让其保持运动性，如果关节的运动减少了，关节液的生成就会减少，关节软骨因缺乏张弛刺激其营养就会减少，关节囊和软骨将会变得更加脆弱。这将导致关节运动性降低，容易引起关节炎和关节僵硬强直。结构适应功能的现象在运动系统中很常见。肌肉组织功能紊乱将导致其结构发生改变，研究认为功能紊乱30天就会导致结构发生改变，但幸运的是这种改变至少部分是可逆转的。同时，结构也能使功能发生改变，例如，关节的某些改变将会使步态改变并使其他结构的正常功能失调。

肌肉失衡可能来源于结构性病变或功能性病变。结构性病变是因损伤或病理问题引起的，且会导致疼痛和炎症；功能性病变可能是由于不正常的关节位置或动作导致本体感觉输入信号产生偏差而引起的。造成不良姿势的原因有很多，而不良姿势产生的影响也是多样的，可以表现为灵活性、稳定性或动作模式等方面的问题。不良姿势的纠正同样要从结构和功能两方面考虑。比如脊柱侧弯的人常伴有长短腿，而长短腿既可以是双下肢长度不一样引起的，也可能是骨盆旋转引起的，这两种情况处理起来就完全不同。

小知识：反应性神经肌肉训练

反应性神经肌肉训练（Reactive Neuromuscular Training，以下简称RNT），通过施加外加的阻力夸大原有的错误，让身体的知觉更清楚地知道错误的程度，迫使身体的本体感知系统改变原有的动作模式，进而学习新模式。随着本体感知系统对于动作认知度的提升，外加的阻力也随之逐渐降低。RNT可以提高关节的稳定性以及神经肌肉协调能力，还能增强肌肉运动感知觉能力和本体感觉能力。除此之外，RNT可以刺激主动肌和拮抗肌的同步收缩，从而达到纠正运动时的不良表现或错误动作模式的目的。常见的外界阻力包括弹力带、平衡球、泡沫轴，或者教练员用手给予的阻力。外在的阻力不是为了得到强化训练的效果，而是为了改善平衡或翻正反应以提高动作模式的品质。

1.3 平衡能力、稳定性与不良姿势

平衡与姿势密不可分，却常常被忽视。提到平衡能力，大多数人第一个想到的就是在评价老年人的跌倒风险时要测试。很多人对于这一素质不以为然，认为一个人只要能正常生活和运动，其平衡能力就不会差。实际上不只是普通人，

就连专业运动员中平衡能力差的人都比比皆是，因为这一素质若没有差到一定程度，在日常生活和运动中是很难体现出来的。我们的身体具有强大的代偿能力，这就使得平衡能力差的表现被掩盖了。其实平衡能力差使身体发生代偿，就可引起不良姿势和错误动作模式，对于爱运动的人来说，平衡能力差更是引起运动损伤和影响运动成绩的重要因素。

1.3.1 平衡能力和稳定性的概念

平衡能力即维持身体姿势的能力，当人体重心垂线偏离稳定的支持面时，能立即通过主动的或反射性的活动使重心垂线回到稳定的支持面内，这种能力称为平衡能力。维持平衡是运动系统最主要的功能之一，为完成这一功能，机体需要从全身器官的受体收集大量的信息。视觉系统通过环境和眼睛与水平面的位置关系提供信息。前庭系统从头部、身体位置和动态支撑面的反馈获取信息。躯体感觉包括所有来自外周的输入信息，如本体感觉、温度感受和痛觉。注意力和认知能力也会影响姿态稳定性，因为稳定躯体姿态需要认知资源以处理躯体感觉信号，任何额外占用认知资源的过程都会降低人体稳定性。

稳定性：当机体处于平衡状态时，如果受到外来作用的影响，身体经过一个过渡过程仍然能够回到原来的平衡状态，我们称身体是稳定的，反之，则称为不稳定。姿态稳定，即平时所说的平衡，是指身体将重心维持在支撑面上而保持稳定的能力。当重心与支撑面对齐时身体是稳定的，否则姿态稳定性下降。姿态稳定是周围神经和中枢神经系统进行信息输入、处理和输出的结果，尤其当涉及视觉、前庭感觉和躯体感觉等稳定姿态的输入信息时更是如此。全身稳定性和核心稳定性既有不同又有联系。全身稳定性是身体保持稳定的能力，尤其是在受到外界暂时的振荡后。研究表明，机体在遭受无法预测或突发的载荷时，能够快速反应来保持身体稳定，换言之，肌肉会设法保持身体的平衡和姿势。核心稳定性是指在运动中控制骨盆和躯干部位肌肉的稳定姿态，为上下肢运动创造支点，并协调上下肢的发力，使力量的产生、传递和控制达到最佳化。几乎所有运动链的核心都是躯干的核心肌群，在保证整体稳定性的同时才能完成动作，因此对躯干核心肌群的力量和平衡能力的训练极为重要。波普（Pope M H）还提出了脊柱稳定性的概念，以强化脊柱在核心稳定方面的重要作用。旁泽谱（Panjabi M）认为脊柱稳定性主要涉及三个方面：由椎骨构成的被动单元、脊柱旁肌肉构成的主动单元以及神经控制单元。戈夫（Goff）根据肌肉功能的不同将核心肌肉分为两类：稳定肌和运动肌；伯格马克（Bergmark）将核心肌肉分为整体肌肉和局部肌肉。躯干相互拮抗的肌群协同收缩来维持脊柱稳定性，协调收缩可使脊柱承载的压缩负荷增加12%~18%，使脊柱的稳定性增加了36%~64%。理查森（Richardson）将局部稳定肌群按 4 个不同的位置进行了分类：构成顶部的是膈肌，底部主要由骨盆底的肌肉组成，顶部与底部之间的肌肉群主要有内、外两层。内层的前部是腹横肌和腰大肌，而后部由深到浅依次为回旋肌、多裂肌、横突棘肌和骶棘肌。这些肌肉群的主要作用在于维持躯体直立以及使躯干向后屈曲，一侧骶棘肌收缩也可使躯干侧屈。除此之外，局部稳定肌对不同躯干姿势都有维系作用。外层的肌肉主要由腹直肌、腹内外斜肌、竖脊肌、腰方肌构成。这些位于外层结构的肌肉力量强健，不仅在腰背活动过程中起主导作用，同时也在脊柱整体稳定过程中起到了非常重要的作用。

1.3.2 平衡反应形成规律和不良姿势的形成

人体平衡反应的形成具有一定的规律。出生6个月形成俯卧位平衡反应；7~8个月形成仰卧位和坐位平衡反应；9~12个月形成蹲起反应；12~21个月形成站立反应。人体平衡的维护机制包括感觉、中枢整合、运动控制。

婴儿发育程序在大脑中是固定的。一个姿势在特定支撑区域的压力和稳定性足够的情况下，继续发展会触发下一个功能模式。如果带有稳定模式的开发程序没有得到适当的激活，这种不理想的稳定模式将作为一种功能障碍纳入以后所有的稳定程序，随着儿童的成长将会逐渐影响他们的运动质量和稳定性。稳定状态下的肌肉牵拉和支撑功能下的关节负荷会逐渐影响骨骼和关节的形状和功能。比如，婴儿在4.5个月左右的时候形成躯干的稳定模式，才开始转动和移动四肢。婴儿在大约7个月大的时候会把脚放进嘴里，这对于髋关节的正常发育很重要。了解一个健康婴儿的正常运动和稳定模式，可以更容易地确保稳定性的良好发展。

稳定性是良好发育的关键。应该让婴儿有足够的时间在每个姿势上建立完美的稳定模式，而不要将其放在一个他自己无法实现的姿势上。在适当的稳定建立之前，过早地坐起来、站立、行走、使用代步工具等对婴儿来说都是在创建功能失调的稳定，整个功能发育过程都被编入婴儿的大脑程序，形成错误的动作，不仅使功能受到影响，还可能产生结构上的问题，如骨头和关节出现畸形。若在婴儿时期建立了完美的模式，就不需要在今后的生活中再去花费大量的时间纠正。

1.3.3 维持平衡稳定的三大策略

运动系统维持平衡的反应被称为自动姿态反射。这种反射是由皮质下水平控制的，主要在小脑中进行。这种反射先于随意动作，并且不受意识的控制。这些自动化的姿态反射可以分为三类典型的平衡调整策略：踝关节策略、髋关节策略和步态策略。在维持平衡过程中，这些策略依次发挥作用以恢复重心和支撑面的线性关系。

踝关节策略：踝关节在姿态矫正中发挥着核心作用。人体重心微小的改变都需要通过踝关节调整重心在支撑面上的位置来完成。这种调整策略通常发生在人站在变化的支撑面上时，如站在泡沫软踏上。这种调整自远端向近端完成，同时头和髋同步移动。研究表明，踝关节功能不稳定的患者步态动力学特征也发生改变，这很可能是运动程序的前馈控制系统发生代偿性变化导致的。整体代偿改变了肌肉工作模式，而局部代偿改变了关节周围的生物力学机制。

髋关节策略：当重心的变化幅度增加时需要通过髋关节进行多节段调整，这种调整自近端向远端完成，头和髋会产生异侧移动。当人站在较小的支撑面上时会运用到这种策略。

步态策略：当踝关节策略和髋关节策略都不能调整重心保持平衡时，身体会通过移动足部来调整重心位置，将其保持在支撑面上。当身体前移时会出现背侧肌肉激活的反应模式，即从腓肠肌远端至腘绳肌和椎旁肌群。当身体后移时，激活顺序从胫骨前肌远端至股四头肌，最终到达腹部肌群。同样，重心向内侧转移时，激活外侧肌肉，重心向外侧转移时，激活内侧肌肉。研究发现，功能性踝关节不稳定患者及慢性下背痛患者表现出更多的使用髋关节策略来维持姿态稳定。

也有学者认为，当人体受到外力较小幅度的扰动时，其下肢维持平衡能力主要依靠踝关节的动作技巧，当人体受到较大幅度的外力扰动干扰时则主要依靠髋关节及膝关节的动作技巧来维持身体的平衡。

1.3.4 腹内压与核心稳定性

身体的稳定性来源于三种方式：一是骨骼系统；二是肌肉系统；三是腹内压。DNS发明人戈拉尔提出的脊柱整合稳定系统诠释了整个身体是如何协同工作而产生稳定性和运动的。虽然整个身体都参与稳定脊柱，但是脊柱稳定系统的核心是膈肌、盆底肌、整个腹壁肌群和脊柱节段间的短肌（如多裂肌）。这些结构协同工作，在腹部产生压力，即腹内压。腹内压与脊柱伸肌相制衡，让脊柱处在一种有利于实现最佳功能的稳定直立位置。稳定过程中的一个重要动作是膈肌的向心收缩，膈肌的中央腱朝着骨盆方向下降。这个动作将腹部内容物向下和向外推，离心激活整个腹壁肌群和盆底肌。这些结构协同工作产生和调节腹内压，能满足运动员的任何动作需求。无论是简单的动作，还是大强度力量练习，都需要腹内压进行稳定。

1.3.5 平衡稳定能力与不良姿势

平衡稳定能力是维持良好的姿势及产生动作的基础。人的运动在身体平衡的状态下才能很好地进行，尤其是大肌肉的活动，更需要有较好的平衡能力。有研究表明，踝关节功能性不稳定患者表现出的步态模式动力学改变，可能是因为动作程序的前馈机制发生了代偿性的变化。协调活动会使脊柱稳定性产生实质上的增强，如果丧失了协调收缩的机制，脊柱便无法保持直立；不适当的肌肉激活序列会导致脊柱稳定性下降，并损伤被动的韧带系统。

在临床上，作者发现部分儿童的不良姿势是在挑战了高难度的动作或大强度的运动后出现或加重的，比如参加拓展运动、为了比赛而进行的强化练习等。若儿童本身存在着平衡稳定性不好的情况，在参加难度较大的运动时就可能出现代偿的姿势和动作，若这一代偿动作持续存在就可能形成长期的不良姿势。

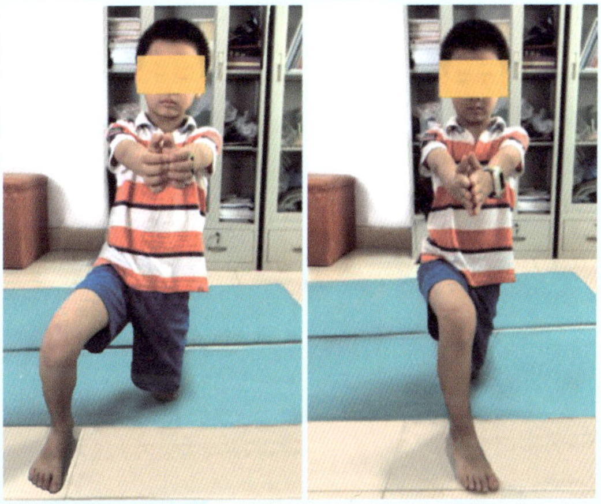

A　　B

图1-17　动作难度不同时内八字脚比较

A 宽距单膝跪位；B 窄距单膝跪位

在纠正性训练中作者也发现，对于有内八字脚的儿童，在做难度较小的练习时（如宽距单膝跪位），足可以保持在中立位，见图1-17A；但若支撑面变小或者难度增加（如窄距单膝跪位），足就无法保持在中立位，而是使用自己平时最常使用的姿势，即八字脚的状态，见图1-17B。

1.4 呼吸与不良姿势

呼吸，是指机体与外界环境之间气体交换的过程。正常的呼吸力学在神经肌肉骨骼系统中具有重要作用。呼吸力学对姿势和脊柱的稳定性发挥着关键性的作用。

1.4.1 正常的呼吸模式

平静状态下，吸气是一个主动过程，需要呼吸肌的工作，而呼气是一个被动过程，主要靠胸腔、肺和膈肌的回弹完成。正常的呼吸模式应该是由膈肌为主的运动带动肋骨而产生的，也称为膈式呼吸，有60%~80%的吸气是由膈肌执行的。呼吸期间，腹部和胸廓是配合的扩张，不仅是前后的平面运动，而应该像被充气的气球一样是三维的扩张，见图1-18A；呼气时膈肌上升，肺部压缩、腹部和胸廓回弹，见图1-18B。呼吸使肋骨产生的运动包括第1~4对肋骨的泵柄式运动，第5~6对肋骨有一些小幅度的向上和向外的扩展运动，第7~10对肋骨的桶柄式运动。呼吸使腹部产生的运动是吸气时腹肌放松，腹壁微微隆起；在呼气时，腹肌收缩，腹部收紧，感觉肚脐眼向背部靠近。深吸气时，双肩也应该以一种放松的状态与肋骨协同地向上并向外扩展。

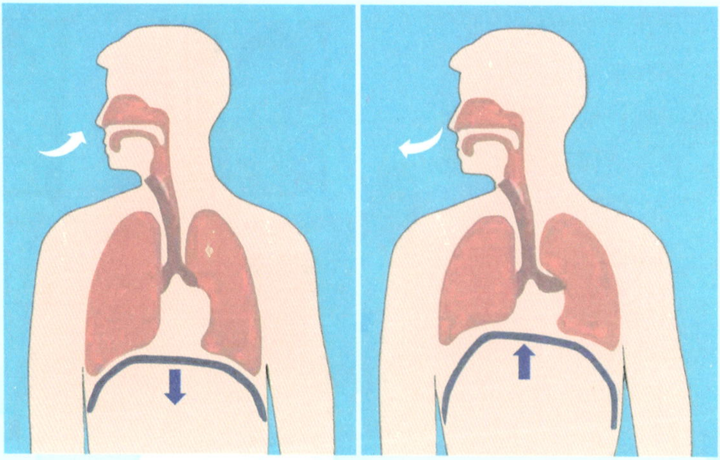

A　　　　B

图1-18　膈式呼吸时腹腔的配合活动示意图

A 吸气；B 呼气

除了膈肌外，良好的呼吸也离不开其他辅助呼吸肌。辅助吸气的肌肉包括肋间外肌、斜角肌、胸肌、胸锁乳突肌、前锯肌、上后锯肌等；辅助呼气的肌肉包括肋间内肌、腹横肌、腹斜肌、腹直肌、腰方肌、下后锯肌、髂肋肌等。

由于呼吸肌的结构特征，躯干屈曲更利于呼气，反之，躯干伸展更利于吸气。呼气更有利于核心肌肉向心收缩，并有助于躯干的稳定；吸气则更有助躯干的伸展，而双臂的外展有利于形成脊柱和四肢的延伸感。

膈肌是主要的呼吸肌，构成了胸腔底部。大多数解剖学家从解剖学上将胸廓分为胸骨部、肋部和腰部三个部分。膈肌是有着中心腱的双穹顶，位于心脏下方，中心腱从一个穹顶的中心跨到另一个穹顶。吸气时膈肌向下移动，呼气时回弹。其下部的压力始终为正，上部压力始终为负。吸气之初，膈肌收缩，以肋骨和腰椎的下边缘为起点，中心腱为止点，下拉中心腱，引起肺向下拉，从而将空气吸入肺里，见图1-19A。当穹顶向下移动时，腹腔内的器官也随之下移，从而挤压腹部，中心腱开始对抗阻力减缓下沉。当膈肌不能进一步下拉时，膈肌的起点和止点完成互换，即降至腹部的中心腱变成了起点，开始上拉肋骨下缘，使肋骨向外、向上扩张，见图1-19B。

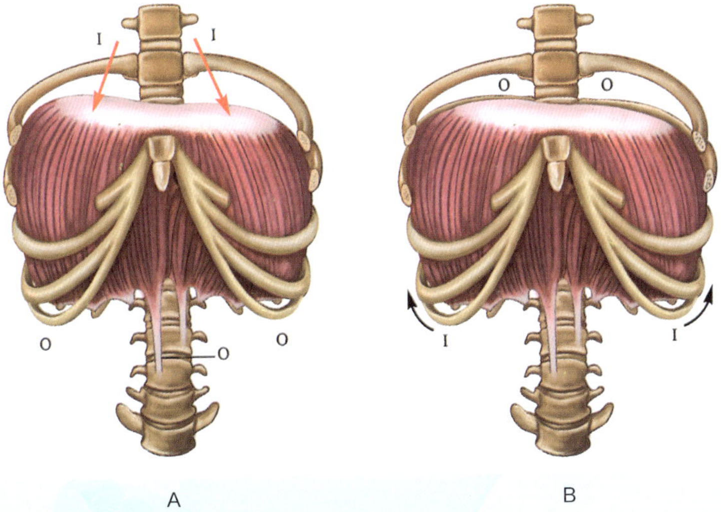

图 1-19　吸气时膈肌起点和止点的互换

A 开始吸气之初，以肋骨作为起点，穹顶中央被下拉；B 在吸气的第二个阶段，中心腱变为起点，膈肌收缩提升肋骨（O 为起点；I 为止点）

为了增大胸腔的体积让更多的气体进入肺部，膈肌收缩除了要增大胸腔的垂直径外还要增大胸腔的横径，但这一过程必须要在腹压的配合下才能完成，当膈肌收缩下降遇到胸部的压力后，在腹压的作用下可以稳定膈肌的顶部，膈肌收缩可以将下6对肋骨上提，从而增大了胸腔的横径，让更多的气体进入肺部。

1.4.2 呼吸肌的双重作用

呼吸的主要肌肉有膈肌、肋间肌、斜角肌、腹横肌、腰方肌、盆底肌及深部脊柱固有肌肉。每一块肌肉，除了具有呼吸作用，还有稳定姿势的作用。研究表明，超过20块与呼吸相关的主要或辅助肌肉，几乎都有维持姿势的作用。因此，错误的呼吸模式可以导致不良姿势。

膈肌与肋间肌：1976年，斯卡拉达（Sklada）等观察到，当患者踮足尖站立时膈肌收缩，首次将膈肌描述为具有维持姿势功能的呼吸肌。在中枢神经系统正常情况下，膈肌作为重要的呼吸肌，还协同参与直立姿势的维持，身体姿势与呼吸功能相互影响。在新生儿前4周膈肌仅有呼吸功能；婴儿3个月后，膈肌可以进行姿势控制并提供稳定的功能；伴随着姿势发育，膈肌到第4个月时达到水平位置。当膈肌收缩时，肌肉变扁平，由腹壁对抗其阻力，两者协同作用可以增加腹内压，这对稳定脊柱非常重要，所以膈肌既是呼吸肌，也是稳定肌。正常情况下，膈肌、腹肌及脊柱伸肌还负责稳定腰大肌在胸腰段脊柱的固定点。膈肌或脊柱深层稳定肌薄弱的患者通常会通过提升胸腔下部来辅助呼吸，这样会使胸腰连接处局部过伸，从而导致该节段不稳定并伴随出现功能紊乱。反复、持续地提升肋骨可能导致肋骨相对椎骨在肋椎关节处后旋或椎骨相对肋骨前旋。这种情况通常会变得很复杂，因为会伴有胸椎节段性伸展不足和驼背。肋间软组织和筋膜可能会进一步限制胸腔活动度，从而加剧为满足这种呼吸方式而产生的病理性姿态。矫正错误姿态时，必须恢复肋椎关节与肋间组织和筋膜的活动度，这样患者才能整合脊柱和肋骨之间理想的位置连接，训练正确的呼吸模式，维持呼吸的正确性和脊柱的稳定性。托马斯·迈尔斯与乔恩·扎胡雷克（Jon Zahourek）的观点认为，肋间肌应该被看作协助行走的肌肉，它们在每一次迈步中收紧或放松，使躯干旋转。

斜角肌：在吸气时斜角肌可从上方辅助提升上部肋骨，从而对姿势产生影响。即使是轻微的呼吸，都会使斜角肌产生最轻度的活动，当需求增加时，其活动更明显可见和易于感知。

腹斜肌：腹斜肌使胸腔有伸展的力量，如果背部的这块筋膜过紧或过短，则会抑制呼吸。

腰方肌：有辅助呼吸的作用，膈肌收缩向下运动时，需要其下端附着点——肋骨的稳定，腰方肌和下后锯肌收缩可起到固定肋骨的作用，为膈肌的下固定收缩提供了重要的条件，腰方肌还能使12肋下降以助呼气。除了能辅助呼吸，腰方肌对腰椎的稳定、步态等都有很重要的作用。

其他肌肉：在某种危急状态下，胸锁乳突肌、胸肌和背部竖脊肌会辅助呼吸。胸椎灵活性和位置的变化会导致脊柱其他部分产生代偿的病理性姿态。

由于呼吸肌具有呼吸及维持姿势的双重功能，当一方面的功能需求明显增加时，就可能导致另一方面的功能不能兼顾，这也是我们在搬重物、使劲用力或从事其他对脊柱稳定性要求较高的活动时，会不自觉地憋气的原因。

1.4.3 人体的不对称性与姿势恢复技术

姿势恢复技术（Postural Restoration Institute，以下简称PRI），重点关注人体的不对称性，从人体发育、解剖结构、生理等双侧不对称现象来解释这种不对称性对人体后天行为习惯的影响。PRI体系中呼吸是基础，呼吸影响了所有的交换功能。结构不对称，引起双侧运动功能不对称，最终导致单侧优势越来越明显，进而出现一系列关联症状。PRI通过客观测试可以推断身体的三维位置，从而鉴别患者的症状是否存在过度代偿或者病理性的改变。它是一个关注呼吸和神经病学原理并应用到姿势动力学障碍治疗的新方法。

1.4.3.1 人体的不对称性与右侧站姿

人体是不对称的，胚胎发育学、前庭对身体的影响、呼吸肌的结构、神经系统等都可以反映这种不对称。

胚胎发育不对称：人类胚胎早在3周时，从蛋白质的角度来说，就存在不对称，它影响了人体所有的器官系统的发育，同时也就预示了人体功能是不对称的。

前庭发育不对称：前庭系统负责人体的平衡稳定，在出生前（胚胎期）就已经发育完成。但一出生，前庭系统左右就不对称，左侧占优势，即左侧比右侧要敏锐得多。这与胎儿在母体里始终保持着头朝左侧的姿势有关，这种姿势使头的重心在左侧，也正因为如此，新生儿表现出头转向右侧的倾向。前庭系统对身体两侧的伸肌群都有控制，但是它主要的作用是控制同侧的伸肌或对抗重力的肌群。换句话说，左前庭系统主要影响左侧对抗重力的肌群，左侧前庭发育完善使我们处在左侧伸肌易被激活的模式。左侧处于伸展位，使人们更习惯处于右侧负重站立体位，即左侧前庭优势会让人体习惯于单侧（右侧）站立的模式。

大脑的结构和功能不对称：大脑有一个扭矩，使其从右侧向左侧旋转，颅骨也同样扭转着，这种不对称使得脑神经的功能不对称。

大脑有右侧偏向感，从对周围事物的感知能力上看，右侧大脑的感知能力更强，所以人们更习惯于感知右侧的事物。而右侧负重站立更有利于感知右侧。右脑对两侧的视觉均有感知，左侧大脑只对右侧视觉有感知。因此，右侧大脑中风时会失去很多视觉感知能力，尤其是左侧的视野。而左侧大脑中风，整个视野并不受影响。

神经也是不对称的，由于结构的原因，右侧的膈神经更短，而右侧的迷走神经更长一些。迷走神经控制所有的内脏器官，因此，右侧迷走神经比左侧强。

呼吸肌的不对称：人体内脏的不对称，影响膈肌的不对称。右肺三叶，左肺两叶，所以右肺天生更大、更强壮。由于肝脏在右侧膈肌下方，使得右侧膈肌的拱形更高。从膈肌角度看，人体右侧的膈肌较大，肌肉更多、更厚，且连接在更靠下一节段的腰椎，即右侧连接到L3（第三腰椎）节段，左侧连接到L2（第二腰椎）节段，左侧膈肌与脊椎结合处的膈肌角也更大，从生物力学的角度来说，右侧膈肌更适合呼吸，右侧膈肌是重要的呼吸肌，它使人体稳定和神经控制的核心与生俱来地偏向右侧。左侧膈肌比较小，肌腱更少、更薄，然而，由于心脏在左侧膈肌上面，使膈肌拱形更平坦，且左肺的空气阻力小于右肺，更利于吸气，见图1-20A。左侧膈肌在获得对合区活性上面临更大的挑战。因此，较平的左侧膈肌从功能上更倾向于伸展背部的姿势肌。胸横肌也是不对称的，这也直接影响着呼吸的不对称。胸横肌位于胸骨体和肋软骨后面，是腹横肌的延续，起于胸骨剑突和胸骨体下部，呈扇形向上外斜行，止于第2~6肋软骨与肋骨接合部，左侧胸横肌比右侧连接更靠上一节的肋骨，即左侧胸横肌最高连接到第2肋骨上，右侧最高连接到第3肋骨上，见图1-20B。膈肌和胸横肌的不对称，直接影响着呼吸的不对称，使左侧更有利于吸气，而右侧更有利于呼气。人一天大约需要呼吸2.1万次，因此膈肌对脊柱的拉力也是不对称的，人体更倾向于将腰椎向右侧牵拉，导致右侧负重较多，呼吸的影响使人体更习惯于单侧（右侧）站立的模式。

前锯肌不是呼吸肌，但其与呼吸和姿势的关系密切。前锯肌起自第1～9肋骨，贴附在胸廓侧壁表面，止于肩胛骨的脊柱缘，因此，其可以改变肋骨的位置，甚至影响整个胸廓的位置。前锯肌分为上、中、下三个部分，上部起自第1、2肋骨和肋间，由1～2个肌齿构成，中部起自第3～5肋骨，由第2～3个肌齿构成，上部和中部肌束近于横行走向后内方，止于肩胛骨内侧缘；下部起自第6～9肋骨或第10肋骨，由4～5个肌齿构成，止于肩胛下角。从功能上来说，前锯肌可以牵引肩胛骨向前移，如上肢做推送的动作，但若上肢向前伸至尽头，肩胛骨不能再向前移动，此时继续发力推送，就会使肋骨、胸廓往后移动（矢状面上的运动）；在改变第1、2肋骨的位置上，前锯肌与斜角肌的作用相反，斜角肌能将第1、2肋骨向上拉，而前锯肌能将第1、2肋骨向下拉，如感觉颈部紧张不适时，可以将手向前够，然后做呼吸练习，就可以起到放松颈部的作用；在固定肩胛骨的情况下，前锯肌可以使肋骨外旋（水平面的运动），也可以将胸廓向中间推（额状面的运动），肋骨的位置又会影响腹肌的功能，因此，要让腹横肌和腹内斜肌起作用，前锯肌就成了很重要的因素。可以通过向前伸手的动作，改变肋骨和胸廓的位置，以恢复正常的呼吸和姿势。

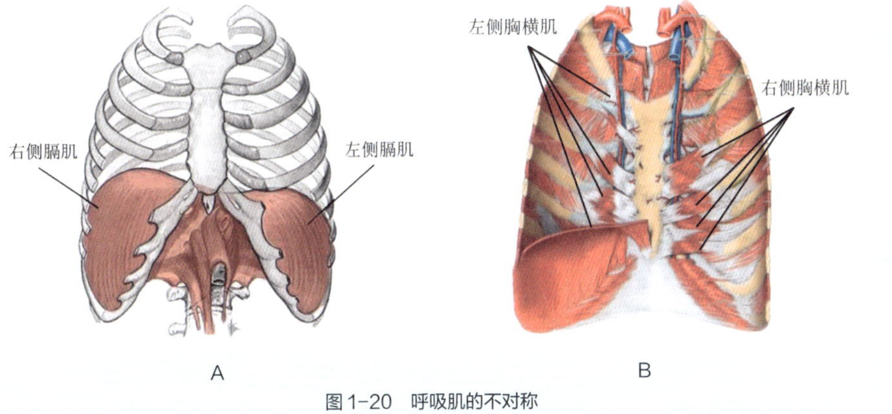

图 1-20 呼吸肌的不对称

A 膈肌不对称，右侧膈肌拱形更高；

B 胸横肌不对称，左侧胸横肌最高点连接到第 2 肋骨，右侧最高点连接到第 3 肋骨

呼吸不对称：PRI体系中呼吸是基础，呼吸影响了所有的交换功能。通常情况下，左右鼻腔是交替呼吸的，同时大脑也在左右交替工作。鼻周期（nasal cycle）是指正常人体鼻阻力呈现昼夜及左右规律性和交替性变化，这种变化主

要受双侧下鼻甲充血状态的影响，每2~7小时为一个周期，称为生理性鼻甲周期或鼻周期。鼻周期促使睡眠时反复翻身，有助于解除疲劳。左鼻孔呼吸时刺激的是右侧大脑，同时左侧大脑休息。左鼻孔呼吸时，右侧大脑更多处于交感神经兴奋状态，左边的大脑则处于副交感兴奋状态。反之亦然。这种一侧大脑在副交感神经控制下而另一边在交感神经控制下的状态，能够让我们随时保持紧张和警觉，更好地应对周围复杂的环境，神经递质也是这样传导的。交替的作用会影响睡眠，以及对饥饿的感觉。比如，侧睡时就会有一侧鼻吸气更多，这就决定了哪一侧大脑处于紧张状态，哪一侧处于放松状态，这会影响人体的休息和功能。如果有一边鼻子不能很好地通气只能靠另一侧鼻腔呼吸，身体就会固定在一个姿势上，在精神、形态，甚至认知上都固化于这个姿势。不对称是对身体适应的一个结果，其带来的益处是使得人体对周围的适应性更强，若不能很好地控制这种状态就可能产生疼痛及不能很好地控制身体。

应激反应与伸展模式：应激反应是指各种紧张性刺激物（应激源）引起的个体非特异性反应，包括生理反应和心理反应两大类。生理反应表现为交感神经兴奋、垂体和肾上腺皮质激素分泌增多、血糖升高、血压上升、心率加快和呼吸加速等；而运动系统也会有变化，包括肌张力增加等。心理反应包括情绪反应与自我防御反应、应对反应等。应激反应是刺激物与个体自身的身心特性交互作用的结果，不仅仅由刺激物引起，还与个体对应激源的认识、个体处理应激事件的经验等有关。每个人天生都有应激的功能，当遇到危险时人体会出现应激，危险消失，应激消除。但现在社会中却很难清楚地定义应激刺激，人们通常遇到的是慢性应激，这会影响所有的系统，包括运动系统。

由于感觉系统、解剖结构、神经系统均以右侧为主，这就决定了人体向右的倾向。前文已经描述了左侧膈肌更平，左肋常处于上回旋位，右侧膈肌拱形更高，右肋常处于下回旋位。这使得胸廓易向左侧旋转、骨盆易向右旋转，神经也更偏向使用右侧，人体就会不自觉地将重心放在右侧，用右脚支撑，也称为右侧优势站立姿势（右利位），见图1-21A。

胸廓向左旋转，左侧肋骨外旋、外展，会使左肺更容易充气，左前侧胸廓易处于吸气状态，这种状态也称为左侧伸展模式。这种模式下，左前肋是打开的，左后肋则处于闭合状态，左后侧胸廓会变平且不能很好地充气，左后纵隔容易受到挤压，这里有很多重要的神经血管，交感干也在这个位置；右侧刚好相反，右侧肋弓部为内收和内旋，右前肋处于闭合状态，限制了气体的充盈，而右后侧胸廓则更容易充满气，见图1-21B。有研究发现，若人体处于伸展位，神经结会受到明显的牵张，这就可能影响交感神经和副交感神经之间的交替工作。

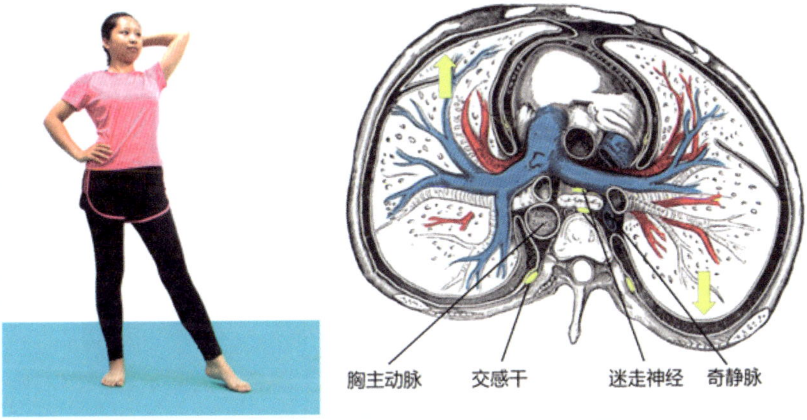

A　　B

图1-21　右侧优势站立姿势（右利位）及对胸廓的影响

A 右利位；B 对胸廓的影响

左伸展模式还会影响两侧肩胛骨的位置，使得右肩胛骨下移、前倾、内旋，左肩胛骨上升、后倾、外旋。骨盆和肩胛骨的变化影响了髋和肩关节的运动，这就是髋和肩的活动测试可以反映骨盆和胸椎的位置（或胸廓的位置）的原因。人体的不对称性使动作可变性减少，限制了人们对运动或其他更多的选择。当处于有压力或有挑战的环境，身体会对压力而做出相应的反应，而最优先要保证的是空气的吸入，如果左侧伸展模式仍然不能满足人体呼吸的需要，则可能身体右侧也进入吸气状态，使右侧也出现右伸展模式，即双侧伸展模式。

总之，人体因发育、结构、呼吸、感知，还有行为习惯、环境等因素，更习惯于右侧站立模式，长时间右侧站立位会引起身体结构和姿势发生相应的改变。长期的压力使现代人处于慢性应激状态，此时交感神经持续兴奋，我们的身体就会固化在吸气状态，表现为伸展模式。若单侧伸展模式仍不能满足人体对氧气的需求，则会出现双侧伸展模式。同样，姿势也会反过来影响自主神经兴奋性，身体长期处于伸展模式或吸气状态，会使交感神经兴奋，从而影响睡眠质量及消化系统的功能。

1.4.3.2 右侧站姿时人体姿势模式

人是不对称的，且生来如此，这无法改变。但人体可以合理地管理它。若无法管理，就会出现错误或不良的动作模式。

PRI把影响人体姿势模式的相关肌肉分为前内链、臂链、颞下颚颈链及臂链的补充链，其中右侧站立模式，也是PRI定义的左前内链、右臂链模式。

根据右侧站立时身体结构的位置变化、肌肉的附着点和功能，可以推断出右侧站立模式下腰椎、骨盆、股骨区域肌肉的状态。

右侧站立模式中，骨盆以下表现为左前内链模式：左侧骨盆会自然旋前，这样重心才能向右移。身体左侧有一条肌肉链，从膈肌、腰大肌、髂肌、阔筋膜张肌、股外侧肌到股二头肌，这些肌肉的收缩使重心移到右侧，所以这条肌肉链被称为左侧的前内肌肉链。

当这些肌肉收缩时，身体重心移到右脚，会带动脊柱向右旋转、向右倾斜，见图1-22A，若身体还想正对前方，膈肌以上的脊柱又会做一个向左的旋转；右侧下肢负重，右侧腰椎—骨盆—股骨稳定性增加，骨盆在水平面方向向右侧旋转，为了让身体保持中立位，左侧髋关节会做外旋代偿，右侧髋关节则做内旋代偿，即左前内链模式中，左侧股骨相对于髋臼来说，做了外旋、外展的运动，见图1-22B，右侧股骨则做了内旋、内收的运动；骨盆的运动是三维的，当骨盆在水平面整体呈现向右旋转时，在骨盆左前入口处，左侧的髂骨和耻骨做了前屈（矢状面）、外旋（水平面）、外展（额状面）等运动，见图1-22C；在骨盆左前出口处，左侧的坐骨和耻骨做了伸展（矢状面）、内收（额状面）、内旋（水平面）等运动，见图1-22D。

右侧站立模式中，骨盆向右侧旋转，人的眼睛为了保持向前看，骨盆以上表现为右臂链模式：脊柱向左旋并向右侧侧屈，使右肩较低，此时左侧的胸廓前方会向外扩张（左肋外扩）。身体右侧有一条肌肉链，从胸锁乳突肌、斜角肌、希式筋膜、胸小肌、前外侧肋间肌、胸横肌到膈肌，这些肌肉的收缩使左侧背部、胸椎、颈椎都处于后伸状态。

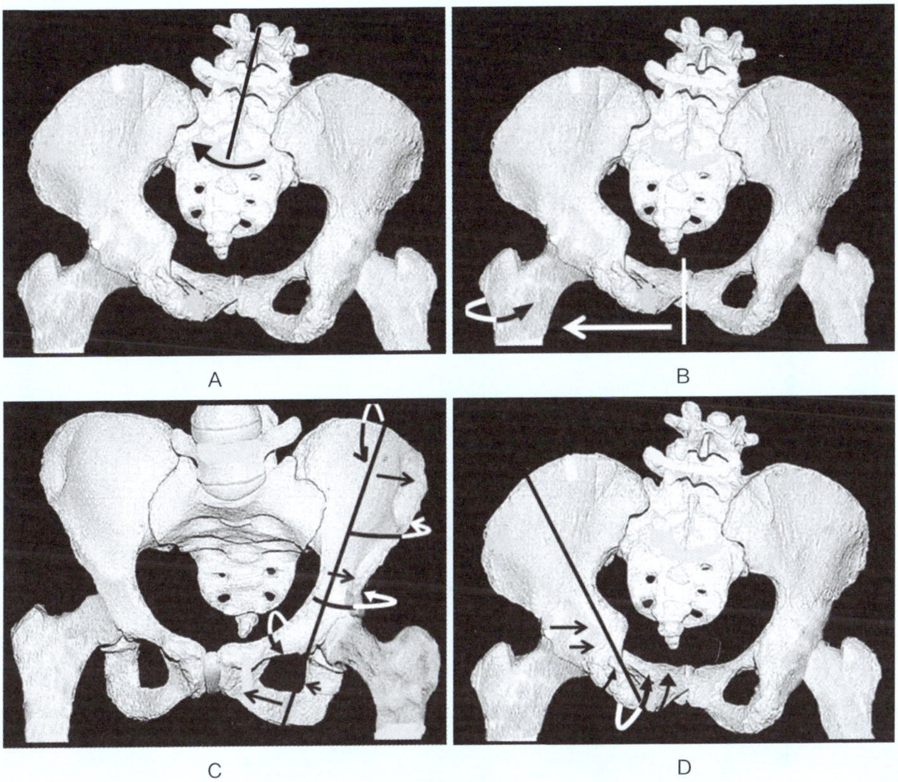

图 1-22 左前内链模式中脊柱、股骨和骨盆的运动
A 脊柱；B 左侧股骨；C 骨盆左前入口；D 骨盆左前出口

右臂链模式下，右肩内旋灵活性受限，左肩外旋、外展和屈曲灵活性均受限。①右肩内旋灵活性受限是骨性结构造成的，与关节盂和肱骨头相对位置的变化有关。右侧肩胛骨为内旋、前倾位，在仰卧位检查肩关节灵活性时，要先将肱骨外展至与地面水平，此时肩看似中立位，实际上肱骨已经处于水平后伸位，若肱骨再做内旋，肱骨大结节就会碰到肩峰的后上部，使右肩内旋受限。②与右肩相似，左肩外旋灵活性受限也是骨性结构造成的，左侧肩胛骨外旋、后倾，在仰卧位下，检查肩关节外旋灵活性时，肱骨大结节会撞击肩峰的前上部，造成左肩外旋受限。③左肩屈曲受限与背阔肌关系密切。背阔肌连接于肩胛下角处，左侧肩胛骨为后倾、外旋位，与右侧相比左侧肩胛骨离脊柱更近，因此，背阔肌在水平面和额状面上是缩短的；背阔肌是胸腔的伸展肌，右臂链下左侧躯干为伸展模式，因此，在矢状面上左侧背阔肌也是缩短的。左侧背阔肌在三个平面上的收

缩就成为造成左肩屈曲受限的主要因素。④左肩水平外展受限与胸椎向右旋转相关。右臂链模式下，胸椎向右旋转，胸骨也转向右侧，胸大肌起于胸骨，手臂外展至水平位时，相较于右侧，左侧胸大肌会被拉长得更多，因此，胸大肌在长度正常的情况下，会出现左肩外展受限。通过左肩水平外展测试，也可以了解上胸椎是否发生了向右的旋转。

在右侧站立（左前内链）模式下，肌肉的功能产生了相应的变化，运动模式也发生改变。肌肉功能由于大脑控制模式的固定以及姿势的固定出现了偏向，因此外形和功能上人体的不对称也会相继出现，如出现面部的不对称、高低肩、长短腿、肋骨外翻、脊柱侧弯和左右侧肌肉张力不同等。如果模式的固化对日常生活或功能产生影响就需要介入，介入之前需要评估是否存在左前内链模式。

前面提到的双侧伸展模式也称为后外链模式。此时，双侧骨盆均旋前，在骨盆入口，双侧髂骨、耻骨外旋，髂骨、骶骨内旋，骶骨向前屈曲，见图1-23A；在骨盆出口，双侧坐骨、耻骨内旋，骶骨向后伸展，尾骨屈曲，见图1-23B。此模式下，双侧背阔肌、腰方肌、后侧肋间肌、后锯肌和腰髂肋肌均处于紧张状态。当然，每个后外链模式的背后都隐藏着左前内链模式。

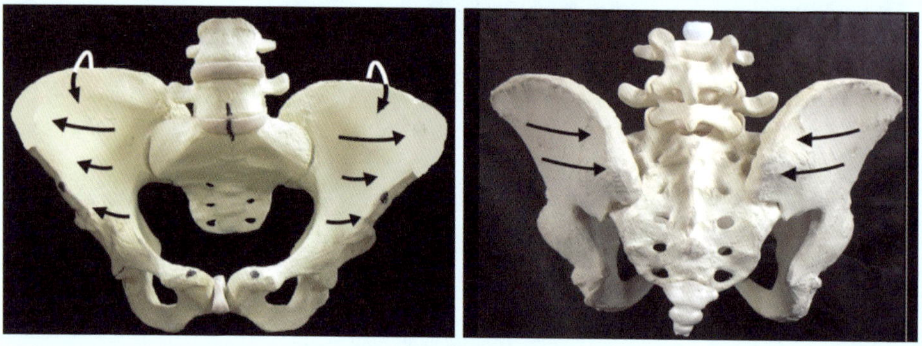

图1-23　双侧伸展模式下骨盆的运动

A 骨盆入口；B 骨盆出口

1.4.3.3　如何改善

左前内链的肌肉就是能使身体重心移向右侧站立位的肌肉，因此左前内链模式治疗的原则是激活与左前内链相反的肌肉。①在矢状面上，左侧腘绳肌被拉长，激活它可以使旋前的骨盆重置；左侧腹内斜肌和腹横肌常处于无力状态，需要通过呼吸练习来激活。②在额状面上，左侧内收肌被拉长，激活后可使股骨内旋、内收，使骨盆向左侧移动，并使身体维持在左站立位上；若存在左侧耻股韧带和髂股韧带的松弛，股骨头易从髋臼里脱出，此时就需要激活左臀中肌和臀小肌前束纤维促使股骨头回到髋臼里。③在水平面上，右侧臀肌被拉长，激活它可使右侧股骨外旋，使骨盆向左旋转，使身体的重心从右侧转移到左侧，以实现左侧站立位。骨盆位置纠正后，还需要解决气流控制问题。若为双侧模式，则两侧均要做骨盆重置练习并解决气流控制问题。

右臂链的治疗原则与左前内链相同，就是激活与右臂链相反的肌肉，对抗因右臂链模式造成的胸廓和肩胛骨的位置及姿势的改变。在改善右臂链问题时，首先确保已经解决了左前内链的问题，若没有解决就去干预右臂链模式，会出现无效或作用不持久的情况。①促使后纵隔扩张。右臂链通常是左侧后纵隔变平，可通过左手向前伸，左背部拱起来，吸气时让气体能到达左后侧胸廓的练习进行纠正。②矢状面上，激活右侧斜方肌下束和肱三头肌，可以使右肩胛骨后倾，这与腘绳肌拉着骨盆向后旋是一样的道理。右侧肩胛骨往往是前倾的，肱三头肌的起点在盂肱关节的后下方，因此当其收缩时可以使肩胛骨向后倾。斜方肌下束是旋转和内收肩胛骨的肌肉，可使肩胛骨后倾。③额状面上，主要靠左侧的腹内斜肌和腹横肌将胸廓拉到中立位。④在水平面上激活右侧的前锯肌。前锯肌是肋骨的外旋肌，在右臂链模式下，右侧的肋骨内旋内收，在水平面上是被拉长的状态，因此要激活这块肌肉。

小知识：对合区

人们通常认为人体的核心就是腰腹肌，但美国的健康与运动训练导师比尔·哈特曼（Bill Hartman）认为人体的核心应该是对合区（zone of apposition，以下简称 ZOA），即膈肌与两侧肋骨对合的区域，见图 1-24。在完整呼气的最后阶段，膈肌向上拱起至最高点后，肋骨内侧大约有 40% 会被其覆盖。膈肌与肋骨对合越多，呼吸越有效率，骨盆、脊柱和胸腔将更加稳定。若膈肌不能很好地贴着胸壁，就会丢失腹肌对核心（胸腔和肋骨）的控制，肋骨外旋外翻，使身体容易处于伸展的状态。膈肌总是处于吸气模式，身体无法充分利用膈肌产生腹内压，而腹内压又是稳定的来源。膈肌、腹肌和盆底肌协同收缩时，共同形成了紧致的“密封罐”，使腹内压和核心稳定性明显增加。

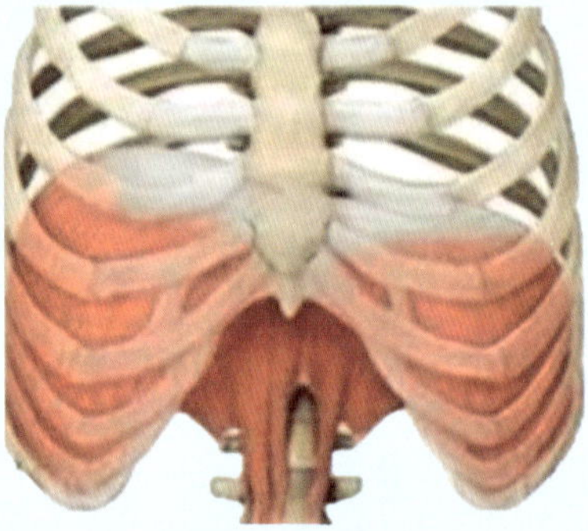

图 1-24　对合区

腹肌的一个功能就是维持膈肌的正常功能，让我们能正常呼吸，若没有很好地对合就会将身体带到伸展位上。由于附着点和肌纤维朝向的差别，不同的腹部肌肉对建立 ZOA 有着不同的贡献。在正常情况下，腹直肌对 ZOA 的建立帮助最小；腹外斜肌也不是主要的肌肉，当它的活动增加时，肋骨会被向前拉动，因此胸廓前后方向的直径会增加，左右方向的直径会减小，见图 1-25A；腹内斜肌和腹横肌是主要的协助呼气的肌肉，其中腹内斜肌会将肋骨向下、向后拉动，见图 1-25B；腹横肌会将肋骨向内拉动，见图 1-25C。这样的协同活动，使腹部向内收缩，从而让膈肌可以充分向上拱起，建立更优的 ZOA。

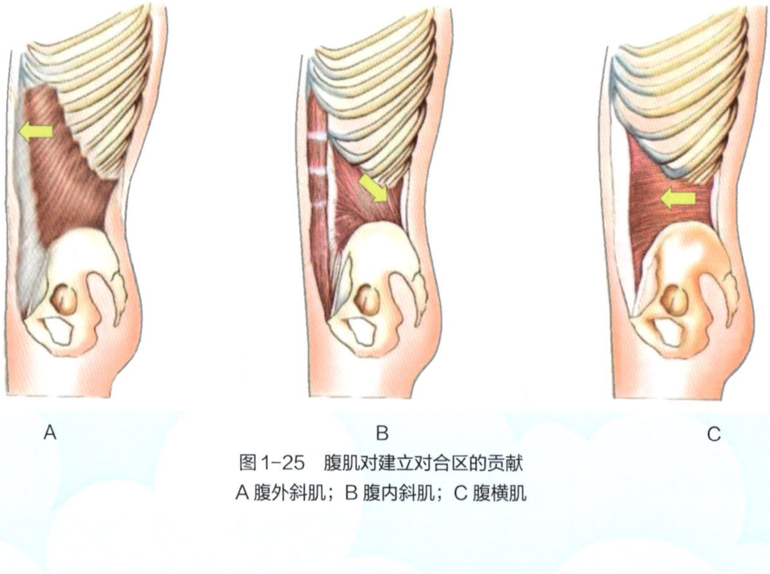

A　　　　B　　　　C

图 1-25　腹肌对建立对合区的贡献

A 腹外斜肌；B 腹内斜肌；C 腹横肌

1.4.4 错误呼吸模式与不良姿势

呼吸与姿势相互影响。错误的呼吸模式可引起不良姿势，不良姿势也会影响呼吸。

在大强度运动中，人体对氧气的需求增加，更多的辅助呼吸肌会参与呼吸过程；但若在安静状态下，仍然有辅助呼吸肌过度参与，则表明存在错误的呼吸模式。最常见的原因是膈肌无法正常工作，其他肌肉代偿了呼吸功能。比如一些不良姿势和慢性压力使得肋骨向外翻，使膈肌一直处于收缩状态，或者骨盆的倾斜使膈肌与肋骨的对合区减少等，造成主要的呼吸肌（膈肌）无法正常工作，其他的辅助肌群（肋间肌、斜角肌、胸大肌等）被迫过度参与呼吸，引起错误的呼吸模式。

胸式呼吸：最常见的错误是斜角肌和斜方肌上部代偿受抑制的膈肌，导致吸气时出现上肋部垂直向上提升，而不是水平面上的增宽，是从胸部而不是腹部开始并支配这个运动。这种错误模式是由斜角肌、斜方肌及肩胛提肌的过度活动造成的，通常被称为“胸式呼吸”，是最重要的错误呼吸模式，能影响一个人情绪和身体的健康。当这种模式的呼吸开始时，可以看到耸肩、频繁地叹息以及无下肋部在水平面上增宽。慢性颈部过度劳损，肋间肌群活力减低，通常可见肋骨活动减少。当这变成了习惯性模式，可见到沉陷的锁骨陷窝，见图1-26A。当胸式呼吸占主导地位，处于头前伸时，肩周结构生物力学在错误的呼吸模式中被削弱。在斜方肌上部和肩胛提肌的累积因素中，盂肱关节前移和内旋，胸锁关节及肩锁关节的压缩伴随胸大肌的缩短，导致肩关节撞击和神经血管压迫综合征。错误的呼吸机制可能导致反复的中胸部疼痛，这是缺乏正常的肋骨运动导致的。下肋部桶柄运动以及促进脊柱健康运动和循环的轻柔微按摩效果的缺失，反过来影响整个胸腰部脊柱。

另外，胸大肌、胸小肌、背阔肌、前锯肌以及斜方肌通常不被认为是辅助呼吸肌，但在呼吸功能障碍时，这些肌肉会承担更多的呼吸功能，而不是姿势功能。这会导致吸气时胸廓上提的错误模式，反过来又可能导致以上肌肉的过度使用综合征。

吸气时抬起肋骨的错误呼吸模式（仰卧位），见图1-26B；吸气时耸肩、抬起肋骨的错误呼吸模式（直立位），见图1-26C。

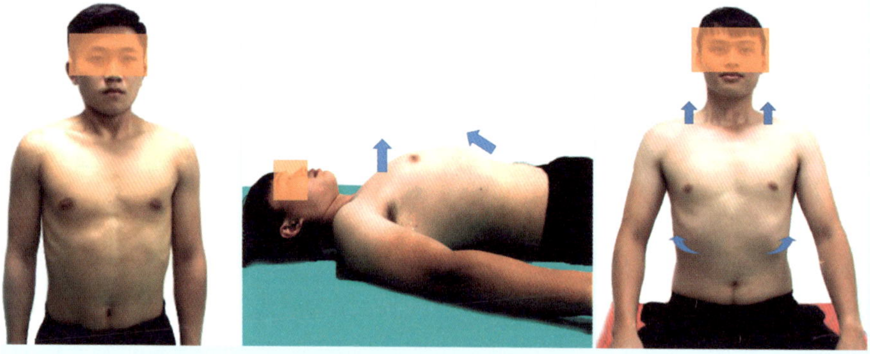

图 1-26　错误呼吸的表现形式
A 锁骨陷窝；B 抬起肋骨（仰卧位）；C 耸肩、抬起肋骨（直立位）

腹式呼吸：是指只有腹肌运动没有膈肌运动的呼吸模式。呼吸时腹部有明显起伏；吸气时，腹部看起来明显突起，实际上腹肌没有张力。

浅呼吸：是指呼气减少和胸廓活动范围降低。当发生这种情况时，通常在T4~T6（第四胸椎至第六胸椎）水平可发现胸椎后凸增加、活动范围受限。如果错误的模式持续存在，则增加的后凸可能成为固定的胸椎后凸，这也将导致头前伸或者圆肩、耸肩的姿势出现。

用嘴呼吸：正常情况下应该是用鼻子呼吸，但呼吸不顺畅的人就会嘴来呼吸。这类人总是张着嘴，睡觉时也不能像正常人用鼻子呼吸，而是用嘴呼吸；晚上会磨牙，他们的牙比正常人消耗大一些。磨牙的目的是让大脑知道自己的呼吸通道是打开的。而平卧时嘴张着，舌头会向下掉，将气道堵住，为了让气道打开，就要让牙咬在一起。磨牙会刺激牙周的一些神经，能让本体感觉参与进来，从而打开气流通道。

反常呼吸：是最严重的功能障碍，也就是吸气时腹部内陷，呼气时外凸，见图1-27。

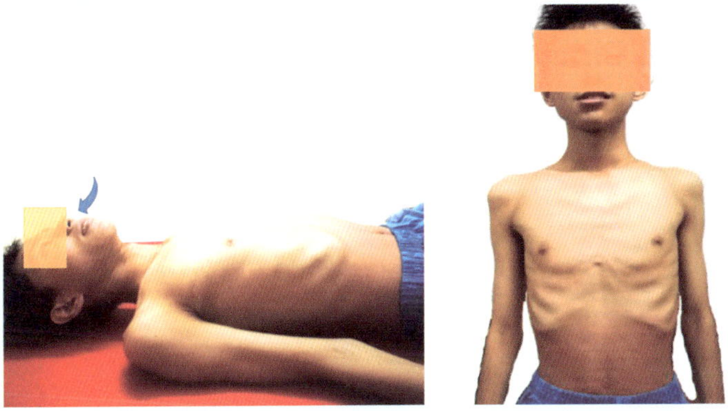

A　　　　　　　　B

图 1-27　反常呼吸（吸气时，肚子向内而不是向外扩张）
A 仰卧位；B 站立位

错误的呼吸模式可能以多种方式造成腰部功能障碍，膈肌、腹横肌、盆底肌、深部脊柱固有肌共同协调作用，有其中一种功能障碍就会影响其他的肌肉，而且不可避免地影响脊柱的稳定性。当膈肌受到抑制时，正常的肋骨运动就会改变甚至丧失，即丧失稳定腰部的核心肌肉的能力。尤其是需求增加，呼吸及腹部支撑协调不佳时，可能会抑制腹壁肌肉。每天大约呼吸两万次，在任何情况下呼吸都是最重要、最基本的运动，其他许多运动都建立在这种基础之上。如果每天重复着错误的呼吸模式，持续时间长了，终有一天会导致很多不平衡。相反，如果能让呼吸一天天变得正常，那么各种类型的问题同样会随着身体的自我纠正而逐渐消失。

不良姿势也会影响呼吸。骨盆在人体姿态的生理节律中起着至关重要的作用。站立位时，在矢状面上，胸部必须处在骨盆与横膈轴线之上，见图1-28A。在这个理想的位置时，膈肌与盆底肌平行且相对抗，尤其在身体活动时，与腹壁协调，形成腹腔内的压力，帮助从前面稳定下胸段与腰段。肋骨最理想的状态是放松地悬吊在脊柱上，但由于现代人久坐的生活方式，胸椎后凸固定，这会抑制正常的膈肌呼吸，导致代偿性的上胸呼吸，使肋骨上提，在吸气时亦处于这种状态，这对皮质下的运动造成了不良影响。呼吸是最常见的错误动作形态。胸式呼吸容易让胸部固定在吸气的位置，导致肋骨前倾，膈肌往上倾斜，见图1-28B。结合胸椎后凸的固定，错误的呼吸与前内肋骨的上提，导致下交叉综合征，或形成“开剪刀综合征”，见图1-28C。胸椎的姿势与膈肌功能正常时，下前肋骨应与膈肌处于相对更水平的位置。胸椎过度后凸、腰椎过伸时，胸椎位于骨盆的后面，这也会造成腹内压的变化，见图1-28D。

骨盆位置的偏差可能是在前后方向（前倾、后倾）的，也可能是横向、倾斜或旋转的。

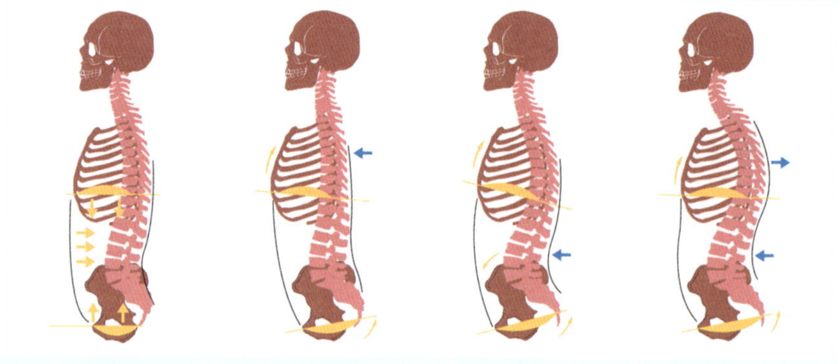

图1-28 膈肌与骨盆的位置。

A生理位置；B胸向上提的位置；C张开的剪刀（膈肌与骨盆的斜轴）；D胸椎位于在骨盆的后面

注：黄色箭头表示正确的肌肉活动从上（膈肌）、从下（骨盆）、从前面与侧面（腹肌）来增加腹内压。实线箭头表示胸与骨盆的不正常姿势，有病理的状况。虚线箭头表示，胸椎与腰椎因为病理关系而有异常的改变。

对于躯干，调整的目标是将膈肌与下方的盆底肌对齐，这两个面的平行度越高，它们之间双向互动性就越利于健康。进行稳定性训练时，不仅要有正确的呼吸，呼吸力学也应该是完整的，这才能使维持姿势和脊柱的稳定性成为可能。在本质上，主要呼吸肌之间动态的相互作用必须保持正常。最重要的是，一个正常的呼吸运动任务必须是神经系统皮质下水平设定的。

呼吸肌练习的主要目的是增强呼吸肌的肌力和耐力。非特异性呼吸肌锻炼可通过行走、慢跑、游泳、登梯等运动来实现，特异性呼吸肌锻炼可通过增加呼吸负荷的方法来实现。最简单的方法有吹气球、吹蜡烛、缩唇呼吸以及全身体操等。

1.5 爬行与不良姿态

1.5.1 爬行规律

人类动作发展规律是从掌握头部控制能力的俯卧抬胸开始，依次到翻身、独立坐、爬行、站立、行走，逐渐形成由头部到腰部，再到腹部，最后到下肢的由上至下的自主控制动作能力。爬行是儿童发展的重要阶段和发育的重要标志，也是儿童将多种器官组织起来协调动作、完成综合活动的基本途径。1984 年，罗布森（Robson）通过研究婴儿学习爬行和行走的动作发展过程，指出婴儿在学会行走前大多先要经过爬行的学习，大约有 82%的婴儿先经历了爬行的过程才学会了行走这一动作。婴儿在出生时具有原始的爬行反射，但这种反射在生命的最初几周就会消失。真正的爬行发生在出生后六个月，通常与长时间独坐发生在同一时间。婴儿首先出现腹部紧贴支撑面的腹爬运动，随着月龄增加逐渐完善，通常在9~10个月时完成手膝爬。但有些婴儿在这个时候选择另一种运动方法，比如底部拖行（保持坐姿的情况下利用上肢拉动前行）、腹部滑行或者滚动。有百分之五的婴儿完全跳过爬行，直接站立和行走。

1.5.2 爬行不足与不良姿势

爬行对于婴儿来说有着无可替代的作用，能够帮助提高婴儿内耳前庭功能和平衡能力。大量的研究结果表明，与爬行多的婴儿相比，过早使用学步车而缺少爬行练习的婴儿常常会出现动作协调性差、注意力不集中的问题，甚至会患上感觉统合失调症，出现视听、视动、听动失调的情况。人类所能学到的一切运动上的技巧都是依靠本体感觉来实现的，而爬行是提高本体感觉最重要的练习之一，学习爬行的阶段是开发婴儿多器官协作能力的最佳时期。

人体脊柱周围大部分的核心肌群只有当躯干平行地面时才能被很好地刺激和激活。研究表明，与直立行走相比，人类爬行可能会需要更多的大脑皮层控制。在有关爬行动作的生物力学研究中也指出，直立行走时大部分肌群的肌电振幅均显著小于各种爬行动作。由此来看，虽然人类是从四肢爬行进化而来，且拥有爬行的能力，但爬行时，无论哪种爬行方法，体能消耗皆显著高于直立行走。核心稳定性是四肢灵活和力量的基本保障，身体核心部位本体感受能力的缺陷会引起下肢神经肌肉控制活性的降低，这会致使膝关节外翻和膝关节韧带紧张度增加，核心稳定性不足造成的股骨内收、内旋，很容易继发胫骨外旋和膝关节内翻。

与爬行相比，直立行走（除低重心外）的髋关节及踝关节的激活程度显著低于爬行。四点位爬行时，踝背屈、足趾背屈比步行时更充分，对足底软组织的刺激更明显。而踝背屈不足、蹓外翻等会影响正常的行走和运动。

作者的调查也发现，反映平衡稳定的指标（睁眼单脚站立）的影响因素包括年龄、性别、爬行时间。随着年龄的增长，幼儿的平衡能力与核心稳定性均逐步提高，幼儿的平衡能力与核心稳定性存在明显的性别差异，女童优于男童；核心稳定性好的幼儿的平衡能力优于核心稳定性差的幼儿；婴儿期增加爬行有助于促进幼儿平衡能力的发展。当然，并非爬行时间越长的儿童，平衡稳定性就越好。开始走路的年龄过晚或者爬行时间过长的儿童可能预示着他们的运动系统发育较慢，所以到幼儿期时他们的平衡稳定性也较差。在生长发育过程中缺失爬行的环节，可能会造成儿童核心稳定能力缺陷，导致肌肉发生代偿，生物力线发生改变，从而造成不良姿势。爬行不足的儿童还可能出现学习困难、注意力缺乏、多动冲动、情绪行为异常及人际关系不和谐等一方面或多方面的不良现象。在对膝过伸患儿进行爬行训练时发现，爬行时膝关节屈曲位，有利于纠正膝过伸，同时能够提升对膝关节的控制能力，协调其运动功能。

爬行不足的原因：家长对发育水平存在错误认识；对爬行在儿童发育中的重要性认识不足；儿童黏人，脱手不得；养护人员为安全图省事。

应在符合幼儿身体生长发育规律的前提下，从多角度、多层次探究影响幼儿健康的多重因素，重视开发幼儿身体活动的内容，使幼儿掌握基本动作技能，促进幼儿身体活动能力健康发展。由近及远是 3~6 岁幼儿动作发展规律之一，其含义是幼儿的动作是由核心区域向四肢发展的，故功能性核心稳定性练习可以促进幼儿脊柱的生长发育。爬行动作，如让幼儿模仿动物的爬行动作，可以促进其核心稳定能力的提高，发展其爬的动作技能。

1.6 步态与运动模式

步行是人类最重要的运动能力，是人类生存的基础，是人类区别于其他动物的关键特征之一。步行的基本功能是从某一地点安全、有效地移动到另一地点。步态是人类步行的行为特征。

1.6.1 步行的发育

儿童学习行走需要激活身体多部位肌肉复杂的收缩模式而产生协调的迈步动作。儿童必须有强壮的肢体来支撑体重，有足够的平衡控制能力，并学会随着环境变化调整步态。

扶物行走：婴幼儿在可以扶物站立并进行重心的移动后（一侧下肢有控制地抬离地面），即可出现扶物行走。最先出现扶物侧行，主要通过下肢外展迈步、骨盆贴近支撑面来实现，之后逐渐发展为扶物直行。

早期步行的特点：1岁以内的婴儿，站立期没有蹬地动作、步宽很大、手臂位置较高，依靠躯干前倾来推动身体前进。摆动期短、步频高，摆动期髋屈曲较大、踝关节屈曲较少，伴足下垂，全脚掌着地，下肢拮抗肌共同收缩以维持稳定；1岁以后，骨盆摆动、髋部外展外旋减少，足触地时出现膝关节屈曲缓冲；2岁时，75%的儿童出现上肢的交替摆动，摆动期踝关节背屈，足下垂消失；2.5岁以后，髋关节屈曲缓冲的动作开始明显；3岁以后，踝关节开始积极地参与缓冲和蹬伸。

独立行走的发育和成熟：第一阶段，行走3~6月时学会平衡控制；第二阶段，行走5年以上运动能力逐步提高；1~6岁幼儿，随着年龄增长重心起伏变小、步频降低、步幅增大、步宽减小并趋于稳定；一般在7岁时，参与步行的大多数肌肉和运动模式与成人非常相似。

1.6.2 行走与步态

行走及其步态是中枢神经系统的终极目标在生物力学水平上的体现。步态是表现全身功能状态的一个典型例子，可以从步态发现运动系统的整体情况，身体所有的肌筋膜结构和所有的关节都是动力系统和缓冲系统。步行时，当双足接触地面时过程启动，身体重心前移，腿部肌肉通过骨盆将神经冲动传向脊髓。从足趾到头的所有关节，包括由于驼背或脊柱侧弯产生排列变形的关节，均进行三维运动，所有肌肉的冲动传递至丘系，产生协调的较为经济的运动。这表明功能依赖于结构。

步行中，肌肉链比单一肌肉更重要。关于肌肉活动的最典型的例子：在站立期起始时，在矢状面上，腘绳肌和股四头肌稳定膝关节，鹅足的肌肉（股薄肌、半腱半膜肌和缝匠肌）阻止膝关节外翻，阔筋膜张肌阻止髋关节内收，因此髂胫束是紧张的。另一个关于肌肉链的例子是踇趾的跖趾关节伸展缺陷会引起腰痛。当踇趾伸展不足时，相应的肌肉链会发生一系列变化，如机体会通过增加足背伸、屈膝及屈髋来代偿，这将导致屈髋和伸髋之间的不平衡，使步幅缩短，而髂腰肌和腰方肌轮流收缩通过骨盆旋转来平衡步幅的缩短，最终导致功能障碍，引起腰痛。

1.6.3 步态循环和肌筋膜链

步态循环可分为两个阶段：移动阶段和站立阶段。这两个阶段同时发生，一条腿为站立腿，另一条腿为移动腿，重心位于站立腿上，另一条腿则可以向前迈进。

移动期：移动期是从踇趾离开地面开始，到足落地前结束。移动腿迈进时，骨盆旋向站立腿，移动腿旋向另一侧。双臂的运动与双腿的运动是相反的。移动阶段，在髋关节充分伸展之前，膝关节轻度屈曲，当足触及地面时，站立阶段开始，然后足跟开始抬离地面。

站立期：站立期从足落地时开始，至踇趾离开地面前结束。站立阶段，髋部是伸展的。膝关节先轻度弯曲，然后完全伸展。站立阶段从足跟接触地面开始，紧接着出现足旋前，完成足跟向踇趾滚动。在这一过程中，踝关节起特殊的作用，功能障碍将改变整个步态循环。下肢带肌和上肢带肌的相反运动使得头部轻微移动，以保持视线向前。在步行过程中，脊柱进行屈曲的运动，腰椎凸向摇摆侧。骨盆整体旋向站立侧，向移动侧轻度倾斜。

步态是肌筋膜链之间的协调运动。整个运动系统每一步都重复进行相同的运动。步态循环证实了两种运动模式——屈曲和伸展有节律地交替。一侧的伸肌链激活，另一侧的屈肌链激活。这会使脊柱扭曲，即骨盆和肩带向相反方向旋转。而颈椎的特殊生物力学会纠正肩带的旋转，使其保持在中间位置，以保持视线平视。从颅底观察，会产生蝶骨枕底部软骨联合的扭曲。

在这里要特别强调筋膜在行走中的意义。传统观念认为运动是由肌肉的向心收缩、离心收缩和偶尔的等长收缩来实现的，但这并不是身体运动的实际情况。比如，当股四头肌收缩时，收缩力通过髌骨转化为膝关节的伸展。然而，当我们观察身体和地面的相互作用时，这种关系是相反的：地面反作用力使得膝关节屈曲，屈曲力使得股四头肌收缩，这种反向的作用非常重要。当我们观察那些涉及平面反作用的运动时，正是关节的渠道引导效应，而不是肌肉收缩产生了运动。例如行走时足跟着地，需要对其冲量减速，如果每一步都需要肌肉进行等长收缩和向心收缩，那将消耗巨大的能量，身体将不得不持续不断地收缩和舒张肌肉内的肌动蛋白和肌球蛋白。在逛商场这样走走停停的运动中，我们就能感受到这种运动的效果。走走停停需要更多的肌肉参与，比匀速长途散步更加令人疲惫，这是因为匀速行走利用了筋膜的弹性，是更高效的行走方式。

在2002年和2006年的一系列实验中，研究者发现，在周期性运动中，肌肉主要保持等长收缩，即它们收缩时并没有变短，而是维持原长度，行走时变长的其实是筋膜组织，是胶原纤维和弹性纤维，它们可以像弹簧一样，伸展后回到静止长度，见图1-29A。肌肉不会额外地做向心收缩和离心收缩，见图1-29B。

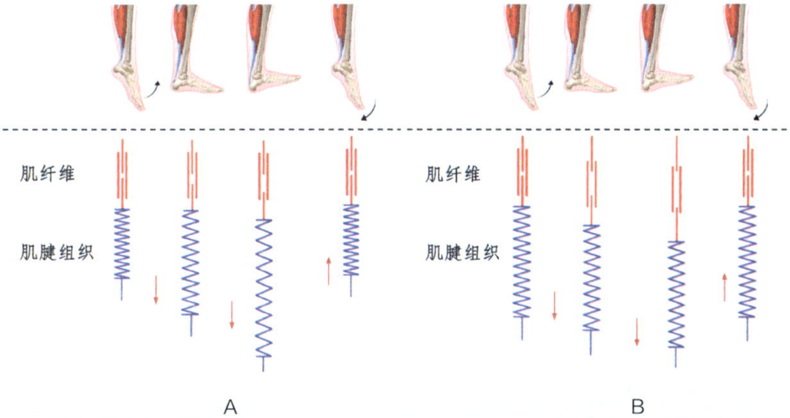

图 1-29　周期性运动中，踝屈伸时小腿三头肌肌纤维及肌腱组织变化示意图
A 踝关节从跖屈至背屈肌纤维长度没有变化，但肌腱组织随着踝背屈被拉长、踝跖屈时回弹缩短；
B 小腿三头肌做向心收缩和离心收缩时肌纤维和肌腱的变化
注：筋膜组织代表“弹性组织”（用胡克弹簧表示），滑动的肌丝代表收缩的肌肉。

功能正常是进行协调运动的前提。运动性过低或过高均会影响运动模式，导致身体姿势和运动过程异常。例如，第一跖骨背伸功能障碍或距骨旋前运动障碍阻碍足旋转，长此以往将导致下肢弯曲，最终导致腰肌缩短，影响脊柱。患者表现的运动模式是患者出现功能障碍后的全身性调整，调整的原则为节省能量、无痛以及全身性调整。那些因为不正确的体位和身体不平衡而过度受累的肌肉将负担更重。

1.6.4　行走中的足

1.6.4.1　足对行走的重要性

足是最复杂的解剖结构之一，由28块骨和33个关节以及112组韧带构成，由13组外在肌和21组内在肌控制。前足由跖骨及近、中、远三节趾骨构成。中足由三块楔骨、舟骨及骰骨组成。后足包括跟骨、距骨、胫骨和腓骨。这些骨以及毗连的软组织构成内侧纵弓、外侧纵弓和横弓。足的骨与组织对线对位情况与足的功能相关。足的基本功能包括负重、吸收冲击力、推动身体离开地面并且调整、适应不同路面。足在结构上是基于三平面机制行使功能的。

走路是人最基本的功能。行走时需要脚去感知地面，足是最先感知力量的部位，一切力量的传导都是从脚触地开始，再通过筋膜链从足与腿，到髋与骨盆、躯干与胸腔、手臂与头颈，依次向上传导。

在大脑的躯体感觉皮层，不同的区域控制不同的躯体或肢体。身体各部分在大脑躯体感觉皮层中所占的比例，与身体各部位的敏感度和躯体不同部位感受器的分布密度成正比。身体部位的实际大小和该部位在皮层表征的大小之间并没有直接的联系。比如，控制手指、足部、嘴部和舌部肌肉的运动及感觉的皮层面积要远大于按身体比例进行表征时应得的大小。这说明这些位置的感觉很丰富。这也是我们推荐在评估与纠正不良姿势时要从足开始，自下而上的一个重要原因。如骨盆前倾、含胸驼背、头部前移在很多情况下都不是独立存在的，影响身体姿势的因素有很多，所以我们要使用整体的结构评估配合功能评估，除了评估姿势，还要评估稳定性和动作模式。无论是评估还是治疗，都要密切地观察姿态、动作模式和呼吸。纠正性训练后也要再评估。

1.6.4.2 足适应于行走的结构

足弓的骨骼：足弓由12块骨骼组成，是足的跗骨、跖骨与韧带、肌腱共同组成的一个凸向上方的弓形结构。足弓呈弓形，使足具有坚固、轻巧和弹性，可承受较大的压力，缓冲行走、跑、跳时身体所产生的震动，同时还可保护足底的血管和神经等免受压迫。足弓可分为前后方向的纵弓和内外方向的横弓，纵弓又可分为内侧纵弓和外侧纵弓。内侧纵弓由跟骨、距骨、舟骨、三块楔骨及第一至三跖骨构成。此弓较高，有较大的弹性，故又称弹性足弓，起缓冲震荡的作用。外侧纵弓由跟骨、骰骨及第四、五跖骨构成。此弓较低，弹性较差，主要与维持身体直立姿势有关，故又称支持足弓。内侧足弓和外侧足弓，也有人分别称其为“趾足”和“跟足”，见图1-30A。从功能角度讲，在运动时，内侧足弓（趾足）可视为主要承重的“独木舟”，承受了身体大约5/6的重量；在站立时，外侧足弓（跟足）承担了大部分的体重，但在运动中则赋予这个复合体第二个使命，即像内侧纵弓这个“独木舟”的桅肩一样主要起平衡和稳定的作用，仅需承受身体大约1/6的重量，见图1–30B。当身体前倾的时候，会感到身体的大部分重量都在前三个足趾上，若将重量向第五足趾的方向压，就会觉得非常的不稳。横弓由三块楔骨、骰骨及跖骨的后部构成。

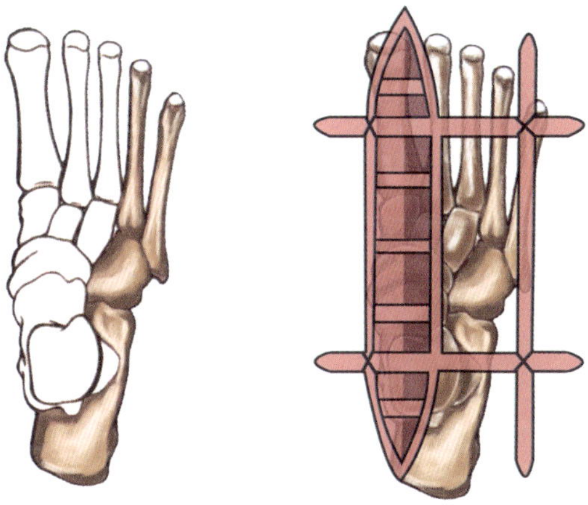

图1–30 组成足弓的骨

A“趾足”和“跟足”；B“趾足”就像承重的“独木舟”，而“跟足”则像这个“独木舟”的桅肩一样主要起平衡和稳定作用

维持足弓的组织：足弓的最初定义来源于骨骼的形状，但足弓的维持，除骨间的连结外，主要靠位于足弓上下的软组织。维持远端横弓最重要的结构是踇内收肌，最常见的增加这一肌肉力量的方法是用足趾抓毛巾和捡小物体。维持近端横弓的组织包括第一楔骨和骰骨之间的韧带的一部分，这些韧带很深、难以触及。外侧纵弓由足底筋膜的外侧束来支撑，同时配合以小指展肌，外侧束在足弓塌陷时是短缩的。内侧纵弓由足底筋膜或足底腱膜的主体维持，它延展并走行于跟骨和第一跖骨到第五跖骨之间，很像一个三角形的蹦床。趾短屈肌在“蹦床”的表面，在足底筋膜的深处并且附着在上面，因此趾短屈肌除了弯曲足趾之外，也能使足底筋膜有一定的张力。它们的上面是足底长韧带，足底短韧带在长韧带的上面。这些韧带（包括骨间肌）稳定中足，通过防止这些骨骼纵向散开而稳定足弓系统。韧带过度拉伸会导致足弓反应能力下降，过于松弛和旋前。韧带太短也会使足弓反应不足，但趋于旋后位。日常行走时足部就会承受巨大力量，更不

用说冲刺跑，这些力量通过筋膜链的传导分散到上面的身体部分，这些力量的主要调节来自小腿的肌肉，因此这些肌肉是主要关注对象。足弓的最后组成部分是小腿肌肉的拉力对足弓提供的支持，这是筋膜恢复正常功能的训练中最重要的部位。这些肌肉共11块，见图1-31A，围绕着胫骨、腓骨，以及它们的骨间膜所形成的综合结构，可以分成4个间隔，见图1-31B，每个间隔由2~3块肌肉组成。

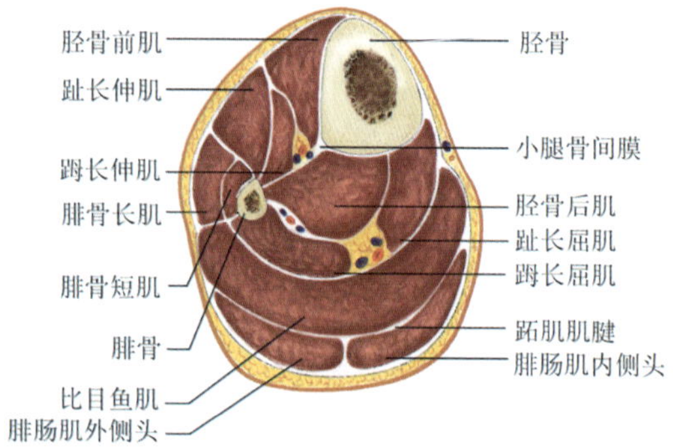

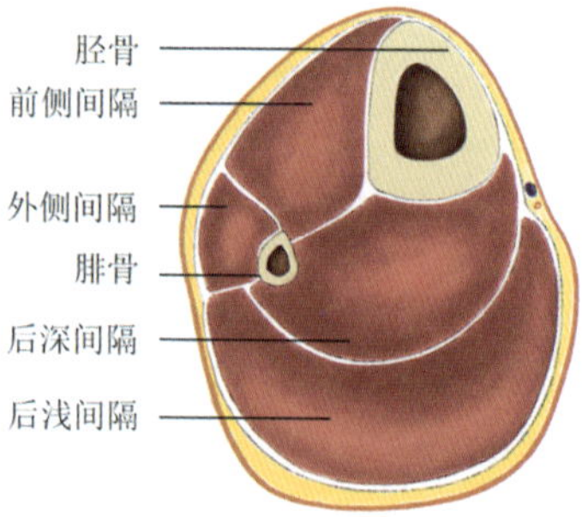

图1-31 影响踝关节的11块肌肉被肌间隔分成4个间隔

A 11块肌肉；B 4个肌间隔

后浅间隔由腓肠肌、比目鱼肌和跖肌组成，这些肌肉均附着于足跟上部。腓肠肌和比目鱼肌有强大的跖屈功能，其中比目鱼肌在胫骨和腓骨上的附着面很大，是防止踝关节过度背屈和外翻塌陷的主要姿势肌，在身体晃动时，它能简单快速地做出调整以稳定双腿。比目鱼肌和腓肠肌通过跟腱附着在跟骨的内侧，不仅有助于产生足内翻，还强化了跟骨。跖肌是一块很小的肌肉，有微弱的使踝关节跖屈的作用，但它在评估和调节跟腱的紧张度上有着重要的神经学作用（相较它本身的大小，这块肌肉有大量的肌梭）。前侧间隔里有胫骨前肌、趾长伸肌和踇长伸肌3块肌肉。其中体积最大的胫骨前肌可以保持足弓，它沿着胫骨表面穿行到第一楔骨和第一跖骨之间的内下关节面，所以跟内侧纵弓有些许联系。而两块趾长伸肌则对保持足弓没有真正的作用。外侧间隔位于腓骨的外侧，包括腓骨长肌和腓骨短肌。这两块肌肉向下至外踝后方，把外踝当作滑轮，当足背屈时，外踝会向后滑动，而腓骨近端会向前滑动。腓骨短肌转向踝的下方，附着于第五跖骨基底部，将这块骨头牢牢地拉向骰骨以保持外侧纵弓良好。腓骨长肌则到达骰骨的下面，进一步支撑外侧纵弓并穿过跗骨下表面，止于第一跖骨和第一楔骨之间的关节，和胫骨前肌整合。因此这个肌肉趋向于拉低内侧纵弓，使足外翻。这两块肌肉是踝关节的跖屈肌和外翻肌，能限制踝内翻，使踝关节不易扭伤。后深间隔位于比目鱼肌和小腿骨间膜之间，间隔里有胫骨后肌、趾长屈肌和踇长屈肌三块肌肉，它们从内踝下面通过，但只有胫骨后肌将内踝当作滑轮，胫骨后肌通过内踝至内侧纵弓到达除距骨以外的大多数跗骨。这样，胫骨后肌和胫骨前肌联合提起踝的内侧，使其远离地面，保持足旋后，预防足旋前。趾长屈肌和踇长屈肌先到达足趾，因此当屈足趾时，它们趋向于聚拢在一起。踇长屈肌的功能对支撑内侧纵弓起到了至关重要的作用。它走行于胫距关节的下面，从跟骨的载距突下方穿过，是内侧足弓的一个张力可变的“弓弦”，见图1-32。尤其是在蹬地瞬间其肌腱会绷紧，此时巨大的体重压在内侧纵弓上时，对支撑的需求最大。另外，它穿过踇趾底部的籽骨，因此与踇囊炎也有一定的关系。

以上肌肉通过组合，使人类的足弓获得了许多独特的支撑方式。①吊索：螺旋线中的胫骨前肌和腓骨长肌肌腱在第一跖骨和第一楔骨底相连接，见图1-33A，形成吊索，将内侧纵弓与小腿上部相连，见图1-33B。若腓骨长肌向心性缩短，胫骨前肌离心拉长，则导致内侧纵弓塌陷，或足外翻。如果胫骨前肌过短且腓骨长肌过度拉伸，则会导致足旋后，高弓足。②冰钳：胫骨前肌和腓骨短肌分别从第一跖骨和第五跖骨基底部附着点向后、向上、向内侧拉，将这两块骨向里压紧，并挤压跗骨，从而防止跗骨塌陷。③消防员搬运：胫骨后肌从足的内侧几乎延伸到足的外侧，腓骨长肌从足的外侧延伸到足的内侧。它们一起把内侧和外侧交叉拉向对方，强化了近端横弓和内、外侧纵弓。

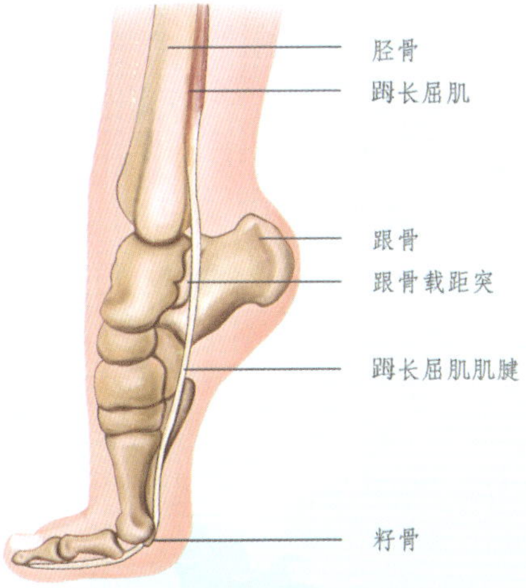

图1-32 踇长屈肌的弓弦作用

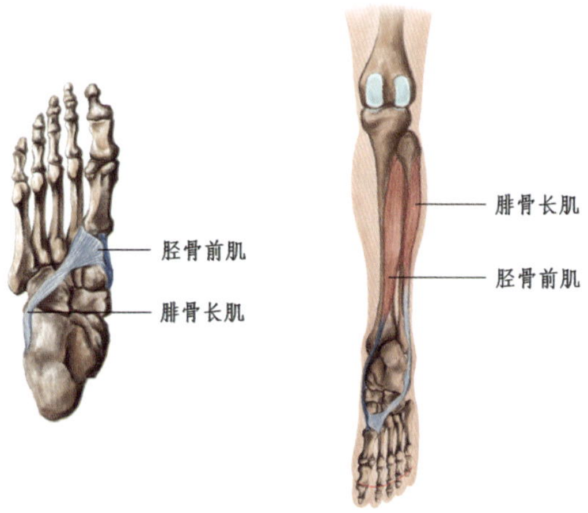

图 1-33　胫骨前肌和腓骨长肌的组合在足弓内外侧形成一个吊索
A 胫骨前肌和腓骨长肌在足底连接；B 胫骨前肌和腓骨长肌吊索

行走时足踝的变化：从解剖结构上来看，由于跟骨和距骨没有对齐，重力和地面的反作用力不在一条线上，见图1-34A。无负重时，足弓较高，见图1-34B；当足跟在触地之后，身体重量压在内侧纵弓上，使跟骨外翻。跟骨外翻会导致距骨内旋。随着距骨的快速内旋，舟骨和骰骨会慢速跟随，导致它们与距骨之间的关节相对外旋。然后力传导至楔骨，使得所有的楔骨全部分离，即足部的附骨“解锁”以便更适应地面，见图1-34C。由于距骨位于与胫骨和腓骨所组成的滑车关节内，距骨的内旋又会反过来导致胫骨和腓骨的内旋。当膝关节屈曲并且越过身体前侧时，胫骨和腓骨内旋4~8度，这就是在膝关节处出现外翻的原因。一个人存在足的内翻或外翻不是问题，若足没有从内翻到外翻或从外翻到内翻的能力才是问题。足弓就是要能被压下去然后再弹回来，这样才能在行走过程中提供弹性势能。

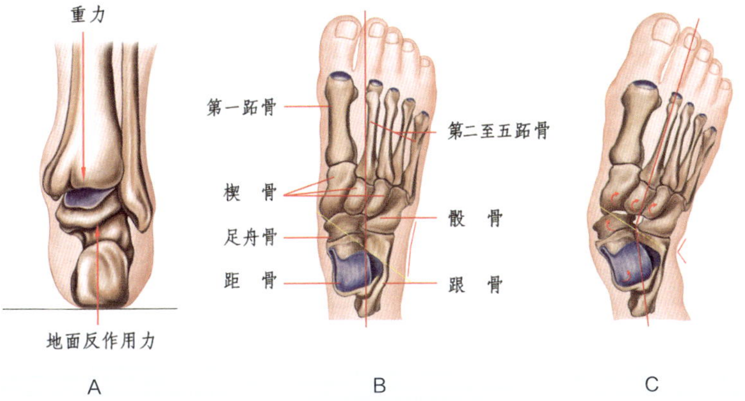

图1-34 负重时足部骨骼的“解锁”
A 跟骨和距骨的不对线；B 无负重的足；C 足跟在触地之后力的附骨的“解锁”

小腿的内、外旋也会导致足的旋前或旋后。小腿内旋会使足旋前，也就是外翻，足弓塌陷；小腿外旋会使足旋后，也就是内翻，足弓变高。距骨关节负责矢状面运动，而距下关节产生内翻和外翻。我们还必须将上述结构和距跟舟关节（圆形的球窝关节）及跟骰关节（滑动关节）一起考虑。正是后两个关节产生了旋后运动和旋前运动，使得中跗关节分别被闭锁和解锁。

行走时身体各部位的配合：足部的骨骼应该有能力在足跟着地时打开并调适，然后为准备蹬地而归位。足跟着地后，体重传导至前侧下肢，膝关节为了吸收冲击力而屈曲。由于身体的重心在髋关节的内侧，外侧的髋外展肌承接了上半身的体重而收缩以保持直立，这使得骨盆内收，出现骨盆倾斜，下三节腰椎会调节使这种倾斜不至于传导至头部。而且，足跟着地时，骨盆将向对侧旋转，使得骶骨和腰椎也向对侧旋转；双臂的反向摆动抵消了一部分，使得上胸廓向同侧旋转，这两种旋转力大约在第八胸椎处彼此抵消。一个人若想大步向前走，步幅要足够大，踝关节必须能够背屈，并且足趾、膝、髋和脊柱必须能够伸展。任何一处关节活动范围受损都会限制躯体的延展能力。这些关联和相互依赖的关系被称为“重要事件”——伸髋能力需要伸展足趾的能力作为支持，反之亦然，见图1-35。

行走过程中有两个“弹弓”，一个用于足蹬地离开，另一个用于髋关节屈曲。人体需要滚动每一个足部滚动器——足跟、足踝、足前掌、足趾，使其都能正常地工作，并且膝关节、髋关节、腰椎和胸椎必须能伸展。最后，头部应该较好地保持竖起状态，以促进前表线牵张和协助腿部屈曲。

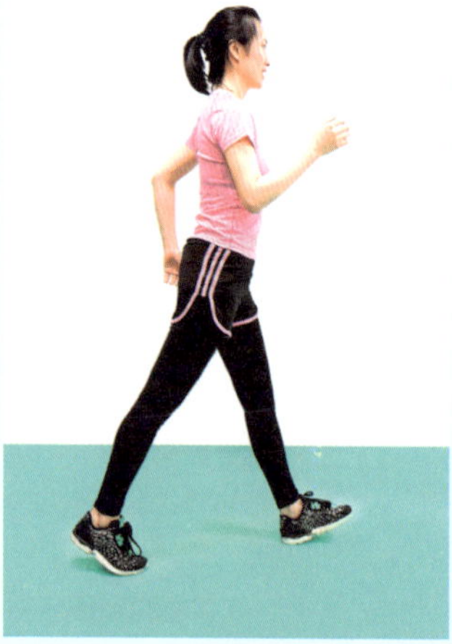
图 1-35　大步行走需要伸髋和伸展足趾的能力作支持

足跟滚动器：足跟一着地，足部开始减速，这使得跟骨做滚动动作，踝关节跖屈，至全脚掌着地，见图1-36A。

足踝滚动器：当全脚掌牢牢站在地上时，足无法移动，因此身体的冲量会迫使胫骨和腓骨以距骨关节为中心，使踝关节做背屈运动，见图1-36B。这一过程导致中跗骨关节打开，足弓略微降低，也将冲击力传导至足底筋膜下的深层组织。对侧腿摆动。胫骨和腓骨必须有能力在踝背屈时略微分离以适应距骨前侧更大的宽度。在胫骨和腓骨之间的骨间膜内，或者在胫腓关节近端处会产生限制，但这些限制通常可以用手法调整来增加关节活动度。距骨前部骨性改变也可能出现，这会导致永久性限制。当我们下蹲至足背屈极点时，可能会感觉有个“障碍物”限制了背屈，如果在后侧，通常意味着软组织问题；若在前侧，通常意味着关节问题。

足前掌滚动器：踝背屈不断增加，中跗骨关节重新闭锁，足踝后侧的组织达到活动的极限，足跟开始抬起，迫使地面接触点滚过足前掌，见图1-36C。

足趾滚动器：足跟抬起更高，最终滚过足趾头，使得跖骨和足趾蹬地产生推进力，见图1-36D。

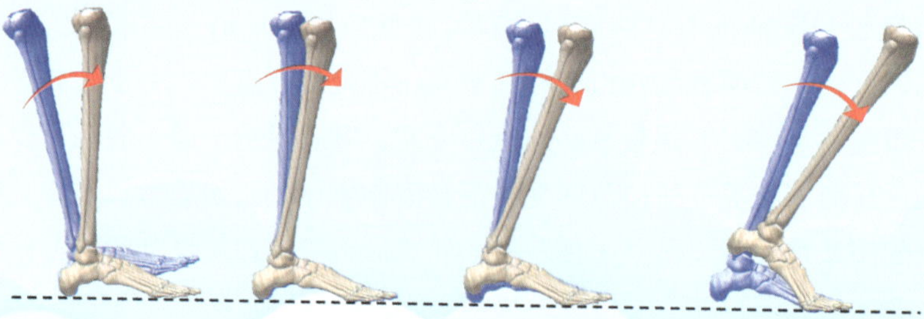

图 1-36　足部滚动器
A 足跟滚动器；B 足踝滚动器；C 足前掌滚动器；D 足趾滚动器

在蹬地之前，理想状态下，身体的重量应该从第一、二跖骨头上方经过。第一跖骨比其他跖骨更宽、更壮，显然其构造就是为了承受更大的力，但是为了实现稳定的蹬地，第一跖骨的长度需要和第二跖骨的长度相匹配。如果蹬地点在第一、二跖骨头平台处，就是最高效的。软组织的变化也可以产生不平衡，特别是足弓高且足底筋膜短的时候。功能性的（而不是结构性的）不平衡常常导致蹬地接触点落在第三至五跖骨头上，而不是第一、二跖骨头上，这导致后表线肌筋膜所产生的力量减少，身体其他部位——通常是髋屈肌——需要多做功才能代偿。

1.7 不良姿势纠正的整体观

人是作为一个整体来工作的，因此评估和调整不良姿势不能只关注局部，而应从整体出发尽可能找到问题的根源。如腰椎过伸可能源于后表链过紧造成的足跟短缩，足跟短缩还会引起的膝过伸、骨盆前移等。还要关注该问题对身体产生的结果，比如扁平足随着年龄的增长可能会逐渐引起整个身体体态的变化，如因患足的过度外翻及内旋，造成膝关节代偿性外翻及髋关节代偿性外旋等，继而可能引发膝、髋、下背等部位的疼痛和关节炎。不良姿势往往不是单一环节的问题，而是一个甚至多个运动链均出现了问题，比如膝过伸往往伴随着骨盆前倾，足外翻常常与胫骨内旋相伴，腰椎曲度过大往往与胸椎后突增加同时出现等。骶骨的位置将自动改变寰枕枢复合体以及颅骨的位置。

身体每个部位都有自己的任务，其解剖结构决定了功能，一个关节能在三个平面上都有运动的称为灵活关节，如肩关节。若主要在一个平面运动的，则称为稳定关节，如膝关节。身体的区域相互依存，灵活性、稳定性交互变换。从下至上，足弓、膝关节、骨盆和腰椎、颈椎、肩胛骨、肘关节、手部的关节为稳定关节。足弓的存在就是为了提供稳定，所以足为稳定关节。腰椎的小关节面是矢状面方向的，因此为稳定关节。只有肩胛骨保持稳定，肩盂关节才能有最大的活动范围。骨盆的稳定同样为下肢的灵活提供了基本的条件。而踝关节、髋关节、胸椎、寰枕关节、肩关节、腕关节为灵活关节，见图1-37。一个关节出现问题则其相邻关节就易出问题。如髋关节灵活性受限时，髋关节过于僵硬，不能做标准的深蹲动作，而只能通过膝外翻或腰椎过伸的方式代偿，从而易引起膝关节和腰部的损伤疼痛。

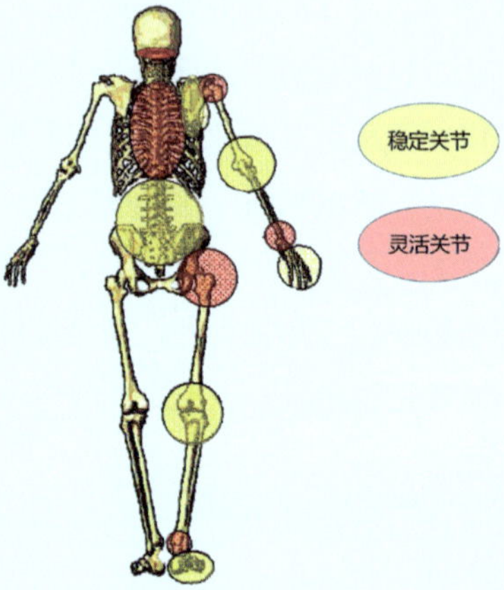

图 1-37　区域相互依存：稳定性和灵活性交互变换

每个生理过程都需要整个机体的参与。例如，呼吸运动涉及所有的肌肉，并非只有呼吸肌，消化系统的平滑肌要依照一定的模式进行运动，而循环系统也离不开各种肌肉的支持和帮助。不良姿势也不只是运动系统的问题，呼吸问题同样会影响姿势，而不良姿势也会影响呼吸。任何器官的功能障碍都会影响同阶段的肌肉和关节。鉴于肌筋膜组织的连续性，整个有机体和颅脑硬脊膜系统的拉伸和压力状态是不断变化的。静止是对某种模式的适应。

对于每一个不良姿势病例，都要考虑以下方面的原因：眼睛、平衡器官、头颅和枕寰枢复合体、颞下颌关节、脏器、脊柱或骨盆、足。如果足发生了结构性的改变，通常需要使用姿势性鞋垫来稳定足弓，从而防止由于肌肉用力过度产生的伤害性反射。下肢长度差异如果超过了3毫米就应该进行纠正，无论其原因是解剖性的还是获得性的。

观察和评价不良姿势不能仅在静态姿势下评价，还应关注其活动或者运动时的姿势变化。另外，还应该注意在活动时，尤其是挑战难度动作时的呼吸和代谢情况，如是否屏气、耸肩、出汗等。

不良姿势的纠正常需要采用多种方式，可根据实际情况进行选择，其中最常用的是运动训练和手法治疗，两者相辅相成。运动训练是从解决弱链、改善运动系统功能的角度，通过动作学习与控制，激活或放松失衡的肌肉以调整骨骼位置和调节腹内压，从根源上改变不良姿势；各种手法都能放松紧张肌肉，对姿势纠正有一定的效果，其中，筋膜手法是从筋膜链的视角，通过姿势解读来选择适当的手法，对不良姿势的纠正有即时的效果，在临床上非常实用；较严重的病例，还可以采用贴扎、支具、支架的方式；最严重的病例甚至需要手术治疗。

总之，不良姿势的评估与纠正需要有整体观。

2 下肢常见不良姿势及评价

幼儿时期很容易发生下肢姿势异常。这些姿势异常的形成，可能源于天生的缺陷、遗传因素或环境因素。怀疑有任何姿势异常时应该先进行诊断，下肢异常有可能形成长大后动作的薄弱环节，影响整体的运动功能。

我们对3018名3~6岁幼儿进行的测试发现，86.8%的儿童存在不良姿势。其中，长短腿的比例约为35.7%、骨盆前倾约为15.4%、高低肩约为31.1%、O形腿约为4.3%、X形腿约为2.1%、膝过伸约为2.8%、脊柱侧弯约为26%、扁平足约为26.6%、高弓足约为41.2%、足内翻约为29.9%、足外翻约为21.4%等。我们对同一幼儿存在不良姿势的类型数量也进行了统计，见图2-1，发现其呈现正态分布。其中，同时存在两种不良姿势的最多，约占29%；只有一种问题的约为23.3%，有三种的约为18.9%，甚至有些儿童同时存在七种问题。

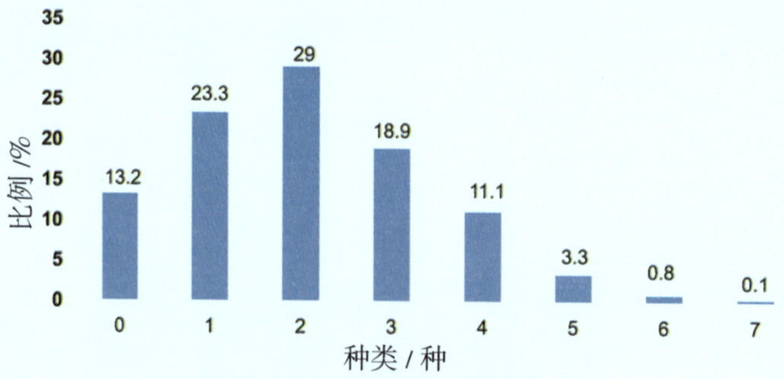

图 2-1 同一幼儿存在不良姿势的种类

2.1 扁平足和高弓足

足弓分为内、外侧纵弓和横弓。内侧纵弓较高，有较大的弹性，故又称弹性足弓，见图2-2A。扁平足和高弓足主要是内侧纵弓的高度发生了变化。新生儿没有足弓，足在不断受到压力的情况下才逐渐产生足弓，足弓的形成是在4~6岁时，因此，年龄小的儿童有扁平足是正常的。

2.1.1 简介

扁平足是指足弓低平或消失，或称为足弓塌陷，见图2-2B。扁平足合并疼痛等症状时，被称为平足症。儿童的足弓常常在4~6岁形成，大部分儿童及青少年的扁平足是先天性的。高弓足是指一类以足纵弓异常增高为主要改变的足部畸形，即使足部处于完全负重状态，纵弓高度也不可恢复，见图2-2C。高弓足是儿童颇为常见的足畸形，多为神经肌肉性疾病引起的前足固定性跖屈，从而使足纵弓增高。原因不明者称为特发性高弓足。

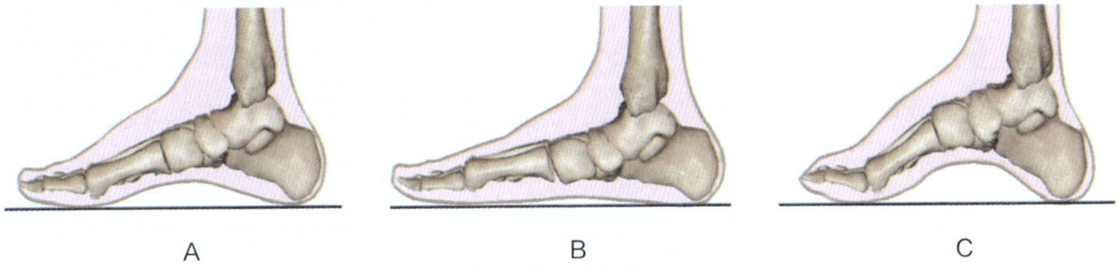

图 2-2 足的分型

A 正常足；B 扁平足；C 高弓足

典型的扁平足除了足弓塌陷，还会伴有跟骨外翻。足弓塌陷和跟骨外翻共同存在时称为外翻足（也称足旋前），此时距骨和跟骨均向内侧倾斜偏离脚的中线。这暗示作用于足部旋后动作的肌群可能较弱，包括小腿三头肌、胫骨后肌、踇长屈肌、趾长屈肌和胫骨前肌。采用足外翻站姿的个体可能会有腓骨肌较短的情况。足部内侧的压力会增加。临床中大部分旋前足的病例与扁平足有关，因此对于外翻足所引起的功能异常，会用扁平足的治疗方案加以矫正。

同样，高弓足常伴有跟骨的内翻，高弓足和跟骨内翻共同存在时也称为内翻足（也称足旋后）。与外翻足正好相反，内翻足大部分的负荷都落在足部的外缘。内翻足常见原因除了遗传、足部骨骼结构异常之外，还与足部关节的支撑韧带功能过强、帮助支持足弓的内在肌肉过于发达、距下关节活动度不足、足部使用不当等因素有关。内翻足与较弱的腓骨旋前肌群有关，包括腓骨肌、趾长伸肌、踇长伸肌。

危害：足部的骨骼和组织的对线对位情况与足的功能密切相关。扁平足和高弓足均可造成下肢的生物力学对位不良。扁平足和高弓足患者足的平衡稳定能力也会受到影响。一项针对美国海豹突击队队员的研究表明，扁平足和高弓足患者发生应力性骨折的概率是正常人的两倍。扁平足会损害身体的缓冲机制，造成难以完成某些动作。扁平足可引起疼痛及异常的步态，不过儿童的扁平足常无症状。扁平足产生的疼痛通常位于足底内侧，且于长期站立或行走后加剧，常可以出现进行性加重的现象。患足疼痛及足弓塌陷可造成跑步甚至行走的能力下降、步态异常，如外八字步态。有一部分扁平足可能合并足部骨结构异常，如垂直距骨、跗骨联合等。扁平足可以是先天的，也可以是后天造成的。高弓内翻足在解剖上存在距骨周围内侧或跖内侧半脱位、后足内翻、踝关节和距下关节的内翻力矩；内翻力对抗无力的外翻肌肉和踝关节、距下关节外侧韧带，导致踝关节不稳定；在疾病发展的进程中，由于踝关节非同心力作用，最终导致胫骨远端内侧关节面磨损及外侧副韧带牵拉松弛并最终断裂。软组织挛缩或异常使畸形进行性加重，并阻碍骨性畸形矫正以及关节力线的恢复。多数成人患者，骨骼已产生适应性改变，这些改变与软组织挛缩和负重行走相关。疾病继续发展，将导致某些关节自发融合，或因继发挛缩、受力异常而产生退行性变。

2.1.2 判断方法

扁平足和高弓足的判断方法有很多，可通过X射线摄影测量，可直接测量前后足的倾斜角度，可采用足底压力测试仪测试，最传统的是足印分析法，Feiss 线检查法也是一种简单的测量方法。

2.1.2.1 足印分析

方法：坐在凳子上，取一张白纸平铺在患者面前的地上，打湿足底（也可以用有颜色的水），双足一起踩在白纸上，缓慢地站起，然后坐下，双脚抬离白纸，进行足印分析。

判断：正常足，见图2-3A；扁平足，见图2-3B；高弓足，见图2-3C。

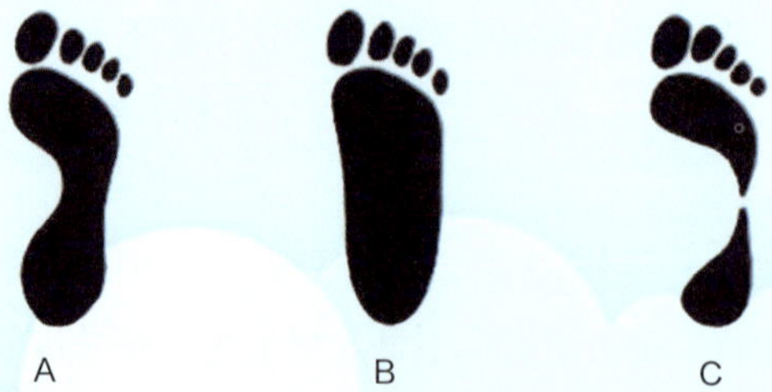

图 2-3 足印分析
A 正常足；B 扁平足；C 高弓足

分级：扁平足还可分轻、中、重度。在足印迹内侧做第一条直线，自足跟中心点至第三趾中心点做第二条直线，两线相交成角，再做角平分线为第三条直线。正常足弓的内缘应位于第二条直线的外侧，见图2-4A；轻度扁平足的足弓内缘在第三条直线外侧，见图2-4B；中度扁平足的足弓内缘在第一条直线外侧，见图2-4C；重度扁平足的足弓内缘在第一条直线的内侧，见图2-4D。

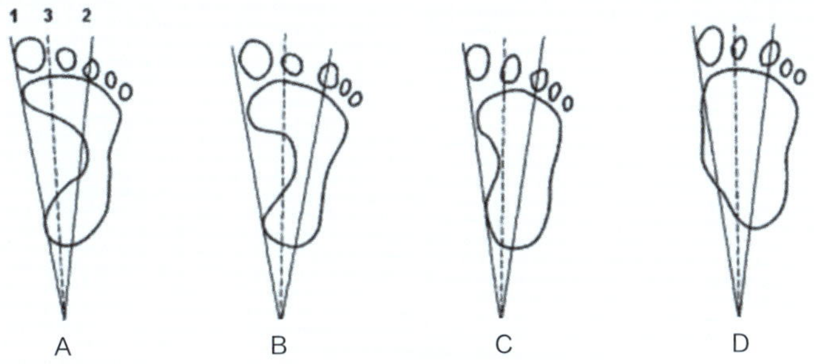

图 2-4 扁平足分级
A 正常；B 轻度；C 中度；D 重度

2.1.2.2 Feiss 线检查法

方法：患者站立，重量均匀分布在双足。检查者使用标记笔标记以下三个点：内踝的下顶点、舟状结节、第一跖骨头的内侧面，见图2-5A。其中，连接内踝的下顶点和第一跖骨头的内侧面的直线称为Feiss 线（费斯线），然后观察舟状结节是否在Feiss 线的下方。

判断：可用铅笔模拟Feiss 线走向，当舟状结节低于Feiss 线时，表明可能存在扁平足，见图2-5B。

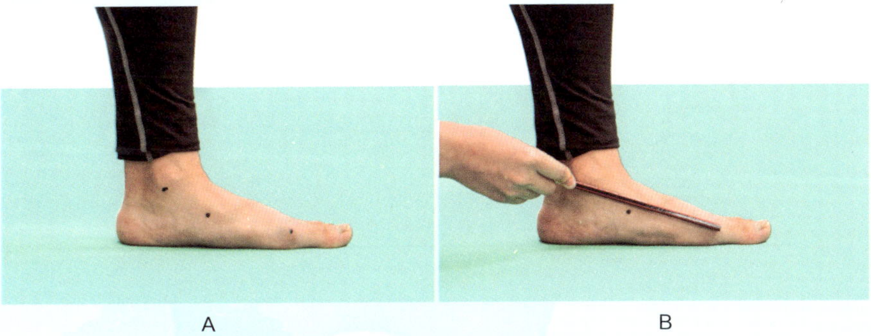

图 2-5 Feiss 线扁平足判断图示
A 标记内踝下顶点、舟状结节、第一跖骨头内侧面三个点；B 舟状结节的标记点在 Feiss 线下方

2.1.2.3 跟骨内、外翻的判断

方法：站立位后面观，观察跟腱与跟骨的位置。正常足部，跟腱与跟骨的轴线应在同一直线上，并垂直于地面，见图2-6A。

判断：若跟腱轴线和跟骨轴线的连线凸向内侧，则为跟骨外翻，见图2-6B。若跟腱轴线和跟骨轴线的连线凸向外侧，则为跟骨内翻，见图2-6C。

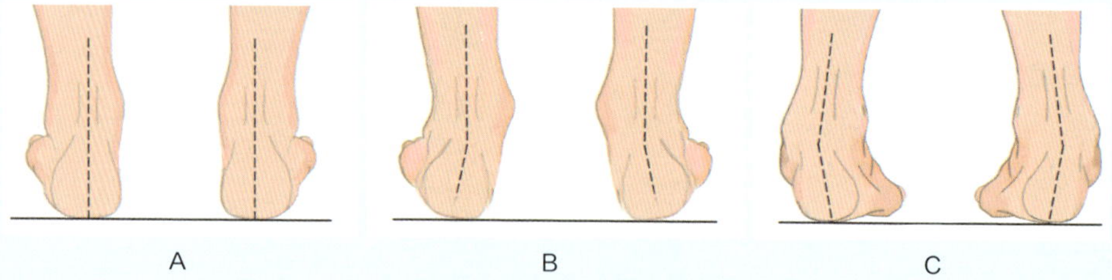

图 2-6 跟骨内、外翻的判断
A 正常足；B 跟骨外翻；C 跟骨内翻

2.1.2.4 内、外翻足的判断

方法：站立位后面观，观察跟骨内、外翻情况，并比较内、外踝的高度。正常足，跟骨无内、外翻，内踝比外踝稍高，见图2-7A。

判断：跟骨内倾，并且内踝高度比正常位置高，外踝高度则比正常位置低，为外翻足，见图2-7B。若跟骨有内翻，并且内踝高度较正常位置低，外踝高度较正常位置高，为外翻足，见图2-7B，反之则为内翻足，见图2-7C。

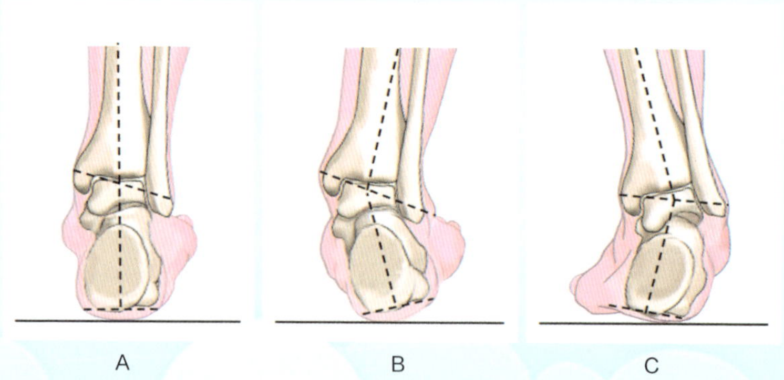

图 2-7 足内、外翻判断
A 正常足；B 外翻足；C 内翻足

2.2　内、外八字脚

八字脚只是一个症状并非疾病，多为生理性的，也有病理性的，比如脑瘫儿的内八字脚。大多数八字脚是功能性的，可能与扁平足、下肢旋转、骨盆旋转等有关，常需要在动态下进行观察。

2.2.1　简介

走路时，脚尖向内就是内八字脚，见图2-8A；脚尖过度向外就是外八字脚，见图2-8B。

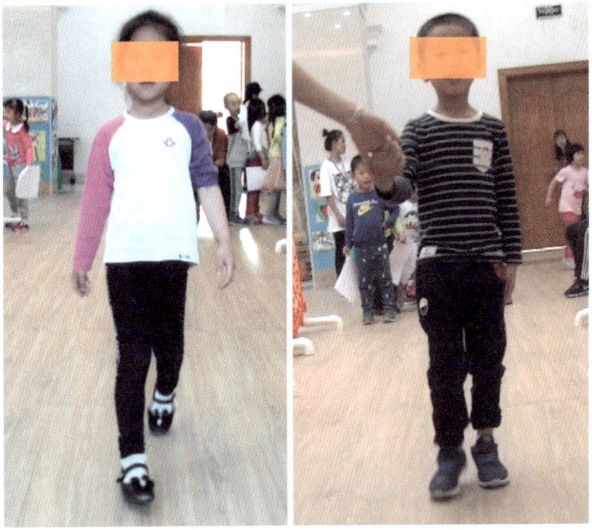

A　　　　B

图 2-8　八字脚走路的儿童

A 内八字脚；B 外八字脚

成因：八字脚的成因很多，可以是遗传，也可以是发育过程诱发。在胎儿阶段，因子宫内容量有限，大腿和小腿都会向内旋。足部也会轻微向内旋，呈内八字状态；坐姿不当可引起八字脚，如W形坐姿常使股骨内旋，引起内八字脚，而盘坐则易形成外八字脚。当婴幼儿平衡稳定性不足时，也会采用八字脚以增加冠状面上的稳定性。在儿童早期，影响髋关节功能的因素也逐渐引起步态的适应性改变并最终影响足的功能。有研究对股骨头缺血性坏死晚期的患者进行CT（计算机断层扫描）和步态分析，其中外八字步态的患者股骨头表现出前弓状畸形，而内八字患者则出现股骨头外弓状畸形。有人假设这种步态是股骨近端及骨盆为避免撞击出现代偿性旋转的结果。通过股骨头弓状畸形转至相对无异常的髋关节前外侧，能减少痛性撞击及髋关节的磨损。步态的适应性或代偿性变化提示整个下肢的生物力学有内在联系。

股骨前倾角是股骨颈中轴线与股骨内外侧髁中点连线形成的夹角。股骨前倾角会影响股骨在水平面上的位置，当髋关节处于关节共轴位时，若股骨前倾角增大，股骨内旋增加，可表现为内八字脚；反之，股骨前倾角减小，可表现为外八字脚。随着年龄的增长，股骨前倾角逐渐减小，新生儿的股骨前倾角约为40度，到青春期末约为10~15度，成年人正常角度为7~15度。股骨前倾角会影响髋关节的活动度，大于35度，髋外旋受限；小于5度，髋内旋受限。股骨前倾角与婴儿期运动功能的正常发育有关，在婴儿发育至6个月时，伴随着髂腰肌抗重力功能的成熟，同时激活腹肌、腘绳肌、臀大肌时才能减少股骨前倾角。发育至6个月时若婴儿不能实现骨盆中立位，则股骨前倾、膝外翻、骨盆前倾和颈部过伸等的风险变大。大多数人的内、外八字脚是功能性的。

在临床上，很多儿童的双侧脚是不对称的，如只有一侧脚呈内八字状，或者两侧均呈内八字状，但其中一侧更明显。外八字脚的儿童也有类似的情况。这种现象往往与左右双侧髂骨不对称的旋转有关。作者观察到，有内八字脚的儿童，大多数是右侧内八字脚更明显。相反，有外八字脚的儿童，大多数是左侧外八字脚更明显。

危害：内、外八字脚造成下肢向内或向外旋转，会造成下肢生物力线不良，使肌肉不平衡，增加韧带和骨关节的压力，从而损伤膝关节和髋关节。内、外八字脚的患者与正常人相比更易发生创伤性关节炎。如髋关节撞击综合征，其本质为股骨头球形结构和髋臼的半球结构匹配异常，从而出现髋臼前上盂唇和头颈交界处的高应力和剪切力。股骨头或头颈交界处与髋臼的异常形态会导致髋关节的对合关系异常，进而导致关节的退行性变最终出现骨性关节炎。许多膝关节伤病是不可逆的，外八字脚的儿童行走时，足尖向外，负重线移至趾内侧，可能引起扁平足，从而增加胫骨疲劳性骨膜炎的发生率，甚至造成疲劳性骨折。内、外八字脚在站立、走跑时步态难看，体态不美观。

2.2.2 判断方法

方法：最好是用足底压力测试仪器测试。也可在撒粉的地板上行走，做足印分析。

在行走中前进的方向与足的长轴所形成的夹角称为足角，单位为度，正常情况下足角约为6.75度，见图2-9。

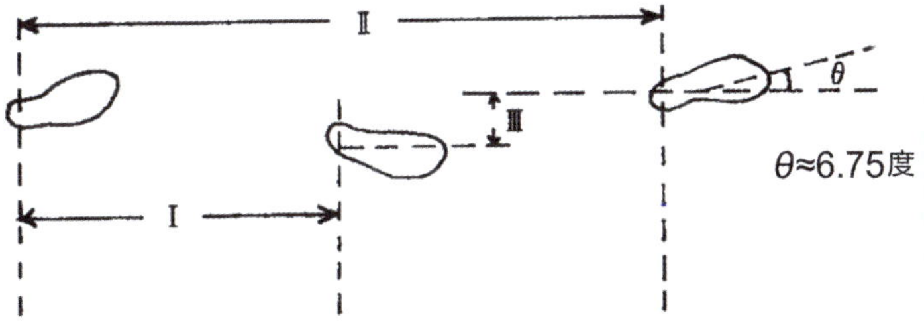

图 2-9 足角示意图

判断：足角过小，称为内八字脚，见图2-10A；足角过大，称为外八字脚，见图2-10B。

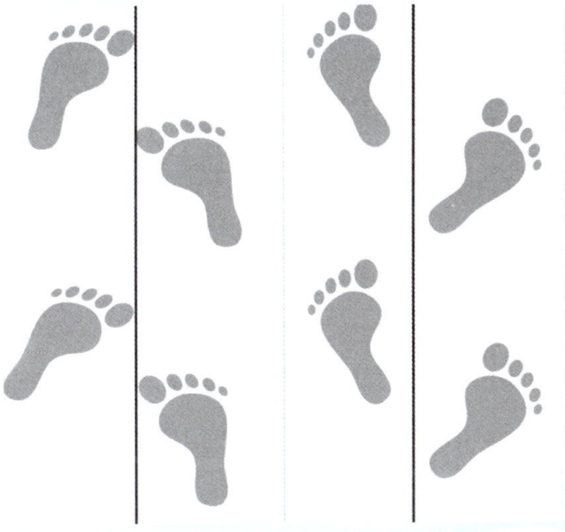

图 2-10 八字脚的足印示意图
A 内八字脚；B 外八字脚

2.3 踇外翻

在距下关节处于中立位时，正常人踇趾的伸展活动度应该达到65度。第一、二跖趾关节应彼此平衡，能够伸展40~45度，这个活动度是蹬地离开所必需的。踇外翻畸形在平时生活中较为常见，是一种复杂的解剖畸形。踇外翻时，会出现踇趾在第一跖趾关节处向外侧偏斜移位，见图2-11A，且踇趾伸展活动度受限，见图2-11B。伸展能力降低就会导致代偿，通常是冠状面上的代偿。

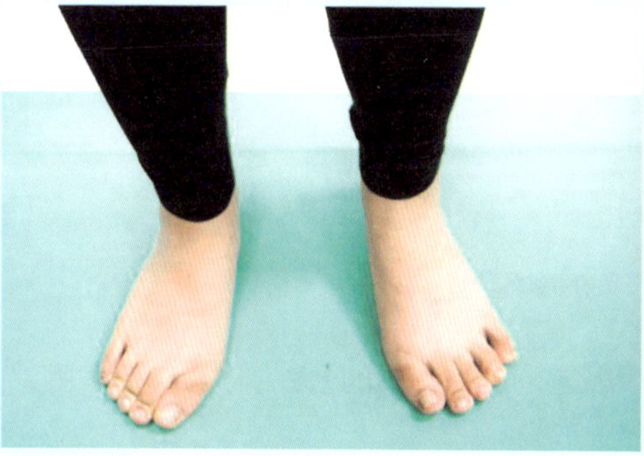

A

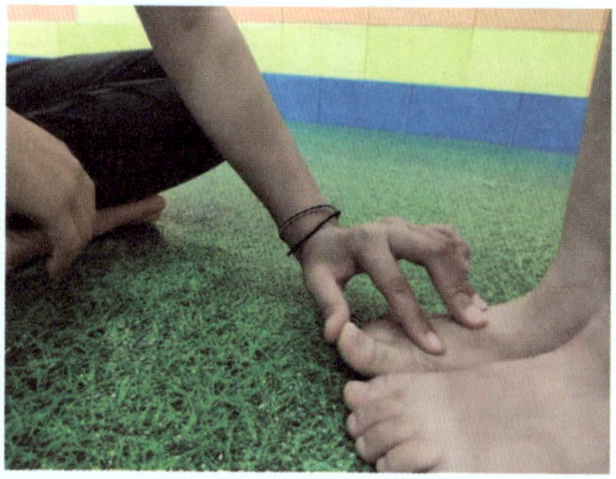

B

图2-11 踇外翻

A 正面：踇趾向外偏斜；B 侧面：踇趾背屈受限

2.3.1 简介

概念：踇外翻是指踇趾在第一跖趾关节处向外侧偏斜移位，且踇趾的伸展活动度在非负重位活动度小于45度；功能性踇外翻是指踇趾的伸展活动度在非负重位正常，而在负重位低于40~45度这个理想的状态；踇僵硬是指踇趾的伸展活动度在非负重位小于20度。

成因：造成踇外翻的原因很多。紧束前足的鞋子是首要致病因素。遗传因素在青少年患者中占比较高。扁平足；第一跖骨关系不协调，如第一跖骨头呈圆球形，第一跖骨过长或过短；胫后肌腱止点变异，部分纤维扩展到踇收肌斜头和踇展屈肌的腓侧部分，从而增加了上述两条肌肉的联合肌腱的收缩力；第一、二跖骨基底间有异常骨突等，这些因素在踇外翻发病中起一定作用。一些系统性关节病，如类风湿性关节炎也可导致踇外翻。青少年的踇外翻存在着家族性发病倾向。

危害：当跖骨伸展时，其组织内的机械性刺激感受器感觉到这个运动，并且将这个神经冲动传导至伸膝肌群以吸收重力和地面反作用力。最高效的方式是蹬地点在第一、二跖骨头平台处。蹬地点在踇趾内侧会导致踇外翻，而且由于行进时力在矢状面上没有通过第一、二足趾，会在膝部产生扭转力，导致膝外翻，从而带来韧带（尤其是内侧）和半月板（外侧）的损伤。

2.3.2 诊断方法

方法：踇外翻的诊断及严重程度分级，可通过负重位下足的X射线摄影正位片进行角度测量。最常用的测量角度是踇外翻角和第一、二跖骨间夹角。踇外翻角（Hallux Valgus Angle，以下简称HV）为第一跖骨和近节趾骨干中线之间的夹角；第一、二跖骨间的夹角（Intermetatarsal Angle，以下简称IMA）为第一、二跖骨干中线之间的夹角，见图2-12。

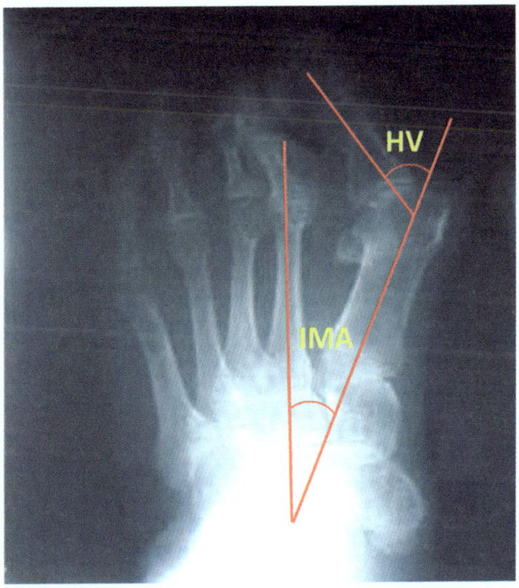

图2-12 踇外翻角度（HV）和第一、第二跖骨间角度（IMA）

标准：当HV大于15度，IMA大于9度的时候，在医学上就称为有踇外翻。

分级：踇外翻依照严重程度可分为轻微、中度、严重三个层级，每个层级的分法主要是看HV和IMA的角度。

正常：HV <15度，IMA<9度；

轻微：15度≤HV<20度，9度≤IMA<11度；

中度：20度≤HV<40度，11度≤IMA<18度；

严重：HV ≥40度，IMA ≥18度。

儿童的踇外翻一般都为轻微、中度。

小知识：摩顿足

正常人的第一跖骨比第二跖骨稍短，见图 2-13A，但如果两者的长度相差大于 8 毫米，见图 2-13B，就可以定义为摩顿足。丹特利·摩顿博士在 1928 年发表的一篇文章中使用了这一命名。

摩顿足会影响前脚掌的受力。行走时，正常人是以第一跖趾关节占主导做推进。但有摩顿足的人，由于第二跖骨比第一跖骨先着地，其会代替第一跖骨做推进，即当足向前滚动蹬地时，将只有一个接触点，而不是两个接触点，此时，第二跖骨的压力将大大增加。长此以往，会使第二跖趾关节下形成厚茧，并引发疼痛。最简单的解决办法就是鞋垫与鞋。针对短跗趾症状的鞋垫设计，多数都会把第一跖骨头的位置垫高，这种设计称为摩顿足延伸。

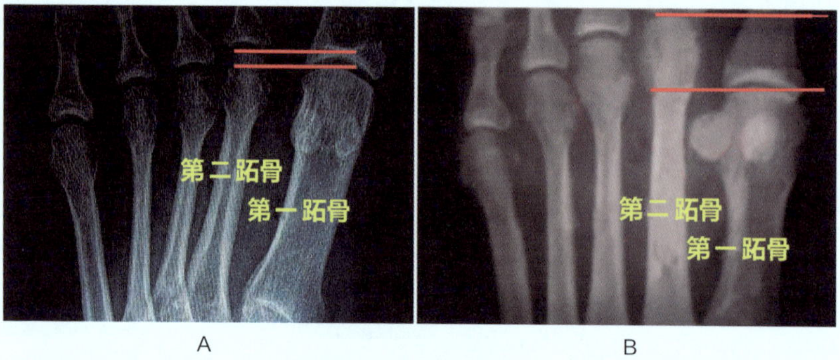

图 2-13　摩顿足示意图

A 正常足；B 摩顿足

2.4　X形腿或O形腿

研究认为，儿童出生后主要表现为O形腿，直到 1.5岁左右，儿童下肢会逐渐变直，3~4岁的幼儿通常表现为X形腿，在 6~7 岁左右腿型接近于成年人。目前有观点认为，随着正常生长发育，一般到幼儿6岁左右，O形腿、X形腿都会逐渐变成正常腿型。作者针对南宁市3000余名儿童的调查发现，随着年龄的增长，3~6岁的幼儿中有O形腿的比例是逐渐增加的，从3岁时的1.39%上升到6岁时的5.94%，而X形腿的比例在逐渐减少，从3岁时的3.13%下降到6岁时的1.29%。因此，儿童O形腿的问题应该引起重视。

2.4.1 简介

概念：X形腿，也称膝外翻，是指两下肢自然伸直或站立时，两膝（两侧股骨内侧髁）能相碰而两踝不能相碰，见图2-14A。O形腿，也称膝内翻，其特征是两下肢自然伸直或站立时，两足内踝能相碰而两膝不能靠拢，见图2-14B。膝内翻通常是足部内翻的结果。

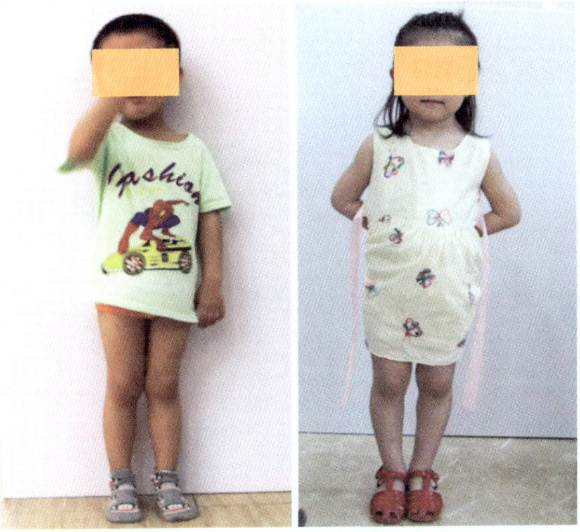

A　　　　B

图2-14　X形腿或O形腿幼儿

A X形腿；B O形腿

病因：先天遗传，在身体发育时期由于营养不良或肠道疾病等原因引起钙、磷等营养元素缺乏，长期的不良姿势或不正确的用力习惯引起支配关节肌肉的力学失衡，外伤或其他疾病都可导致X形腿或O形腿。

解剖学因素：膝内、外翻通常是结构本身造成的，但也可能是足的内、外翻造成的连锁反应。股骨解剖结构也会影响膝关节的位置，特别是股骨颈干角。股骨颈干角是股骨干纵轴线和股骨颈轴线内下方夹角，又称内倾角，图2-15中$\angle\theta$为股骨颈干角。正常值为110～140度，男性平均为132度，女性平均为127度。颈干角可以增加下肢的运动范围。婴儿时期股骨颈干角为150度，几年之后减至约120度。颈干角会影响股骨与穿越下肢的重力线之间的关系。在正常情况下，重力线直接穿过股骨头的中心，经过膝关节中心，然后到脚跟中心。而股骨颈干角的改变会造成腿部位置的变化：小于正常角度时，会导致膝外翻（X形腿）；大于正常角度时，会导致膝内翻（O形腿）。这也是婴儿在早期发育阶段会有O形腿的原因。

股骨颈干角的形成与婴儿期运动功能的正常发育有关。婴儿发育到4.5个月时，髋关节内收肌具有抗重力功能，其与外旋肌群协同激活，促使股骨颈干角形成；7.5～9个月时，髋关节外展肌和内旋肌抗重力功能的发展，加上髋关节内收肌在水平面的协同作用，使股骨颈干角变小。

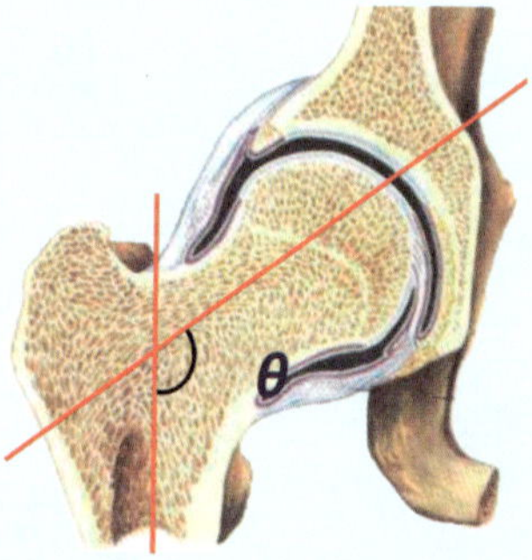

图 2-15　∠θ 为股骨颈干角

危害：X形腿、O形腿不仅影响体态美观，对人体健康也损害较大。以O形腿为例，由于膝关节内翻，胫骨表面的重量分布不均，身体重量过多集中于膝关节内侧关节面上，过度的压力和摩擦力，会导致膝关节内侧软骨面磨损，胫骨平台塌陷，容易继发骨性关节炎；膝内翻还会使膝关节外侧软组织的拉应力增加，从而引起疼痛。X形腿正好相反，是膝关节外侧股骨与胫骨之间的压应力增加，而膝关节内侧软组织的拉应力增加。

2.4.2　分度

根据膝间距，O形腿可分为四度。一度：两膝并拢无缝隙，其下方小腿内侧上方弧形凹陷 （轻度）；二度：两膝间隔1~3厘米（中度）；三度：两膝间隔5厘米（重度）；四度：两膝间隔5厘米以上（极重度）。

儿童处于生长发育过程中，膝间距会随着年龄的增长而变化。

2.5 膝过伸

膝关节位于胫骨和股骨两块人体最长骨之间，承担着身体的大部分重量，在运动中膝关节的活动角度随时都会发生改变。股骨末端为两个圆形的髁，胫骨的顶端较平，这意味着膝关节可以进行相当大范围的滑动、滚动及旋转，但这对膝关节的稳定性来说却不算完美，因为膝关节是一个稳定关节。因此，对于膝关节的稳定性，我们要关注的是韧带及肌肉的强化作用而不是骨骼。膝关节在屈曲时会发生旋转，这在很大程度上由腘绳肌自带的、功能相反的两组肌肉来控制。股二头肌的短头是膝关节的稳定肌，对于释放膝关节软组织张力非常重要，它会将腓骨小头向后方拉动，使膝关节过伸，同时小腿的外旋肌可将小腿维持在外旋的位置。膝、足、髋的力学结构与体位密切相关，如果不观察髋及骨盆的位置，想进一步评估膝关节是很难的。

2.5.1 简介

概念：膝过伸是指腿伸直时膝盖的伸展角度超出了正常的屈伸范围，胫骨的顶端相对于股骨向后滑动，使得膝关节过度向后打开。

原因：膝关节周围的肌肉、韧带等功能正常，可提供身体良好的支撑与稳定度，预防关节过度伸展。当这种支撑因软组织无力或结构问题而减弱时，会导致膝关节过度伸展。最常见的原因为：肌肉失衡；骨盆前倾，因为重心前移而使下肢的力线错误，长期水平向后压迫膝关节；先天因素，如有全身性韧带松弛症的人，膝过伸只是这种松弛症的一个表现；病理性的改变，如偏瘫、脑瘫等神经系统疾病导致的膝过伸；运动损伤，如运动或事故中的冲撞导致膝过伸，康复后膝关节的伸展活动度仍过大；专项训练造成膝关节处应力增加，如芭蕾舞舞者。

影响：膝过伸时关节会偏离正常的位置，使关节前侧的负荷过大。因为连锁反应，膝过伸会影响踝关节和骨盆的位置，并逐渐损害全身的最佳平衡状态，如引起骨盆前移、腰椎和颈椎过伸等；由于下肢力线错误，易引起的膝关节疼痛等；高强度运动中存在很大的损伤风险。

2.5.2 判断方法

大小腿长轴夹角：站立位，从侧面观察大小腿长轴之间的夹角（θ）超过了

180度，见图2-16A，呈C形。理论上，超过正常伸膝幅度5度，即可以认为是膝过伸。

大转子与外踝连线：利用垂线，一端固定在股骨大转子，沿着重力垂下，另一端固定在外踝上。正常的膝关节，垂线会从股骨大转子通过，等分胫骨直到外踝稍前方，见图2-16B。膝过伸时，大部分的小腿会位于垂线的后方，见图2-16C，而不是等分胫骨，甚至有些人整个膝关节都位于这条线的后方。

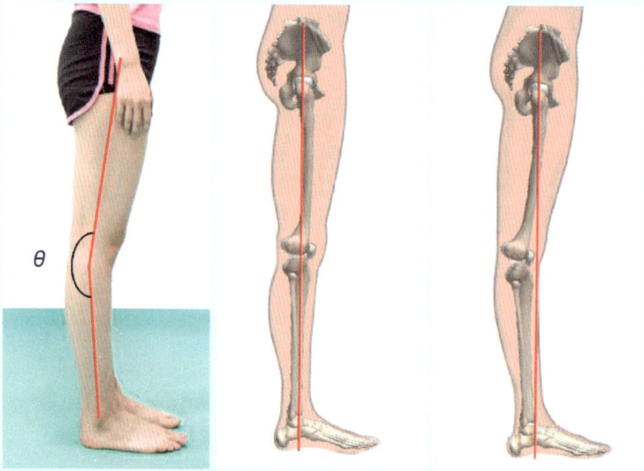

图 2-16 膝过伸判断方法

A 大、小腿长轴夹角 $\theta > 180$ 度；B 正常膝关节；C 膝过伸

小知识：全身性韧带松弛症

先天关节囊和韧带等软组织较松弛，全身的关节活动度都比较大，称为全身性韧带松弛症。目前国际最常用的诊断标准是Beighton分级评分，它是将全身九个部位的活动度作为评估部位，分别是身体屈曲活动度（包括了脊柱和髋关节的屈曲），弯腰时双手掌轻松碰到地面，见图2-17A；双肘关节过伸超过10度，见图2-17B；双膝过伸超过10度，见图2-17C；双腕屈曲时拇指能碰触到前臂，见图2-17D；双侧小指过伸与手背角度超过90度，见图2-17E，等等。每个部位有过度活动计为1分，共9分，得分超过4分的就可以诊断为全身性韧带松弛症。诊断为全身性韧带松弛症的人也不用太担心，一般情况下，如果没有合并明显的运动系统畸形和障碍，它不会对身体直接造成明显的损害，不需要特殊的治疗。但这种病会有一些潜在的危害：由于韧带较松，所以在用力时，关节容易超过正常

角度，肌肉韧带容易受伤；目前研究的结果表明，全身性韧带松弛症患者出现背痛、落枕或是关节痛的概率大于常人，老年时容易患骨性关节炎；有些人会因盆底或是腹部肌肉的支持力弱而造成内脏脱垂；在儿童身上可表现出协调性和平衡感差、扁平足等，较严重的松弛症患者会出现膝关节不稳、髌骨习惯性脱位等。

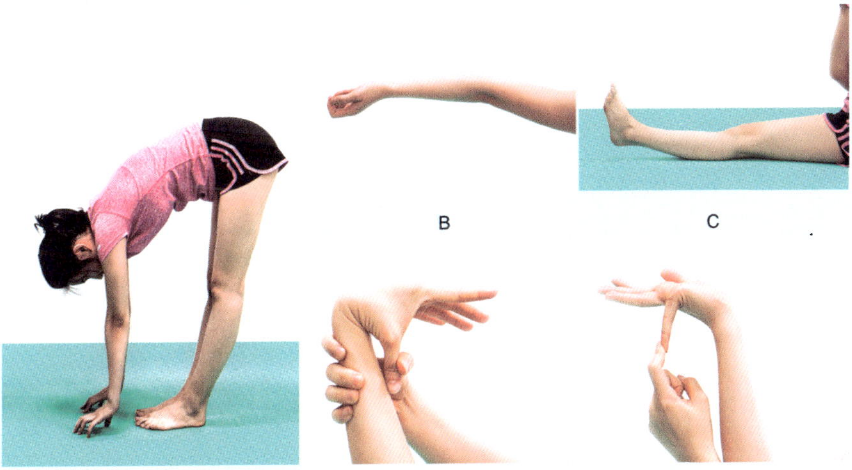

A　　B　　C　　D　　E

图 2-17　Beighton 分级评分

A 弯腰时双手掌能轻松碰到地面；B 肘关节过伸超过 10 度；C 膝过伸超过 10 度；D 拇指碰触到前臂；E 小指过伸与手背角度超过 90 度

对于这类人群，不需要减少关节活动角度，但是要加强肌肉力量，以增加关节稳定性。练习瑜伽和普拉提时，要更加注意核心区域和肩带、盆带的稳定性练习，避免关节超伸；儿童可以使用较粗的笔或是握笔器来改善拿笔的姿势，防止手指关节的变形；如有扁平足可采用康复训练改善足的旋前。并且注意采取正确的站姿、坐姿和走路姿态。如果合并有其他先天异常，导致髌骨习惯性脱位等情况，则需要手术治疗。

2.6　长短腿

长短腿，顾名思义，是指人体的双下肢长度不一致，从而产生一系列与姿势异常有关的问题。

2.6.1 简介

分类及成因：长短腿可分为结构性和功能性两大类。结构性长短腿，也称为真性长短腿，常因外伤引起，如下肢或骨盆的骨折、骨骺的损伤，也可能是成长阶段下肢出现不对称的生长现象。功能性长短腿，与肌肉失衡有关：①髂骨旋转引起的长短腿。髂骨旋转会导致下肢长度的变化，两侧髂骨不对称的旋转会导致下肢长度差异。在整个机体的躯体功能障碍得到治疗后，髂骨旋转导致的下肢位置改变，可使下肢长度改变超过1厘米。②足旋前或旋后引起的长短腿。双足的旋转也会导致腿部长度的“明显”不同，足旋后会显腿长，足旋前会显腿短。

症状：下肢长度差异大多无明显症状，即使出现症状，多数情况只有明显的差异才会被注意到，有些人是发现自己骨盆倾斜，有些人是在体检时被告知有脊柱侧弯。对于儿童来说，他们更难注意到自己存在长短腿的问题，只有在身体检查时才会被发现。当功能性的长短腿发生时，相关的肌肉和体态也已经发生了变化。一般来说，1厘米左右的长短腿患者自己不会有明显的感觉，但其实5毫米的不等长就会潜移默化地影响身体姿态、动作模式，甚至会造成疼痛；有研究表明，3毫米的不等长会使我们在跑步、打球等运动中增加地面对关节的反作用力。3~5毫米的不等长会对经常需要站立、走路的工作者，如老师、售货员等产生影响。

危害：下肢长度差异会导致骶骨底倾斜，骶骨底倾斜会导致髂骨旋转，而双侧髂骨不对称的旋转又会引起下肢长度差异，下肢长度差异会造成骨盆和脊柱的姿势性改变——骨盆倾斜及脊柱侧弯。在任何承重活动中，都需要足、腿、髋及背部的所有肌肉群共同协助以提供平衡的运动，长短腿的持续存在将会影响髋及背部在活动中保持平衡的能力，导致校准及功能的损失。通常，长短腿首先影响骨盆，接着影响腰椎，然后影响胸椎，进而影响整个脊椎，直至整个人变得“不对称”，出现脊椎相关疾病，如脊椎侧弯、腰背痛、下肢疼痛、便秘、腹泻等。

治疗策略：结构性的长短腿最好使用鞋垫来补偿下肢长度的差异。若为功能性长短腿，则可以通过手法、运动训练的方式改善。

2.6.2 判断方法

最可靠的检查方法是X射线摄影，即在站立位时对骨盆和双下肢进行X射线摄影。X射线摄影的测量误差范围为1~5毫米。

俯卧位检查法：病人穿鞋俯卧于检查床，脚伸出床沿，身体摆正并完全放松，双手置于身体两侧，掌心向上。医生用手轻轻将两足鞋底拨正，对比两侧的长度。若鞋底有磨损可从鞋帮处对比，见图2-18。

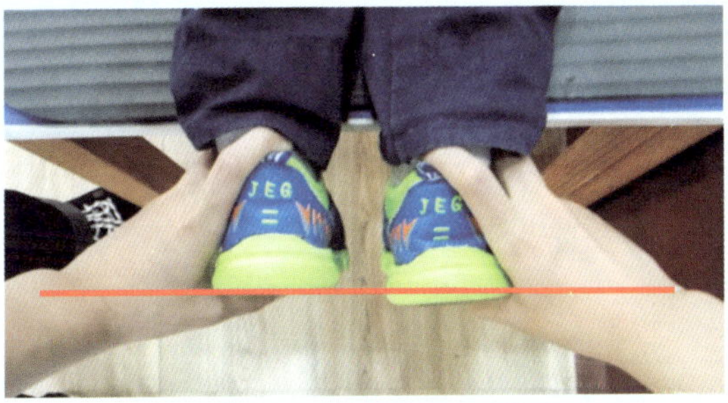

图 2-18 俯卧位下检查长短腿

下肢长度测量：仰卧位，膝伸直。用尺子从一个骨骼定点测量到另一定点，以便测出真正的腿长。可测量大转子至外踝的长度，见图2-19A，或髂前上棘至内踝的长度，见图2-19B。

站立位下肢长度对比：站立位，从后面观。对比左右两侧腘窝中点、两侧臀线和髂嵴最高点的高度，见图2-20。通过对比，了解长短腿与骨盆位置的可能关系。

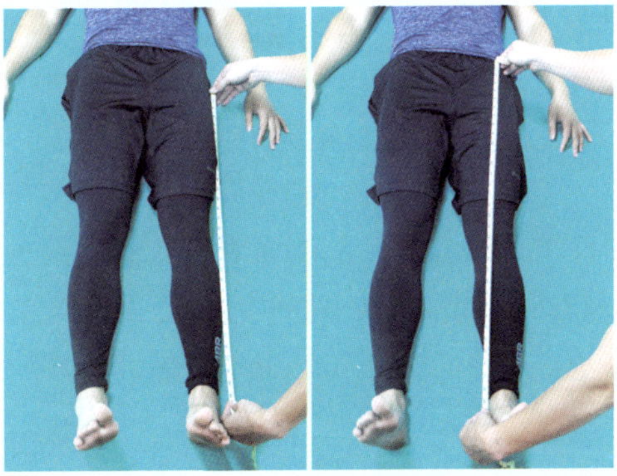

A B

图 2-19 下肢长度测量

A 大转子至外踝；B 髂前上棘至内踝

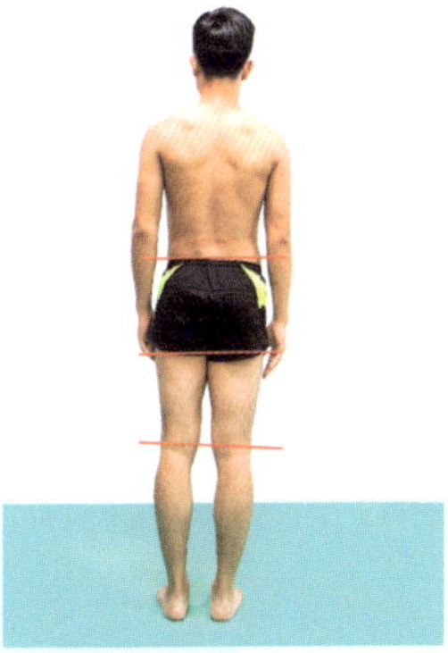

图 2-20 站立位下肢长度对比

2.7 骨盆前倾

骨盆位于身体的中心，上承脊柱下连下肢，相当于我们身体的中转站，对于人体的体态、平衡性、稳定性都起着至关重要的作用。骨盆能把上半身躯干的力量传递给骶骨，骶骨将力分散到两边的髋骨，并通过髋关节和股骨传递到下肢，在保证下肢稳定性的同时增加下肢活动度。而地面也会给人体一个反作用力，向上传递。骨盆位置不良时，向上会影响脊柱的正常生理曲线，向下会影响髋关节、膝关节及足踝的位置和功能。

2.7.1 简介

骨盆前倾是指髂骨在骶髂关节处前旋的一种状态，是常见的体态问题之一。骨盆前倾可带来特定的姿势变化，包括髋关节屈曲、腰椎前突增加、腰椎侧移、腿部旋转和膝关节过伸等，也称为骨盆交叉综合征或下交叉综合征（前文已有描述，这里不再详细说明），可表现为小腹前凸及臀部后凸，见图2-21。

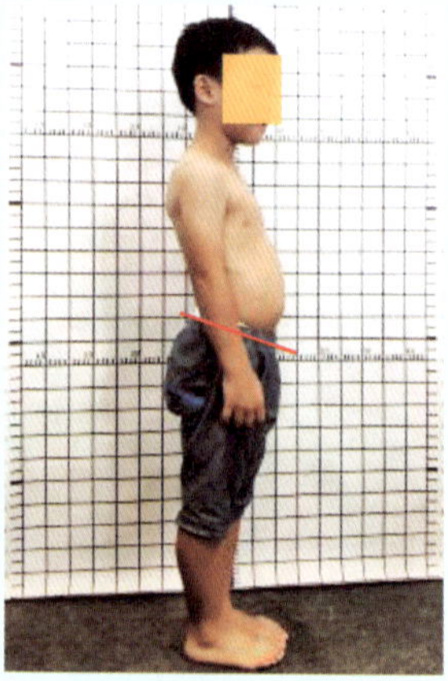

图 2-21 骨盆前倾的幼儿

骨盆前倾时会使整个脊柱的曲度增加，从而增加颈、肩、腰背的压力，易引起肩颈酸胀、腰背痛等。骨盆前倾还会给骨关节带来负担，导致关节畸变，加重内、外八字脚。

2.7.2 简单判断

髂前、后上棘连线与水平线的夹角：站立位，从侧面观，找到髂前上棘和髂后上棘，两者连线与水平线的夹角在0~15度之间，见图2-22A。男性比女性稍小。超过15度为骨盆前倾，见图2-22B；小于0度为骨盆后倾，见图2-22C。

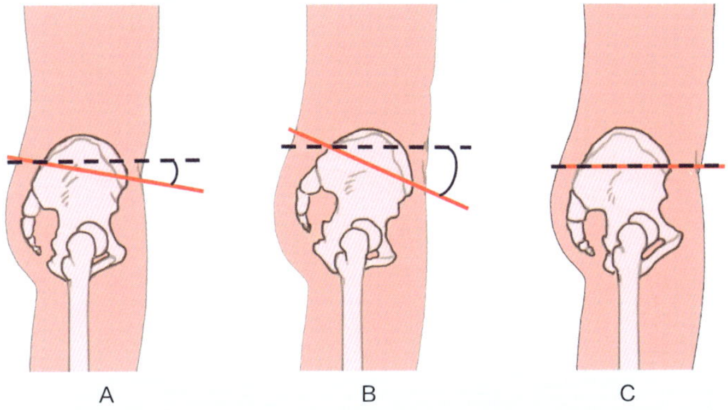

图 2-22 用髂前、后上棘连线与水平线的夹角来判断骨盆前、后倾
A 骨盆中立位；B 骨盆前倾；C 骨盆后倾

髂前上棘与耻骨联合平面对比：站立位，从侧面观察，在矢状面上，髂前上棘与耻骨联合应该在同一条垂线上，见图2-23A。若髂前上棘在耻骨联合的前方，为骨盆前倾，见图2-23B。若髂前上棘在耻骨联合的后方为骨盆后倾，见图2-23C。

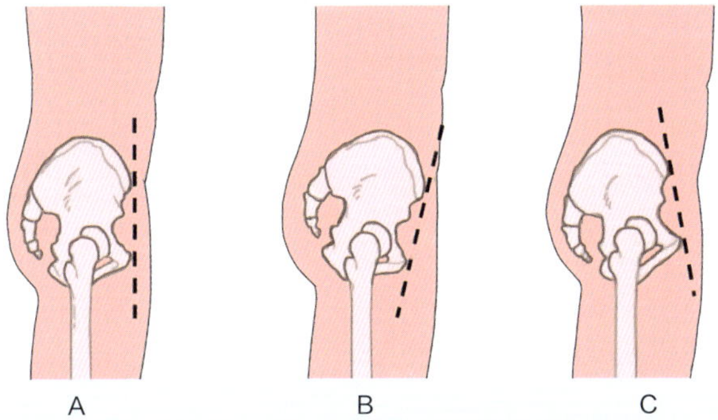

图 2-23 髂前上棘与耻骨联合平面对比判断骨盆前、后倾
A 骨盆中立位；B 骨盆前倾；C 骨盆后倾

注意：以上两种方法均为简单的判断方法，骨盆前倾是根据骨盆相对于股骨的位置来判断，但因股骨前倾引起的骨盆前移也会使测试角度增加，造成假阳性。因此在临床上，还可以通过一些测试来判断是否存在骨盆前倾。此部分内容在后文中会有介绍。

2.8 脊柱侧弯

脊柱是人体骨骼框架的中心力轴，成年人的脊柱由26节椎骨和椎骨间的椎间盘构成。脊柱是一个奇妙的生物工程学组件，被一系列肌肉支持链（肌筋膜组织）所包围，形成人体三维动态的中心平衡力轴，并能有较大的活动范围，因此也容易因肌肉失衡造成脊柱侧弯等问题。

2.8.1 简介

概念：脊柱侧弯，又称脊柱侧凸，是一种脊柱的三维畸形，包括冠状位、矢状位和轴位上的序列异常。正常人的脊柱从后面看应该是一条直线，并且躯干两侧对称；从侧面观有四个生理弯曲：颈曲、胸曲、腰曲和骶曲。如果从正面看有双肩不等高或从后面看有后背左右不平，就应怀疑有脊柱侧弯。Cobb角（取全脊柱的X射线摄影，头侧端椎上缘的垂线与尾侧端椎下缘垂线的交角，即为Cobb角）大于10度可诊断为脊柱侧弯。

症状：轻度的脊柱侧弯通常没有明显的不适，外观上也看不到明显的躯体畸形。较重的脊柱侧弯则会影响婴幼儿及青少年的生长发育，使身体变形，产生疼痛。严重者可以影响心肺功能，甚至累及脊髓，造成瘫痪。常见的有肩和骨盆的倾斜，长期不对称姿势，优势手，下肢不等长，凸侧肌肉组织紧张，凹侧组织薄弱、被牵拉。

病因与分类：根据病因可分为先天性、后天性和特发性脊柱侧弯。先天性脊柱侧弯是指椎体等结构先天异常而引起的脊柱侧弯，如出生后有三角形半椎体、蝶形椎、融合椎，胸廓畸形、肋骨发育异常等。这些异常结构使脊柱发生倾斜，导致脊柱侧弯或后凸畸形。临床较少见，多需要手术矫正。后天性脊柱侧弯是指继发于其他问题的脊柱侧弯，如神经肌肉型脊柱侧弯，包括脊髓性肌萎缩症、脑性瘫痪、家庭性自主神经异常综合征（Riley-Day综合征）等疾病引起的脊柱侧弯；除脊柱外，其他解剖性、生理性及身体其他不对称，如斜颈、骨盆不对称、长短腿、左右两侧的视觉或听觉偏差所引起的脊柱侧弯；外伤造成脊柱畸形引起的侧弯；四肢骨骼与关节的病理性改变引起的位置不对称；由软组织引起的扭转现象等。特发性脊柱侧弯是指原因不明的脊柱侧弯，但有许多不同的理论学说，多在生长发育期发生。特发性脊柱侧弯是最常见的脊柱侧弯类型，占所有脊柱侧弯的80%～90%，为结构性的脊柱侧弯，男、女发生比率约为1：7～1：8；特发性脊柱侧弯恶化风险高，要早发现、早治疗，越早越好。特发性脊柱侧弯患者的视觉垂直感知能力发生了变化，这在他们的病情发展过程中扮演着重要角色。有研究发现，24.8%的脊柱侧弯患者患有髋关节发育不良，远高于正常人群的发病率，髋关节发育不良通常被列入特发性脊柱侧弯。

根据结构是否异常分为结构性脊柱侧弯和功能性（非结构性）脊柱侧弯。功能性脊柱侧弯，也称为生理性脊柱侧弯，是指脊柱结构基本没有异常，因肌肉力量失衡引起的脊柱侧弯，如姿势性（长短腿、疼痛等引起的代偿性脊柱侧弯）、精神性（精神异常兴奋）、视觉或听觉问题引起的脊椎侧弯。多与长期不良姿势和不良生活习惯有关，如喜欢左侧卧位、爬行缺失、有斜颈等，多数可以通过保守治疗取得理想效果。结构性脊柱侧弯，也称病理性脊柱侧弯，是脊柱的初级及次级结构，即骨骼（椎骨、肋骨）、椎间盘、肌肉及韧带等的病理学改变所致。改变最大的部位是顶点和侧弯过渡处的椎体。从病原学的角度来说，研究者发现，几乎所有脊柱侧弯的患者在出生第一年的发育情况都不太理想。沃伊塔（Vojta）认为，脊柱侧弯会阻碍大脑中的交互模式，先天性脊柱侧弯会造成肌肉系统的功能紊乱。脊柱侧弯的患者对侧模式发育异常，他们不能很好地应用对侧模式，因此需要多训练对侧模式；还会出现病理性爬行，如爬行时矢状面稳定性不好、时序不对、有同侧爬行现象等。另外，还可以根据年龄、侧弯位置、Cobb角角度、弯曲度和形状对脊柱侧弯进行分类。

病情恶化的风险：小于30度的侧弯，即使在成熟期发生，仍然有可能恶化；30～50度的侧弯，在患者一生之中，平均可能会恶化10～15度；50～70度的侧弯，每年大约稳定增长1度；大于90度的侧弯，会影响心肺功能；腰椎与胸腰椎的侧弯由于缺乏肋骨的稳定作用，会有更大的恶化可能。

恶化的危险因素：年龄（患者越小，脊柱侧弯恶化概率越大）；性别（女性比男性更易恶化）；初级曲线的位置；曲线代偿失调；软组织的质量；基因因素；小脑信号变弱（轮替运动障碍，关联性动作模式）等。具有以上风险因素的脊柱侧弯患者，90%有恶化倾向。

特征：学者对次生曲线进行研究发现，不同疾病的患者脊柱侧弯的形状却很相似，如脊髓性肌萎缩症、脑性瘫痪和特发性脊柱侧弯等疾病，若为S形侧弯，在额状面上，大多数患者是胸椎向右侧凸、腰椎向左侧凸，在水平面上，胸椎向凸的一侧旋转，即向右侧凸，就向右侧旋转，反之亦然；腰椎的旋转方向取决于腰椎的状态，当腰椎处于过伸位时，其旋转向凸的一侧，即向左侧凸就向左旋转；当腰椎处于屈曲状态时，则向凹的一侧旋转，即向左侧凸就向右旋转。

2.8.2 判断方法

最常用的检查方法是弯腰试验。确诊要通过全脊柱的X射线摄影，如果正位X射线摄影显示脊柱有大于10度的侧方弯曲，即可诊断为脊柱侧凸。

弯腰测试：让儿童站直，手心并拢，同时向前低头、弯腰。先让儿童将两手放在大约与膝关节平齐的高度，观察两侧背部的高度，隆起的一侧为脊柱侧弯的方向。如右侧背部比左侧高，则为胸椎右侧凸，见图2-24。可让其再继续弯腰至可以观察两侧腰椎，若一侧隆起则说明腰椎侧凸向这一侧。

注意，双手一定要对准两脚中间位置，不能有偏歪，否则可能出现假阳性；若因灵活性问题无法弯腰到能观察两侧腰部的角度，则可以让其微屈膝后再弯腰。

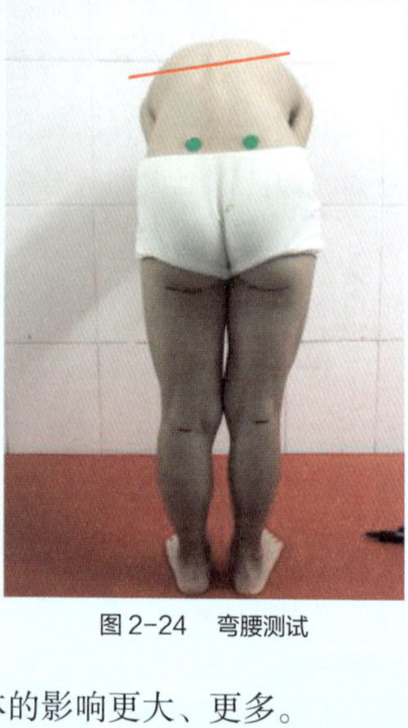

图2-24　弯腰测试

体态测评：当出现脊柱侧弯时，要做体态测评。从侧面观察腰椎曲度、胸椎曲度及是否有头前伸，观察胸廓和骨盆的位置及两者对位情况，了解脊柱矢状面的稳定性，见图2-25A；从正面观察是否有骨盆、双肩高低不平，胸廓不对称，面部不对称，见图2-25B。这些体征可能都预示存在脊柱侧弯。从背面观察脊柱侧弯及身体两侧不对称的情况，还可以用垂线来判断脊柱侧弯是代偿性还是非代偿性。可从枕骨中点画一条垂线至双足间，或直接用铅垂线来测量，见图2-25C。垂线位于两足的中间，则为代偿性脊柱侧弯，若偏向一侧则为非代偿性脊柱侧弯，说明这一侧的侧弯对身体的影响更大、更多。

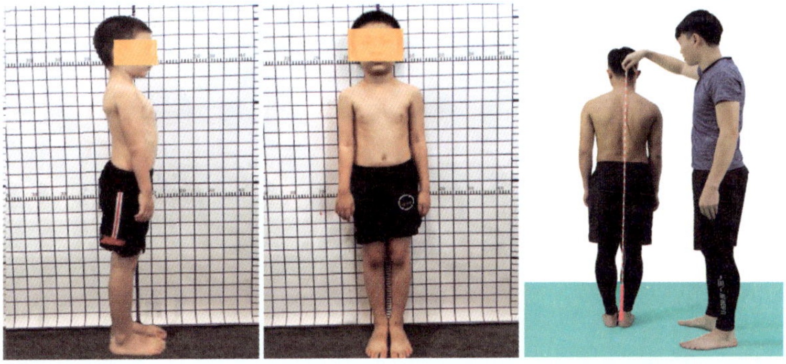

A　　B　　C

图 2-25　体态测评

A 侧面观；B 正面观；C 背面观（垂线法）

Cobb角法：脊柱侧弯最终要通过X射线摄影进行确诊，并评价其严重程度。其中Cobb角法是最常使用的方法。Cobb角见图2-26。若端椎上、下缘不清，可取其椎弓根上、下缘的连线，其连线垂线的交角即为Cobb角。

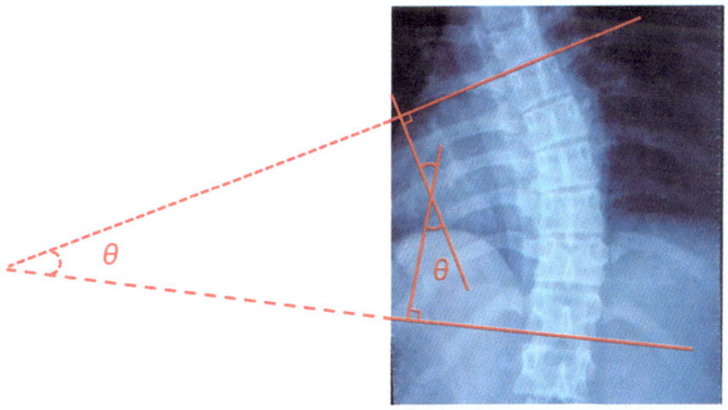

图 2-26　Cobb 角

侧屈测试：用于结构性、功能性脊柱侧弯的简单判断。受试者自然站立，双臂自然垂于身体两侧，见图2-27A；身体先向左侧侧屈，见图2-27B；再向右侧侧屈，见图2-27C。检查过程中密切观察脊柱曲度的变化情况。在做侧屈时，注意躯干不要伴有旋转或屈伸的动作。当向脊柱凸起的一侧做侧屈时，若脊柱侧弯的节段能够打开，则为功能性脊柱侧弯，若不能打开，则为结构性脊柱侧弯。例如，受试者腰椎向左侧凸（大多数情况下是如此），当身体向左侧屈时，若观察到向左侧凸的脊柱曲度变小或消失，即说明腰椎的侧弯为功能性侧弯；受试者胸椎向右侧凸（大多数情况下是如此），身体向右侧侧屈时，若观察到向右侧凸的脊椎曲度没有明显变化，弧度仍然存在，则说明胸椎的侧弯为结构性侧弯。

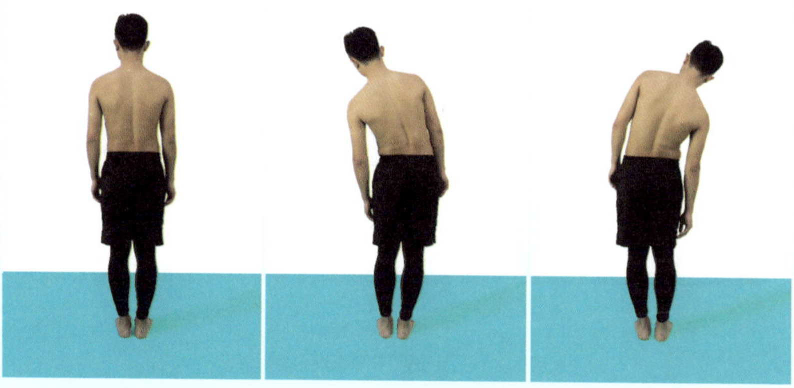

图 2-27　侧屈测试

A 自然站立；B 左侧侧屈；C 右侧侧屈

3 生活习惯调查

姿态与生活习惯密切相关。长期偏坐可能会造成躯干两侧的肌肉不平衡，对于有下肢姿势异常的儿童要观察平时坐、卧的习惯，如有髋内旋、内八字脚、膝内扣等问题的儿童是否有W形坐姿，有髋外旋的儿童是否有盘坐习惯，脊柱侧弯者是否喜欢头偏向一侧趴着睡等；呼吸问题和爬行不足也可能引起不良姿势；易跌倒或易损伤等可能是不良姿势带来的影响。因此，通过观察日常生活，填写儿童生活习惯调查问卷，找到可能造成不良姿势的原因并加以改善，对于儿童不良姿势的纠正有很重要的作用。

儿童生活习惯调查问卷

◆ 常用坐地姿势为以下哪种？

A.盘坐　　B.W形坐姿　　C.跪坐　　D.偏坐　　E.其他（请拍照）

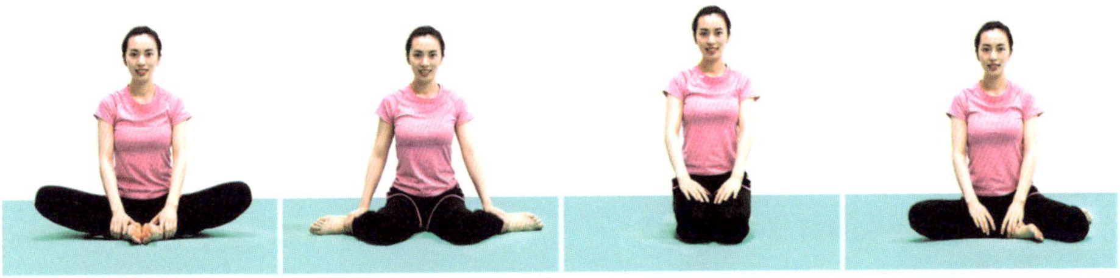

A　　B　　C　　D

图3-1 坐姿

A. 盘坐；B. W形坐姿；C. 跪坐；D. 偏坐

以上坐姿每天持续时间___________（小时）。

◆ 常用坐凳姿势为以下哪种？

A.坐得很正　　B.歪着坐　　C.弓着背坐

每天持续时间___________（小时）。

◆ 常采用以下哪种卧位？

A.左侧卧位　　B.右侧卧位　　C.仰卧位

D.趴着睡，脸总喜欢朝向特定的一边　　E.无规律　　F.没注意

◆ 常采用以下哪种呼吸方式？

A.用鼻子呼吸　　B.用嘴呼吸　　C.没注意

◆ 睡眠时是否有打呼噜的现象？

A. 有　　B.无

◆ 是否患有鼻炎？

A. 有　　B.无

◆ 活动或运动的频率是怎样的？

A.每周运动超过3次　　B.每周运动1~2次

C.每个月运动2~3次　　D.无运动习惯

◆ 每次活动或运动的时间是___________。

A. ≥1小时　　B.30分钟~1小时　　C.不到30分钟

◆ 最常从事的活动或运动是___________。

A.玩耍　　B.跑步　　C.球类　　D.游泳　　E.其他

◆ 儿童是否说过自己的身体某些部位出现过疼痛？

A. 有（疼痛部位：___________）　　B.无　　C.没注意

◆ 是否易跌倒或摔跤？

A.是　　B.无　　C.其他

◆ 婴儿期每天爬行情况？

A.很少爬行　　B.偶尔爬行　　C.爬行较多　　D.经常爬行　　E.没注意

◆ 从开始爬行到会走路，大约有___________个月的爬行时间。

4 平衡稳定能力评估

幼儿较少有关节灵活性问题，对他们来说稳定性是首先要发展的能力。平衡稳定能力弱与不良姿势关系密切，只有在良好的平衡稳定状态下才不容易出现代偿姿势。本部分选了8个能反映身体平衡稳定和动作控制能力的指标，分别用来评估身体不同部位和不同姿势下的稳定性。

4.1 单足站立

意义：为了行走，我们必须有能力单足站立，这取决于我们有能力保持身体重心和地面的接触面成一直线。单足站立分为睁眼单足站立和闭眼单足站立。对于大于（等于）12岁的未成年人，建议测试闭眼单足站立。

方法：双足并拢站立，然后抬起一只脚到屈膝屈髋90度，支撑腿一定要伸直，见图4-1。换腿，做另一侧的测试。

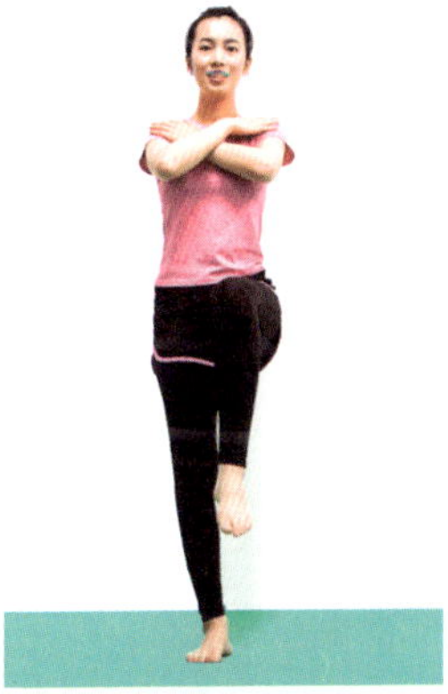

图 4-1 单足站立

要点：①记录维持时间，计时10秒；②观察重心位置是在外足还是内足；③观察足晃动的情况；④观察骨盆与躯干的倾斜情况；⑤对脊柱侧弯者来说，还应观察单腿站立时脊柱曲度的变化。

阳性（+）：不足10秒、晃动过大、骨盆与躯干有倾斜。

4.2 身体前倾（Vele 前倾）测试

意义：评估足部横弓的稳定性与前倾时矢状面的稳定性。前倾需要在稳定的前提下才能做好。跑步需要身体前倾，跌倒时也会前倾。足与腹肌有联系，前倾动作可以激活腹肌，因此身体前倾既可以用于测试，也可以用于训练。

方法：赤脚站在地上，双脚与肩同宽。身体前倾至足趾开始抓地，足跟不要离开地面，身体成一直线，见图4-2。

标准： 身体前倾时所有足趾均要有抓地的感觉，尤其是内侧三个足趾。把手放到腹肌的位置能感到在足趾抓地时腹肌会变硬。

阳性（+）： 无法做到足跟前倾（即前倾时只有足跟离开地面才能保持身体成一条直线），或者前倾时身体无法保持一条直线；动作延迟、不能控制及不对称；足底不能很好地抓地，腹肌无法激活。

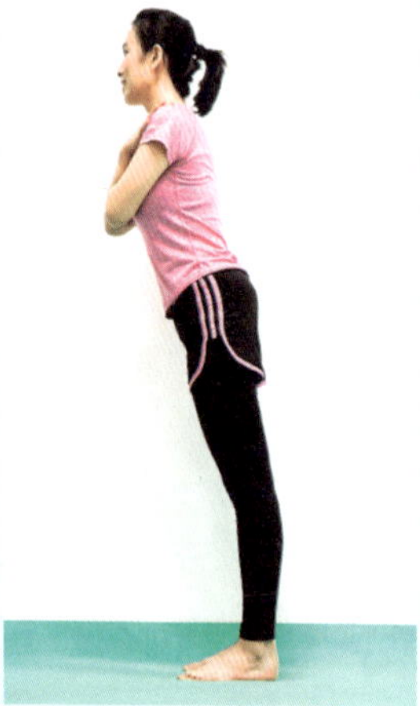

图 4-2 身体前倾

4.3 动态平衡测试

意义： 屈膝下蹲可以测评膝关节的平衡稳定性、股四头肌肌力，可以显示股四头肌主导的常见代偿性功能障碍，而另一侧足的移动可以测试下肢的动态平衡稳定性。这个测试结果不佳与跌倒高度相关。

方法： 单足站立，屈膝，另一侧腿依次向四个方向伸腿，尽量向远处伸，同时要保持身体稳定，动作过程中不能用脚点地。伸腿的方向依次是向前，见图4-3A；向后，见图4-3B；向左后，见图4-3C；向右后，见图4-3D。换腿，做另一侧的测试。

标准： 在身体保持平衡稳定的基础上完成动作，下蹲时无膝关节外翻，屈膝时膝盖不能超过脚尖。

阳性（+）： 无法保持平衡完成任务；下蹲时以屈肘为主，屈髋较少且膝盖超过脚尖；下蹲时出现膝外翻。

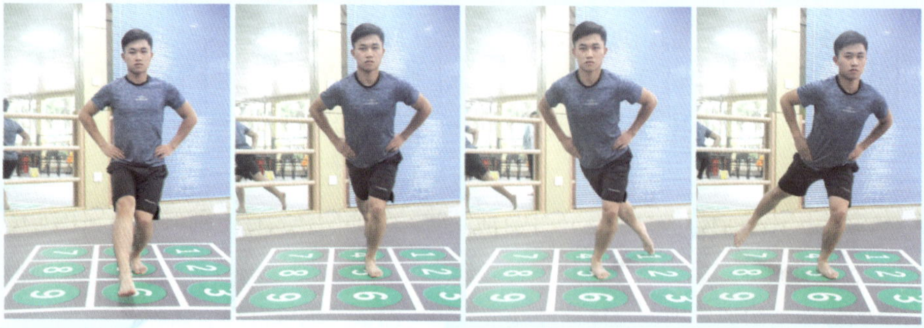

A B C D

图 4-3 动态平衡测试

4.4 窄距单膝跪地

意义： 测试髋及脊柱的稳定性。

方法： 呈单膝跪地姿势，前腿屈髋、屈膝各90度，后腿屈膝90度，髋关节中立位。跪地侧膝和双足在同一直线上，后面的足放平，伸直双臂，双手掌心相碰。正面观见图4-4A，侧面观见图4-4B。换腿，做另一侧的测试。

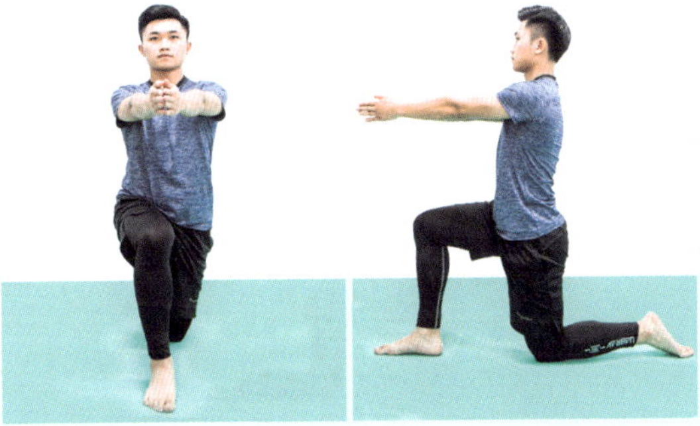
A B

图 4-4 窄距单膝跪位

A 正位片；B 侧位片

标准： 在3秒内掌握平衡，然后维持直立姿势超过3秒，身体无明显晃动。

阳性（+）： 无法达到标准。

4.5 单腿臀桥

意义： 这是一个简单的筛选测试。用于评价背链功能与横向稳定度，尤其是骨盆抗旋转的能力。

方法： 仰卧位，起始位为屈膝屈髋，双脚与肩同宽，脚尖朝上，抬起臀部做臀桥，稳定后抬起一只脚，见图4-5。换腿，做另一侧的测试。

标准： ①做臀桥时，髋能达到中立位；②抬腿时不能出现髋的移位和旋转，保持3秒。

阳性（+）： 无法达到标准。

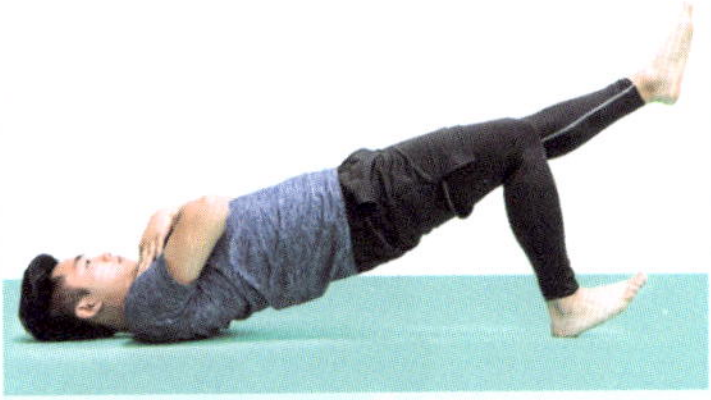

图 4-5 单腿臀桥

4.6 四点撑地对角起

意义： 测试脊柱或核心区域的稳定性。

方法： 四点撑地，手臂和大腿与躯干成90度，见图4-6A。让受试者伸展对侧手和足并保持3秒，见图4-6B。做另一侧的测试。

标准：在保持脊柱中立位、肩胛骨和骨盆稳定性的前提下，每侧能够保持平衡3秒，且没有旋转、侧移或过度用力。

阳性（+）：无法达到标准。

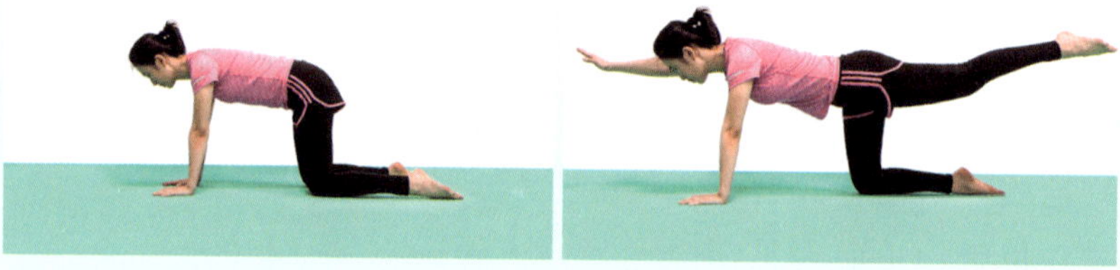

A　　　　B

图 4-6　四点撑地对侧伸展

A 起始位；B 对侧伸展

4.7　侧桥

意义：测试身体侧链的控制能力，根据麦吉尔（Mcgill）的研究结果，双侧差异大于5%提示存在身体侧链控制能力的不平衡。

方法：右侧侧卧位，先将身体摆正，左手放在髂骨上，见图4-7A。以右侧前臂和足为支撑点，抬起骨盆做侧桥，保持身体中立位，见图4-7B。做另一侧的测试。

标准：在保持脊柱中立位，肩胛骨和骨盆稳定性的前提下，能维持侧桥姿势20秒，无明显晃动。

阳性（+）：无法达到标准。

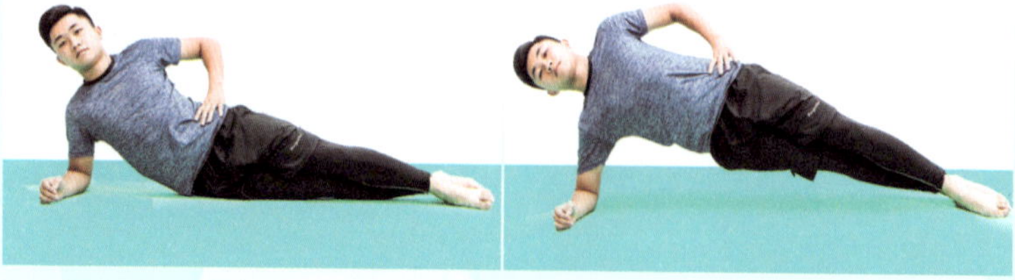

A　　　　B

图 4-7　侧桥

A 起始位；B 左侧侧桥

4.8　坐起测试

意义： 测试在交叉腿情况下，能否坐下和站起。

方法： 站立位，见图4-8A；双脚交叉，见图4-8B；向下坐，见图4-8C；盘腿坐下，见图4-8D；交叉腿发力站起，见图4-8E；回到站立位，见图4-8F。

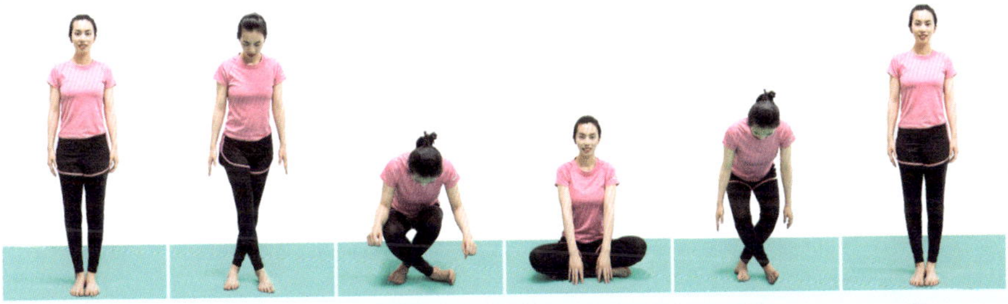

A　B　C　D　E　F

图 4-8　坐起测试

A 站立位；B 双脚交叉；C 向下坐；D 盘腿坐下；E 交叉腿站起；F 回到站立位

标准： 双侧测试（左、右腿分别在前），能坐下得5分，能站起得5分。手掌碰地，见图4-9A；膝碰地，见图4-9B；手肘碰地，见图4-9C；手掌碰到膝，见图4-9D；大腿外侧碰地，见图4-9E，均失去1分。

阳性（+）： 小于10分。

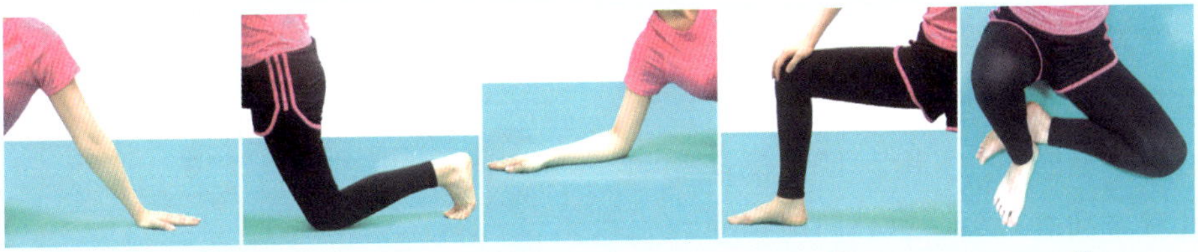

A　B　C　D　E

图 4-9　坐起测试失分动作

A 手掌碰地；B 膝碰地；C 手肘碰地；D 手掌碰到膝；E 大腿外侧碰地

5 结构与功能评估

本部分按部位介绍关节结构与功能的评估与检查，这里的结构不是指骨骼的形状，而是指骨骼相对位置发生变化使得关节对位对线不良，从而影响关节的功能。如跟骨短缩，是因后表链过紧，使得跟骨向前移，而非跟骨本身变短。

5.1 足踝

当单足站立阳性时，我们不要急着做站立位的平衡训练，而是先要检查和评估足踝的结构与功能，看是否有影响足部平衡稳定的因素存在。扁平足、高弓足、跟骨短缩会影响平衡稳定性；足旋前、旋后功能不好时，也会影响平衡稳定性。

5.1.1 旋前测试

意义： 对于有足内翻的人来说，比结构更重要的是足是否有外翻的功能，而旋前测试就是检查足外翻功能的一种测试方法。

方法： 两脚前后分开站立，需要测试的脚放在前面，脚尖朝前，身体重心在后侧脚，见图5-1A，然后身体重心转移至前脚，见图5-1B。反复几次，动态观察。重心向前移动时，身体不要旋转。换腿，做另一侧的测试。

标准： 在重心移动至前脚时，感到前脚足弓塌陷，胫骨、腓骨内旋，跟骨向内倾，第一趾骨被牵拉。

阳性（+）： 未能观察到标准情况下应有的关节活动。

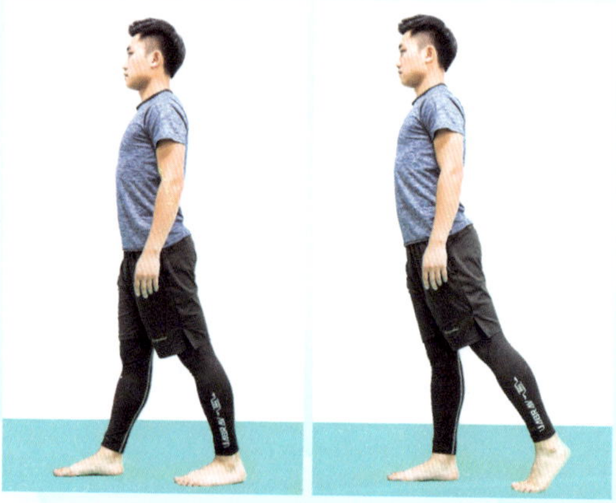

A B

图 5-1 旋前测试

A 起始位；B 重心向前侧腿转移

5.1.2 旋后测试

意义：对于有足外翻的人来说，比结构更重要的是足是否有内翻的功能，而旋后测试就是足内翻功能的一种测试方法。

方法：站立位，需要测试的脚放在后面。后面的脚朝前，前面的脚呈内八字状置于后脚的脚尖前方，见图5-2A，然后向后侧脚的方向转身，见图5-2B。反复几次，动态观察。这个动作是骨盆旋转带动的足内翻。换腿，做另一侧的测试。

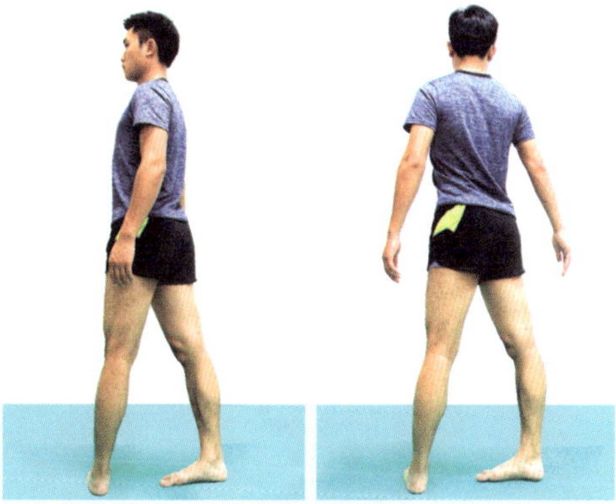

A　　　　B

图 5-2　旋后测试

A 起始位；B 向后侧腿方向转身

标准：向后侧腿方向转身时，感到后侧脚的足弓隆起（足旋后），胫骨、腓骨外旋，跟骨向外倾。

阳性（+）：未能观察到标准情况下应有的关节活动。

5.1.3 提踵测试

意义：步行的最后一个阶段是足蹬地，这对于提踵的能力是有要求的。

方法：单足站立，脚尖朝前，提踵，见图5-3。换腿，做另一侧的测试。

要点：记录踮脚尖的高度、个数，做双侧对比。

阳性（+）：无法单足踮脚尖10个。高度不够。

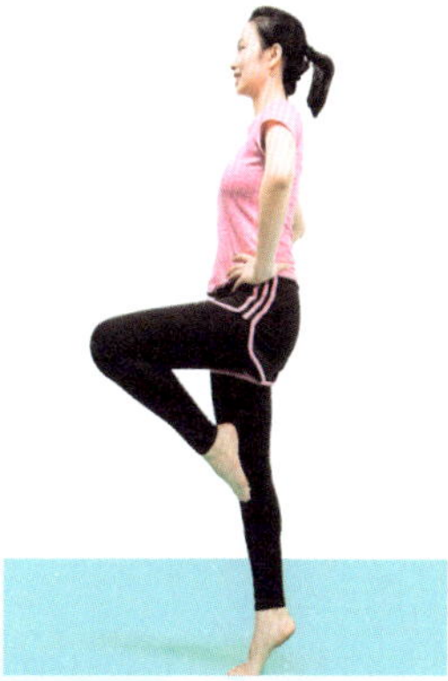

图 5-3　提踵测试

5.1.4 踝背屈测试

意义：测试踝关节灵活性。踝关节灵活性不足可能成为完成动作模式的障碍，踝关节疼痛或功能受限可能对下肢运动控制有不利影响。足够的灵活性且没有疼痛是运动控制正常的前提。

方法：双脚一前一后紧贴站立，脚尖均朝前。受试者屈膝，后腿的膝盖尽量向脚尖方向移动，脚跟始终贴紧地面，观察后腿的膝盖前缘到地面的垂直线是否超过前脚内踝的前缘，见图5-4。测试过程中可扶杆以保持身体平衡。可重复三次，记录超过前缘的距离。换腿，做另一侧的测试，双侧对比。

标准：超过内踝前缘，且无疼痛，见图5-4A。

阳性（+）：未达到标准。较差，在内踝上方，见图5-4B；极差，未达到内踝后缘，见图5-4C。

额外考虑因素：疼痛，若筛查过程中有疼痛，不要继续进行筛查，应交由专业医务人员处理；牵拉感，若有牵拉感，且通过软组织技术或牵拉技术无法解决，需要交由专业医务人员进一步评估。

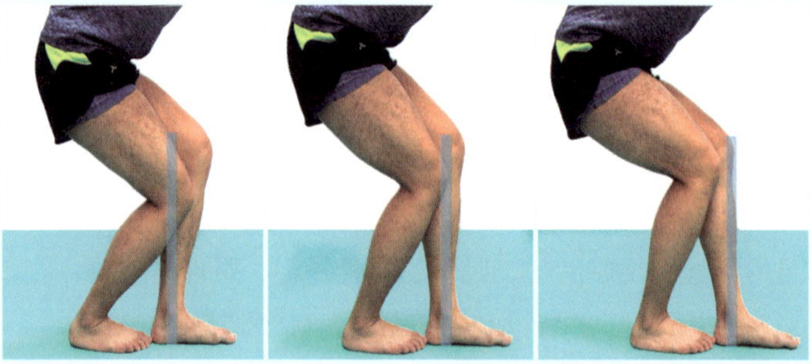

A B C

图 5-4 踝背屈测试

A 达标，超过内踝前缘；B 较差，在内踝上方；C 极差，未达到内踝后缘

5.1.5 跟骨短缩测试

意义：跟骨短缩往往预示着后表线过紧，会造成平衡稳定性下降。

方法：站立位，侧位。在外踝中点垂直向下画一条线，测试其与足跟的距离。换腿，做另一侧的测试。

标准：外踝中点至第五跖骨远端和外踝中点至足跟的距离比约为3∶1，见图5-5A。

阳性（+）：大于标准比例说明有跟骨短缩。外踝至第五跖骨远端的距离和外踝至足跟的距离比约为4∶1，见图5-5B。

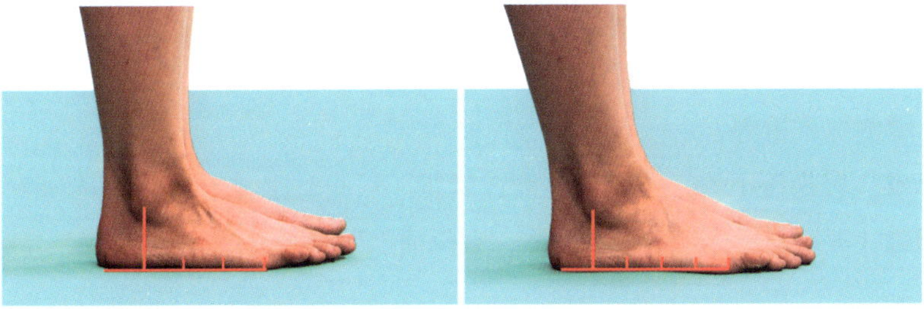

A　　　　　　　　　　B

图 5-5　跟骨短缩
A 正常；B 短缩

5.1.6　踇背屈灵活性测试

意义：踇外翻使踇趾的伸展能力降低，这会影响蹬地离开的动作，使其出现代偿，造成动力链上其他部位压力增加。

方法：负重位，即两脚与肩同宽，脚尖朝前站立，微蹲位，医生用手轻抬起踇趾，见图5-6A；非负重位，即坐位，两脚轻放在地面上，医生用手轻抬起踇趾，见图5-6B。也可以在卧位下检查。

标准：无论是非负重位还是负重位，均可轻松将踇趾抬离地面超过45度。

阳性（+）：踇趾抬离地面的角度小于45度。

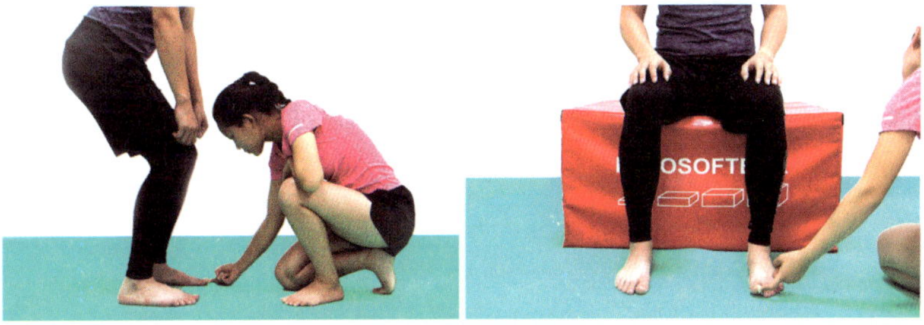

A　　　　　　　　　　B

图5-6　踇背屈灵活性检查
A 负重位检查；B 非负重位检查

5.1.7　足趾背屈测试

意义：足趾背屈能力的检查，排除疼痛。

方法：有两种体位，一是双膝跪位，跪坐在脚上，足趾背屈状，见图5-7A；

另一种是单膝跪位，压后面那条腿的足趾，见图5-7B。换腿，做另一侧的测试，两侧对比，记录是否有疼痛及疼痛级别（0为不痛，10为最痛），观察是否有不对称，哪侧更严重等。

标准：轻松压下去，不感到疼痛或紧张。双侧对比。

阳性（+）：两只脚感觉不对称，有疼痛、感觉紧。

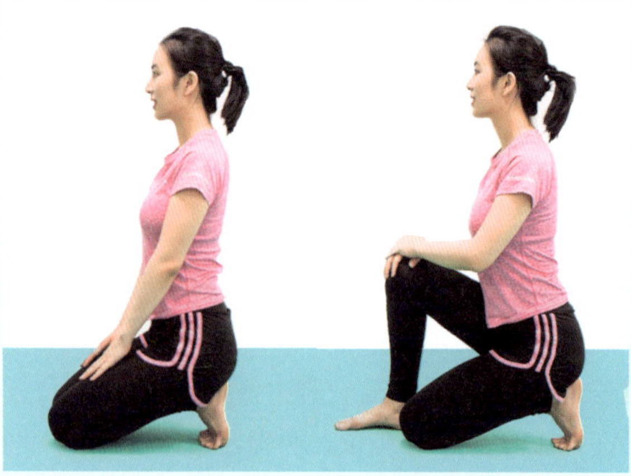

A　　　　　　B

图 5-7　足趾背屈测试

A 双膝跪位；B 单膝跪位

5.2　膝关节

通过对膝关节的测评和检查，可以了解动态活动中膝关节是否存在错误的动作模式，胫骨是否存在内、外旋受限等信息，为分析整体的姿势和动作问题提供依据。

5.2.1　落地技巧测试

意义：可以观察落地时的动作模式，这是身体是否能利用筋膜储备弹性能量的重要测试。

方法：站在一个小台阶上，见图5-8A；双足跳起、落地，见图5-8B。

标准：落地要轻巧，在起跳和着地时不要有膝内扣等错误动作模式，落地时身体稳定。

阳性（+）：落地沉重、运动模式错误、落地时身体晃动过大无法保持平衡。

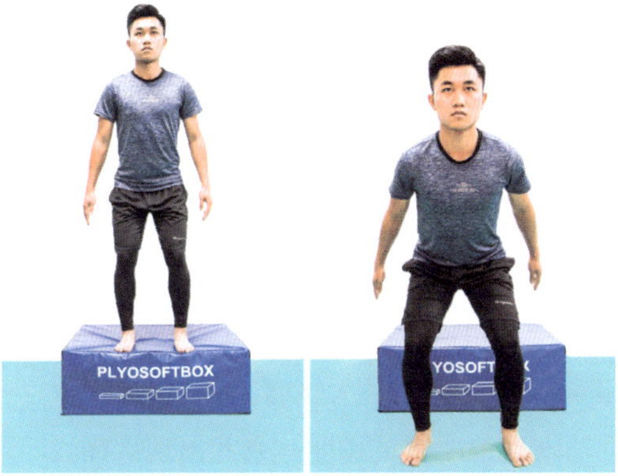

A　　　　B

图 5-8　落地技巧

A 准备；B 落地

5.2.2　胫骨外旋测试

意义：了解是否有胫骨外旋受限。比如，对内八字脚的儿童，这个测试可以了解其内八字脚是否与胫骨外旋受限有关。若主动测试角度不足，被动测试角度正常，则为动作控制问题，可以通过反应性神经训练来纠正；若主动测试和被动测试均受限，则为灵活性功能障碍，可以通过关节松动、肌肉拉伸、筋膜放松等方式解决。

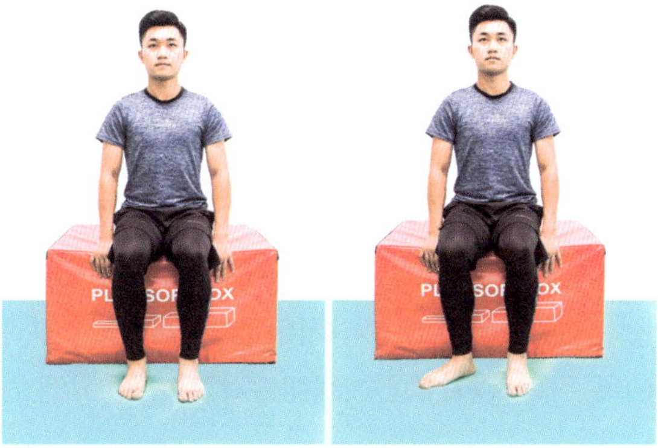

A　　　　B

图 5-9　胫骨外旋测试

A 起始位；B 外旋位

方法：坐位，屈膝90度，身体直立，手臂置于身体两侧，见图5-9A。外旋足部，同时保持膝关节屈曲不动，见图5-9B。换腿，做另一侧的测试。若主动胫骨外旋测试角度达不到标准，可做被动胫骨外旋测试。

标准：胫骨可正常外旋20度，且无疼痛。

阳性（+）：主动外旋角度不足20度，或者出现疼痛。

5.2.3 胫骨内旋测试

意义：了解是否有胫骨内旋受限，还可了解外八字脚是否与胫骨内旋受限有关。

方法：坐位，屈膝90度，身体直立，手臂置于身体两侧，见图5-10A。内旋足部，同时保持膝关节屈曲不动，见图5-10B。换腿，做另一侧的测试。若主动胫骨内旋测试达不到标准，可做被动的胫骨内旋测试。

标准：胫骨可正常内旋20度，且无疼痛。

阳性（+）：主动内旋角度不足20度，或者出现疼痛。

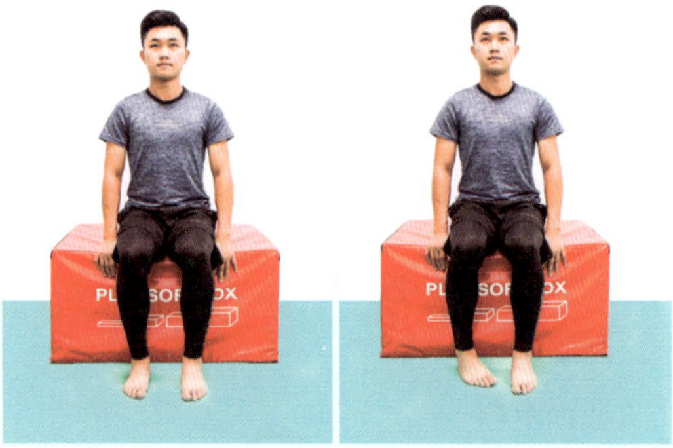

A　　B

图 5-10　胫骨内旋测试

A 起始位；B 内旋位

5.3 髋关节

髋关节为灵活关节，因此其灵活性测试非常重要。本节内容主要测试髋关节的灵活性，以及核心控制能力对髋关节灵活性的影响。

5.3.1 髋关节内旋灵活性测试

意义：测试非负重姿势下的髋关节内旋灵活性。

方法：①俯卧位测试，受试者双手置于身体两侧，屈膝90度，然后做主动内旋，注意固定骨盆，见图5-11A；若主动测试达不到标准，可做被动测试，见图5-11B。换腿，做另一侧的测试。双侧对比，以测评双侧内旋是否对称。②坐位测试，受试者坐在诊疗床边，双脚悬空，见图5-11C；检查者一手固定受试者的膝关节，另一手握住脚踝处做髋关节内旋，见图5-11D。换另一侧测试。

标准： 髋关节内旋角度应达到30度。

阳性（+）： 主动髋关节内旋灵活性测试（+），即主动活动达不到30度，被动活动可以达到；被动髋关节内旋灵活性测试（+），即主、被动活动均达不到30度。

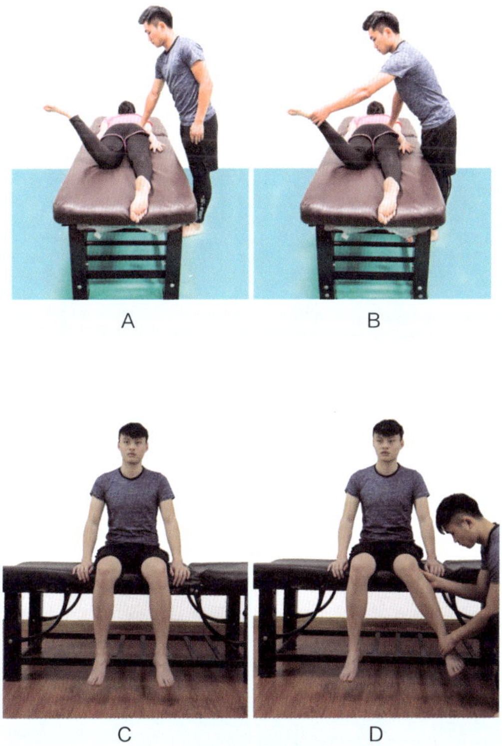

图5-11 髋关节内旋灵活性测试
A 俯卧位主动测试；B 俯卧位被动测试；C 坐位主动测试；D 坐位被动测试

5.3.2 髋关节外旋灵活性测试

意义： 测试非负重姿势下的髋关节外旋灵活性。

方法： ①俯卧位髋外旋灵活性测试。俯卧位，双手置于身体两侧，屈膝90

度，然后做主动外旋，见图5-12A。若主动测试达不到标准，可做被动测试，见图5-12B。换腿，做另一侧的测试。双侧对比，以测评双侧外旋是否对称。②坐位髋外旋灵活性测试。坐在诊疗床边，双脚悬空，见图5-12C，非检查侧的脚向后踩在床边的撑子上，以免影响检查侧腿的活动范围。检查者一手固定受试者的膝关节，另一手握住脚踝处做髋关节外旋，见图5-12D。换腿，做另一侧的测试。

标准： 髋关节外旋角度应达到40度。

阳性（+）： 主动髋关节外旋灵活性测试（+），即主动活动达不到40度，但被动活动可以达到；被动髋关节外旋灵活性测试（+），主、被动活动均达不到40度。

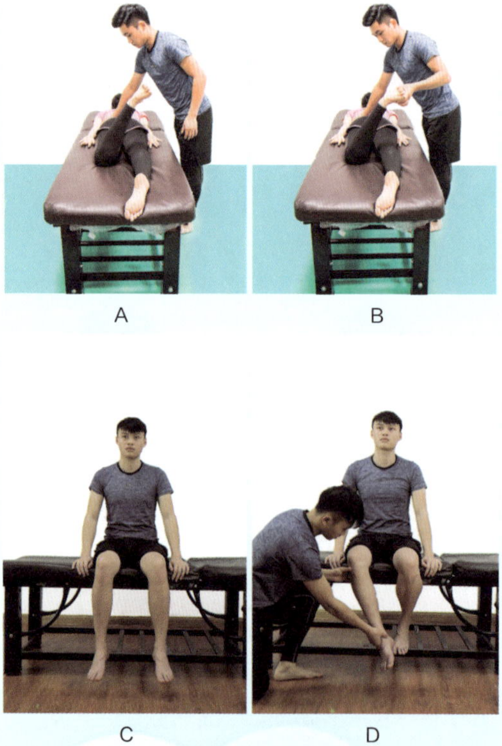

A　　B

C　　D

图 5-12　髋关节外旋灵活性测试

A 俯卧位主动测试；B 俯卧位被动测试；C 坐位主动测试；D 坐位被动测试

5.3.3 FABER 测试和稳定 FABER 测试

意义：测试髋关节外旋、外展灵活性。明确是否存在潜在的核心控制问题，从而限制了髋部灵活性。

方法：仰卧位，测试一侧腿髋关节屈曲、外展和外旋，脚置于另一侧腿的膝关节上方，让受试者缓慢地将膝部降至床面，即为FABER测试，见图5-13A。观察动作是否受限或疼痛。若有疼痛或功能障碍，应先激活核心再重复测试，即做稳定FABER测试。方法为检查者伸直手臂，将拳头作为支点放在受试者的身侧，让受试者伸出手顶在检查者的肩上，用力向下推，同时主动将膝部向床面压，见图5-13B。换腿，做另一侧的测试，双侧对比。

标准：FABER测试时，膝离床面距离应小于两拳，见图5-13A；若高于两拳，则做稳定FABER测试。若稳定FABER测试中膝至床面距离无明显减少，则表示有髋关节灵活性问题；若膝离床面距离减少，则可能存在核心区或髋关节的动作控制问题，从而导致其功能障碍。双侧测试需对称。

阳性（+）：FABER测试（+）是指未激活核心状态下膝离床面距离大于两拳；稳定FABER测试（+）是指激活核心状态下膝离床面距离仍大于两拳。

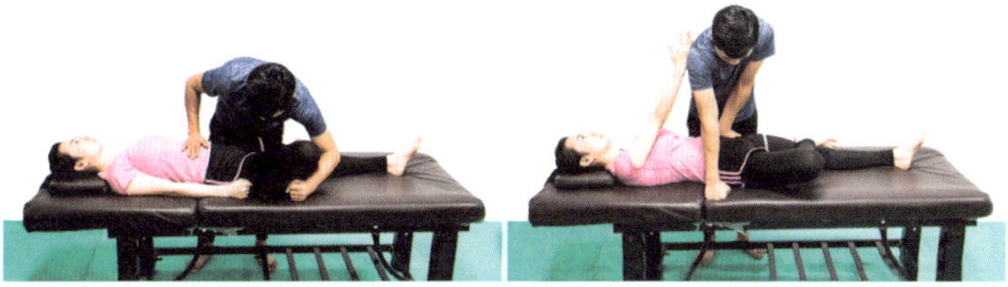

图 5-13 FABER 测试和稳定 FABER 测试

A FABER 测试；B 稳定 FABER 测试

5.3.4 髋关节伸展灵活性测试

意义：测试髋关节伸展灵活性，可以判断屈髋肌群、股直肌、阔筋膜张肌是否紧张，还可以判断髂股韧带和耻骨韧带是否松弛。

方法：仰卧位，双手抱住双侧膝关节，髋、膝尽量屈曲，使大腿贴着躯干，并使腰部贴于床面，见图5-14A。检查者用手固定非检查侧腿，受试者松开检查侧腿（仍用双手抱住非检查腿），由检查者托住检查侧腿的腘窝处，慢慢放下，在此过程中检查侧大腿不要向内或向外偏移，至最大位后，检查者轻轻松开手，见图5-14B，观察松开手以后大腿离床面的距离以及大腿是否有向内或向外的偏移。换腿，做另一侧的检查。

标准：髋关节能完全伸直，大腿后侧能贴到床面，且无向内或向外偏斜，无代偿动作。

阳性（+）：如髋关节不能完全伸直，或虽能伸直，但腰部出现前凸，则该测试为阳性；若大腿后侧无法贴到床面，无偏斜，则为屈髋肌紧张；若大腿向外偏斜，则为阔筋膜张肌紧张；若屈膝角度超过90度，推小腿使膝关节屈曲增加时，感到较硬或出现大腿翘起的现象，则表明股直肌紧张。若在骨盆前倾状态下（内收下落测试阳性），髋关节伸展灵活性测试出现阴性结果，则表明髂股韧带和耻骨韧带松弛。

注意事项：放下检查侧腿时，要固定好非检查侧腿，防止腰椎前凸。受试者始终完全放松。

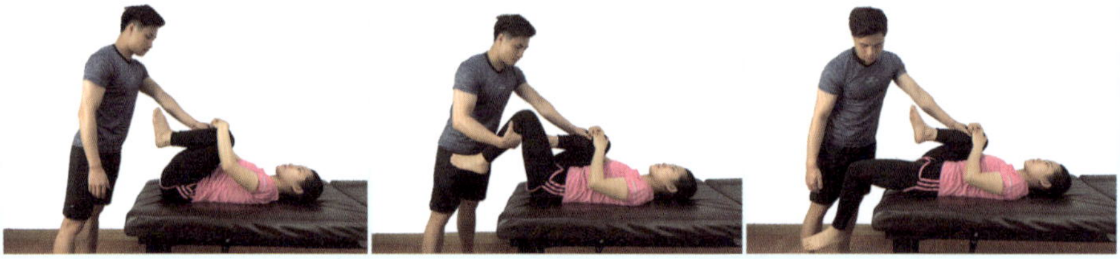

A　　B　　C

图 5-14　髋关节伸展灵活性测试

A 起始位；B 腿慢慢放下；C 大腿后侧贴到床面

5.3.5　直腿抬高试验

通过直腿抬高试验，我们可以了解检查侧腿是否存在后链的紧张，非检查侧腿是否存在屈髋肌紧张，以及屈髋灵活性受限是否与核心控制有关。若超过90度，则表明腘绳肌过长。

5.3.5.1　主动直腿抬高试验

意义：测试非负重姿势下直膝主动屈髋的能力。

方法：平卧位，头放平，双臂自然放在身体两侧。双脚置于中立位，脚底垂直于床面。受试者在保持脚踝初始位置的前提下抬起测试腿，见图5-15。在测试中，对侧膝关节需与治疗床保持接触，对侧脚也要保持中立位，脚尖朝上。换腿，做另一侧的测试。

标准： 主动直腿上抬的角度大于（等于）70度，无代偿、无疼痛。

阳性（+）： 未达到70度或超过90度，出现疼痛或代偿动作。

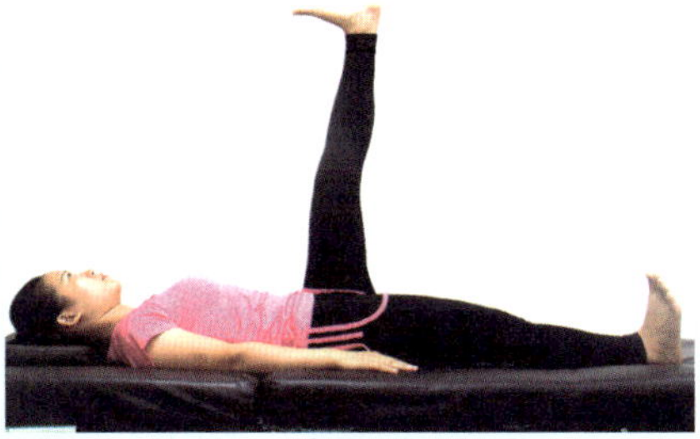

图 5-15 主动直腿抬高试验

5.3.5.2 稳定直腿抬高试验

意义： 核心稳定是外周灵活的基本条件。稳定直腿抬高试验测试潜在的核心控制问题，这个问题可能限制了髋关节的灵活性。骨盆的方向会直接影响髋臼的空间，容易使我们以为这是一个髋关节的灵活性问题，但实际上它可能是运动控制问题。

方法： 仰卧位，双腿屈曲，头放平，手举向天花板方向，然后，让受试者双手向下抗阻激活核心，使骨盆暂时回到中立位，见图5-16A。当稳定时，受试者依次放下两侧的腿，至主动上抬的初始位置，见图5-16B。当双侧腿部都到达初始位时，受试者即主动直腿上抬测试腿，整个过程保持上肢抗阻，见图5-16C。换腿，做另一侧的测试，双侧对比。也可以使用弹力带创造阻力，激活核心，做同样的测试。

注意事项： 测试过程中，对侧膝关节应保持贴紧治疗床。不要有腰椎屈曲或过度后倾。

标准： 骶骨保持原来位置的情况下，主动直腿上抬的角度为70~90度，并且无疼痛。

阳性（+）： 若主动直腿抬高试验未达到70度，而稳定直腿抬高试验达到70度，通常表明存在核心稳定性问题或动作控制问题。

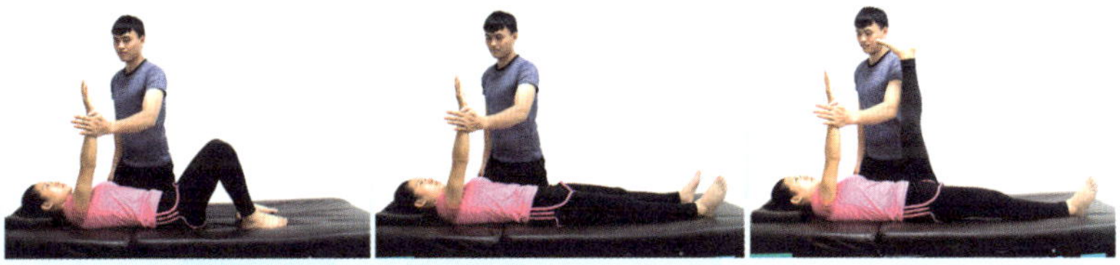

A　　B　　C

图 5-16 稳定直腿上抬试验

A 屈髋屈膝位；B 直腿上抬初始位；C 直腿上抬抗阻位

5.3.5.3 被动直腿抬高试验

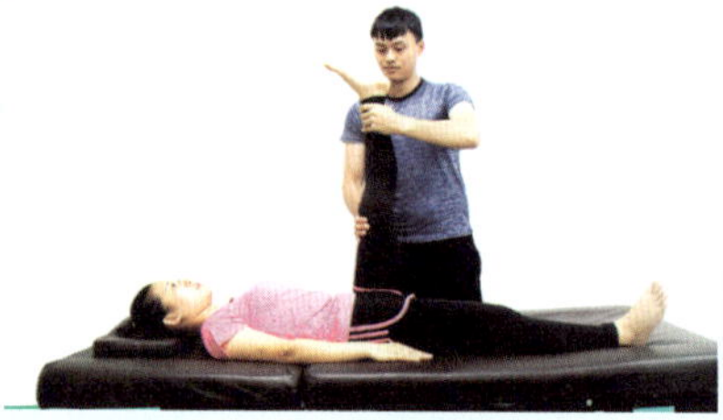
图 5-17 被动直腿抬高试验

意义： 测试非负重姿势下被动直腿屈髋的能力，区分功能障碍的原因是关节灵活性问题还是动作控制问题。

方法： 仰卧位，双臂自然放在身体两侧，检查者抬起受试者的一侧腿，在此过程中受试者始终保持踝关节中立位和膝关节伸直位，骨盆不能倾斜，直到抬到刚刚感受到阻力的位置，见图5-17。测量抬起腿的角度。换另一侧腿测试，双侧对比。

注意事项： 测试过程中注意非测试腿的动作，同时不能有任何腰椎屈曲或过度后倾。

标准： 骶骨不离开测试床面的情况下，被动直腿上抬角度大于（等于）80度，无疼痛。

阳性（+）： 未达到80度。出现代偿动作，如腰椎过伸、对侧膝离开床面，或对侧足有旋转等。表明存在灵活性功能障碍，可能是软组织延展性问题或关节灵活性问题。

5.3.6 双 90 度坐

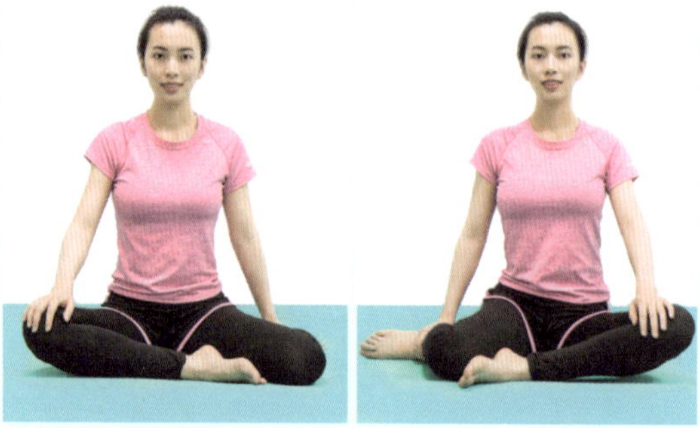
A B
图 5-18 双 90 度坐
A 右侧；B 左侧

意义： 测试髋关节灵活性。双90度坐时腰方肌要发力，以维持身体中立位，如果髋部有撞击，就会出现髋部的不适和同侧腰部的不适或疼痛。

方法： 右侧双90度坐，见图5-18A；左侧双90度坐，见图5-18B。

标准： 腿能左右转换，臀部能着地。躯干保持直立位，没有腰、腿等某些部位的不适感或疼痛。左右两侧对比。

阳性（+）： 出现疼痛；身体不能保持正直；不能左右转换；臀部不能着地。一般疼痛会在腰、髋前和大腿出现。

5.4 骨盆、躯干

骨盆上承脊柱，髂骨与骶骨形成骶髂关节，骨盆的旋转、侧倾等直接影响脊柱位置；骨盆下启髋关节，髂骨与股骨形成髋关节，骨盆的位置同样影响整个下肢的位置。两侧骶髂关节不对称可能使骶骨底不在水平面上，从而引起脊柱侧弯，也可能影响股骨的位置，从而引起长短腿、内（外）八字脚等。胸椎为灵活关节，其灵活性受限易引起颈椎和胸椎的问题。本节介绍的一些测试方法可以在一定程度上了解脊柱的伸展灵活性、旋转灵活性、骨盆的位置及对腹内压的影响。

5.4.1 靠墙天使

意义：测试T4~T8（第四胸椎至第八胸椎）伸展灵活性。这一节段胸椎灵活性差，向上可影响颈椎，向下可影响胸腰结合段和腰椎的伸展。

方法：背靠墙，双足分开与肩同宽，足跟离开墙2~3厘米。双上肢屈肘90度，上臂抬至与肩同高，手心向前。整个人贴在墙面上，即头部、臀部靠墙，肘、五指均要贴着墙。收下巴，水平凝视，见图5-19A。

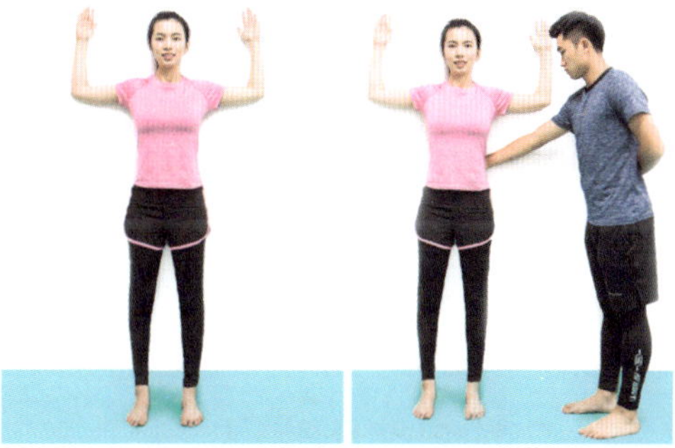

A　　B

图 5-19　靠墙天使

A 正面观察；B 侧面观察

标准：无代偿动作地将躯干和上肢贴在墙面上，双手高度一致。从正面观察，双手高度一致，肋弓无上翻，无屏住呼吸现象；从侧面观察，手腕能贴着墙，腰背部与墙的距离约为1个手掌的厚度，肩颈部肌肉无紧张，见图5-19B。

阳性（+）：未达到标准，即手腕无法贴着墙，颈部的肌肉紧张，肋骨向上提，腰过伸。

5.4.2 腰部锁定胸椎旋转测试

意义：测试非负重姿势下胸椎主动伸展加旋转的能力。

动作：跪坐在足跟上，前臂支撑在双膝中间正前方的位置，膝盖不需要并拢，见图5-20A。一手置于颈后，掌心向下，支撑手臂维持在初始位。保持这个撑地的姿势，头部和胸椎尽可能地向非支撑手侧旋转，见图5-20B。换另一侧测试，双侧对比。

标准：以两侧肩锁关节的轴线作为参照线，相对于水平面的旋转角度达到50度，没有侧屈或侧弯。

阳性（+）：未达到标准。

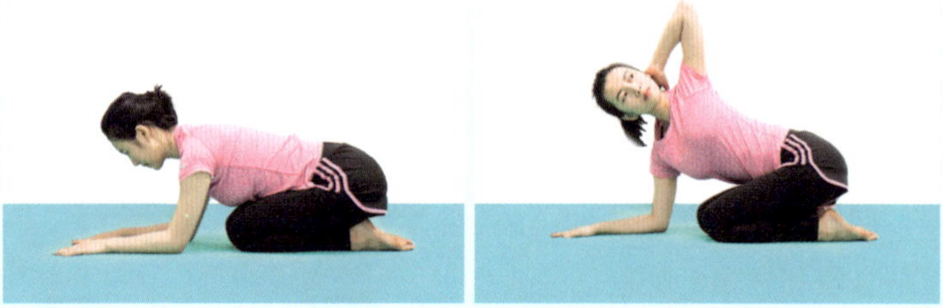

A　　　　B

图 5-20　腰部锁定胸椎旋转

A 起始位；B 胸椎旋转

5.4.3 内收下落测试

内收下落测试可以确定是否有骨盆的旋前以及盆底肌对气流的控制能力。

5.4.3.1 被动内收下落测试

意义：被动内收下落测试可以确定骨盆是否旋前，在骨科检查里是评估髂胫束是否紧张的方法。有研究认为，这个测试不是测试髂胫束，而是测试一侧骨盆在矢状面的位置。骨盆的旋转会改变髋臼的位置。骨盆旋前者在做这个测试时，股骨颈会撞到髋臼下后缘并被卡住，因此无法下落。

方法：侧卧位，屈膝屈髋90度，检查者用身体顶住受试者的骨盆后面，一只手固定住骨盆，见图5-21A；另一只手提起大腿，外展髋关节，见图5-21B；伸髋，至大腿与躯干处于同一条直线，见图5-21C；然后，试着被动内收下落大腿，见图5-21D。

标准：大腿被动后伸过程中，腰椎无过伸现象；大腿后伸能达到中立位，然后被动内收下落，膝关节能下落至低于人体中线，甚至能碰到床。

阳性（+）：两个阳性标准，一是伸髋过程中，只要出现腰椎后伸即为阳性；二是膝盖下降不能到达中线。正常人左侧常为阳性，右侧常为阴性。

注意事项：检查者用身体抵住受试者髋部，且固定好骨盆，防止其在做动作时躯干旋转。

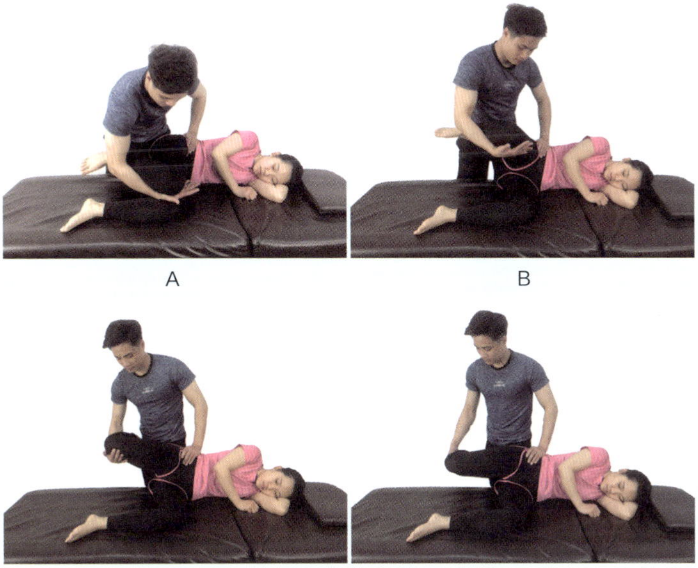

A　B　C　D

图 5-21　被动内收下落测试

A 起始位；B 被动髋外展；C 被动髋伸展；D 被动内收下落

5.4.3.2　主动内收下落测试

意义：被动内收下落测试转为阴性，再做主动内收下落测试，测试的是盆底肌控制气流的能力。阳性结果表明，活动腿的骨盆底不能上升，骨盆出口不能外展。此时，盆底肌下降，无法将来自腹部的压力向上顶。被动内收下落测试为阴性，主动内收下落测试也可能是阳性的，因为被动内收下落测试是被动测试，为矢状面上的测试，而主动内收下落测试则是额状面上的测试，可了解盆底肌的协调能力。主动内收下落测试阴性也表示站立位时可以将重心主动地移动到左侧髋上。

方法：受试者侧卧位，屈膝屈髋90度，见图5-22A；检查者在维持受试者屈膝90度的情况下，将其上侧的肢体被动外展、后伸至中立状态，见图5-22B、图5-22C；然后，让受试者主动下落，看膝盖是否能触碰到垫子。

标准：在保持髋中立位情况下（而不是屈曲），膝盖能触碰垫子。

阳性（+）：未达到标准。膝盖无法触碰垫子为阳性，见图5-22D。

注意事项：在将腿下落时，不要出现髋的屈曲和骨盆的侧倾代偿。

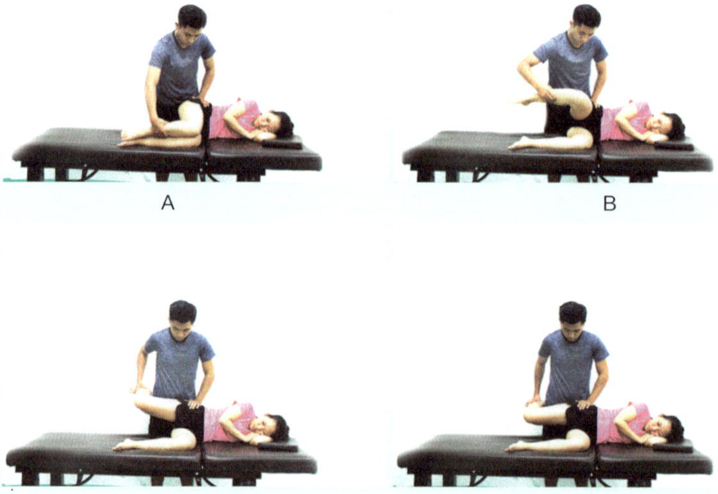

A　　B

C　　D

图 5-22　主动内收下落测试

A 起始位；B 被动髋外展；C 被动髋伸展；D 主动内收下落测试（+）

5.5　呼吸

正常的呼吸力学在神经、肌肉、骨骼系统中具有重要作用，并对姿势和脊柱的稳定性发挥着关键的作用。本节的测试可以从呼吸频率、呼吸时胸廓和腹部压力变化等情况判断受试者是否存在呼吸问题。

5.5.1　肋骨角测量

意义：肋骨角的变化反映了膈肌的状态。吸气时肋骨角变大，呼气时肋骨角变小。当膈肌固定在吸气状态时，肋骨外翻，肋骨角会变大。反之亦然。当然，两侧的膈肌常常是不对称的，左侧膈肌更易处于吸气状态，左侧肋骨也更容易处于外翻的状态。检查者不仅要测量肋骨角的角度，还要观察肋骨内外翻的情况。

方法：正常呼吸，直接观察肋骨角，见图5-23A；若肋弓不清晰者，可用拇指定位，双手拇指放在肋弓下缘，指尖顶在剑突上，大致判断肋骨角的大小，见图5-23B；也可以画线，然后用量角器测量角度，见图5-23C。

标准：正常的肋骨角大约为90度，两侧肋弓对称。

阳性（+）：变小或变大均为阳性，两侧肋弓不对称。

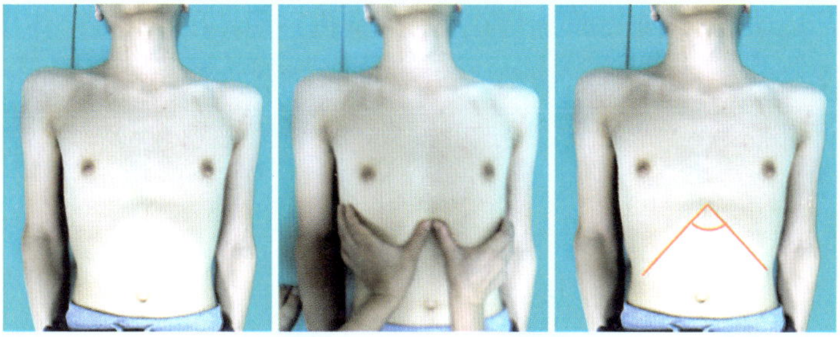

A　　　B　　　C

图 5-23 肋骨角检查

A 直接观察；B 用拇指定位；C 画线测量

5.5.2 浅呼吸测试

意义：呼吸模式出现问题时，往往出现浅呼吸。这个指标非常容易观察，很实用。

方法：安静坐位，用鼻子吸气、嘴巴呼气。注意观察胸廓扩张情况，判断是否有错误的模式。

标准：至少能做到吸气3秒，呼气7秒。

阳性（+）：无法达到标准。通常是呼气过程无法持续7秒，呼气后很快再吸气，或者屏住呼吸。

5.5.3 胸廓扩张测试

意义：膈式呼吸要有胸廓各个方向都被气体充盈和肋骨扩张的现象。呼吸使肋骨产生的运动有第1~4对肋骨的泵柄式运动，第5~6对肋骨的一些小幅度向上和向外的扩展运动，第7~10对肋骨的桶柄式运动。深吸气时，双肩也应该以一种放松的状态与肋骨协同向上并向外扩展。

方法：受试者坐位，不同的部位有不同的检查胸廓扩张情况的方法。

标准：腰肋部有向后的扩张，见图5-24A；腹肋部有向两侧的扩张，见图5-24B；腋下肋部有向外、向上扩张，见图5-24C；颈肋部有向前、向后的扩张（至少前面的手能感到向前的扩张），见图5-24D。

常见呼吸错误：吸气时，整个胸廓的上提运动（尤其是上胸部更加明显），出现耸肩动作；胸式呼吸占支配地位，而不是膈式呼吸；无下肋部在水平面上的增宽；腹部运动是矛盾的，即腹壁在吸气时向内移动，在呼气时向外移动；不能维持腹壁支撑以及正常呼吸；腹部或胸廓可见不对称的运动；可见节律为突然或过度用力；面部、唇、下颌或舌的过度紧张；频繁叹息或打哈欠。

阳性（+）：未达到标准，出现错误的呼吸。

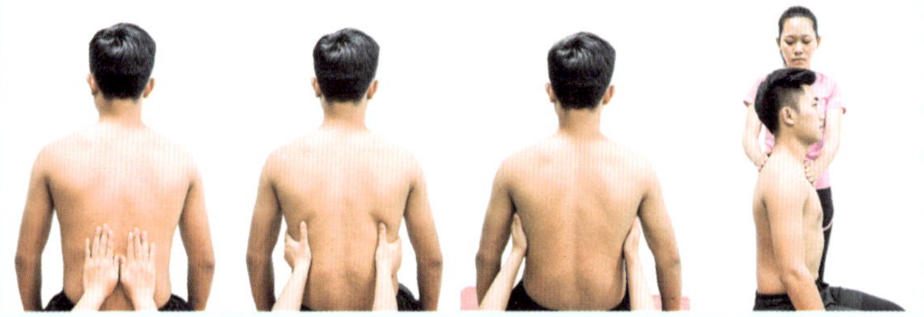

A　　　　B　　　　C　　　　D

图 5-24　吸气时胸廓扩张检查

A 腰肋部向后扩张；B 腹肋部向两侧扩张；C 腋下肋部向外、向上扩张；D 颈肋部向前、向后的扩张

5.5.4　腹壁压力测试

意义：测试腹肌激活情况。

方式：最常用的是仰卧位测试。先将受试者被动置于屈髋、屈膝90度位，见图5-25A；然后慢慢撤去支撑；检查者在受试者的侧腹壁及腹股沟处触诊，见图5-25B，并观察头颈、胸廓、肚脐、脊柱、骨盆等的位置。还可选择在坐位下做同样的检查，用手指在侧腹壁处触诊，见图5-25C；在腹股沟上方触诊，见图5-25D。

标准：腹壁所有肌肉被平衡地激活，在吸气时可以感到腹壁微隆起，且腹肌有紧张感，呼气时仍然能够感到腹壁有张力；胸腔保持在中立位置；盆底肌和膈肌保持平行，脊柱保持中立位，腰椎无过伸。

阳性（+）：①仰卧位测试，出现腹直肌过度激活，而下腹部肌肉激活不足，腹股沟处向下凹陷；检查过程中，肚脐向颅侧移动，胸腔处于吸气位置（不能维持在中立位置）；胸腰联合处过度伸展；表层屈髋肌过度激活，此时受试者会感觉腿很沉等；肩部前伸；颈椎过伸。②坐位测试，在吸气或尝试增加腹内压时，腹股沟上方或腹壁后外侧扩张太弱或不对称，肚脐向里收，向上走；腹直肌上部过度激活。

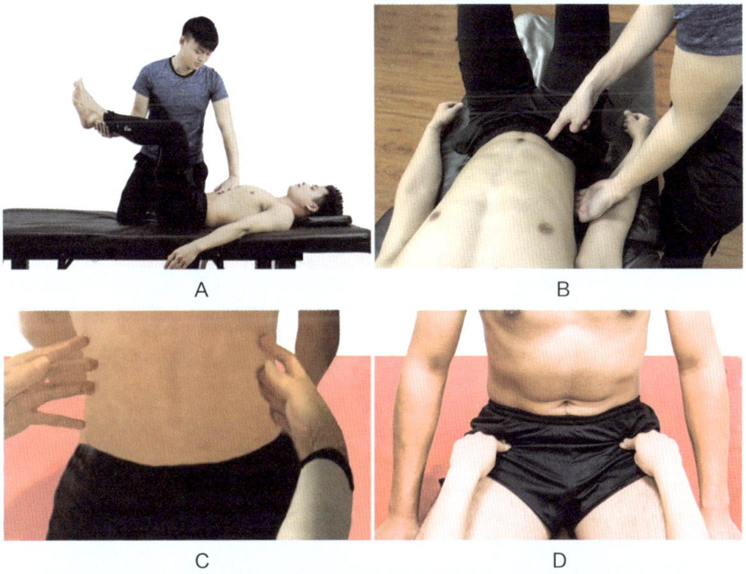

图 5-25 腹内压测试

A 仰卧位屈髋、屈膝 90 度位；B 仰卧位侧腹壁及腹股沟处触诊；C 坐位侧腹壁处触诊；D 坐位腹股沟上方触诊

5.5.5 纵隔后出口扩张测试

意义：了解后纵隔扩张情况，纵隔后出口扩张测试能反映骨盆入口和出口的状态。

方法：受试者右侧卧位。屈膝屈髋90度，背部拱起。为了保持胸腔中立位，如果需要，可以将毛巾卷放在腰部下方。将一只手放在左侧后纵隔处，另一只手放在前外侧肋骨笼上。评估吸气时肋间的活动度。换另一侧测试。

标准：随着吸气，后纵隔能扩张。

阳性（+）： 右侧卧位，左侧后纵隔不能扩张，说明存在左前内链模式，左侧骨盆前出口处于内收状态；左、右侧卧位测试时均无后纵隔的扩张，说明存在后外链模式（双侧伸展模式），双侧骨盆前出口均处于内收状态。左前内链模式下，盆底肌与膈肌下降（吸气状态），左侧骨盆入口处于屈曲状态，这会迫使空气被推入左前胸廓和左前胸壁，减少流向左后纵隔和左后壁出口的空气流量。双侧模式下，受试者在左侧和右侧卧位下吸气时均无法填充左或右后纵隔，后纵隔不能扩张反映双侧骨盆出口处于内收状态。盆底肌和膈肌下降（吸气状态），双侧入口处于屈曲状态。这个位置迫使空气被推入双侧前出口和前胸壁，减少流向双侧后纵隔和后出口的气流。

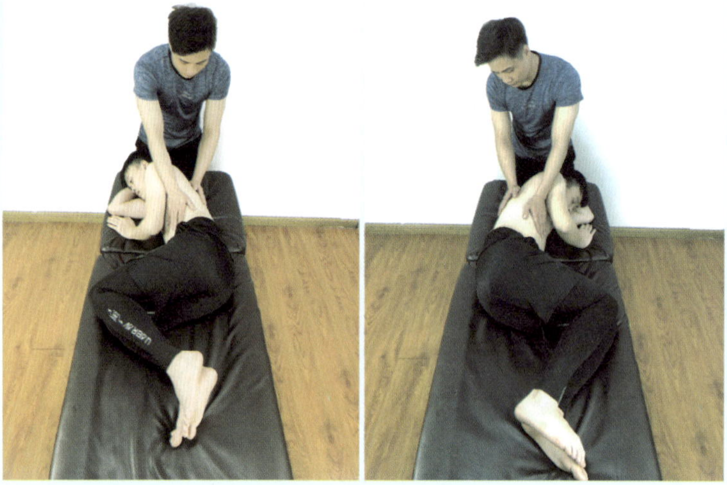

A　　　　B

图 5-26　纵隔后出口扩张测试

A 左侧后纵隔扩张测试；B 右侧后纵隔扩张测试

5.5.6　顶端扩张测试

意义： 通过顶端扩张测试可了解肋骨的旋转情况。胸壁扩张受限反映了同侧肋骨内旋，并伴有对侧肋骨外旋。

方法： 受试者仰卧屈膝屈髋位，腰椎贴着床面。检查者站在受试者的左侧床边，双手放在肋骨上；受试者先用鼻子吸气，呼气的同时检查者向尾端按压肋骨引导左侧肋骨笼下降，保持肋骨下降位，受试者再吸气时，观察其右侧的胸壁顶端是否有充气现象，见图5-27A。再做另一侧的测试，见图5-27B。

标准：受试者能将气体轻松吸入胸腔壁顶端，胸壁扩张不受限。

阳性（+）：在右臂链模式下，左侧胸壁顶端扩张不受限，而右侧扩张受限，表明右侧肋骨内旋，并伴随左侧肋骨外旋；若两侧均不能充气，可能是双侧模式；在实施右上胸4手法后，若出现左侧顶端扩张受限，表明存在左上胸4综合征和肩胛区右臂链代偿模式。

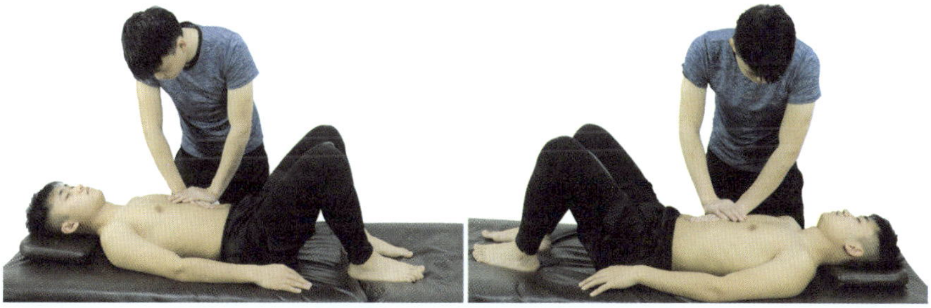

A　　B

图 5-27　顶端扩张测试

A 右侧顶端扩张测试；B 左侧顶端扩张测试

我们不仅要观察静态下的呼吸模式，还应该进行动态下的观察。主要观察受试者在做动作时是否有屏气、耸肩、出汗等情况。若出现以上情况，常表明这个动作对受试者来说有一定的难度，因此呼吸模式可作为运动处方难度大小的一个衡量指标，在练习任何动作时都要观察。

6 平衡稳定性训练

根据平衡稳定能力的评估结果，在本部分找到相应的训练动作，对阳性指标进行干预。

所有的训练中都应该观察姿势。若出现姿势问题，可先以拍照、示范等方式让练习者自己注意并改正，要让练习者自己体会错误姿势和正确姿势下身体的感受有什么不同。①针对扁平足者，所有需要足部控制的练习都要首先使脚处于“缩足”状态下，再做练习（“缩足”请参阅8.1扁平足和高弓足）。②针对八字脚的儿童，要注意观察其在练习过程中是否出现内八字脚或外八字脚，若出现且经提醒无法改善者，表明其运动能力还未达到该动作的难度要求，所以出现了代偿。此时不要盲目追求进阶。可将是否出现八字脚作为监测指标，在无八字脚的状态下轻松完成某一级时才可以进阶到下一级。③针对膝过伸者，要让其微屈膝完成动作。

所有的训练都要观察练习者的呼吸模式。若出现呼吸问题，如屏气、耸肩等，可先提醒。若经过提示后仍然无法达到要求，可适当降低训练难度（降阶）；若过于轻松和简单，请提高难度（升阶）。

6.1 单足站立（+）

单足站立反映了身体的平衡稳定性。影响单足站立的因素有结构性问题和功能性问题，本节所提供的方案只是改善功能的练习，而第7部分所推荐的练习均可以从不同的角度提高平衡稳定性。

6.1.1 单足站立五级练习

这是一系列动作的组合练习，该练习共分为五级，可一级一级地单独练习直到完成最高级，也可以一次练习五个动作（练习系列动作），只是每个动作时间短一些。

每一级都有不同的训练目的，如闭眼是去除视觉帮助的平衡稳定性练习，晃头是干扰前庭系统，髋关节活动、拾物训练动态平衡稳定性等。随着平衡能力的改善，儿童可以体会到自己在不断地进步，同时又能确立下一个目标。因此，这个练习既是训练也是一种测试。

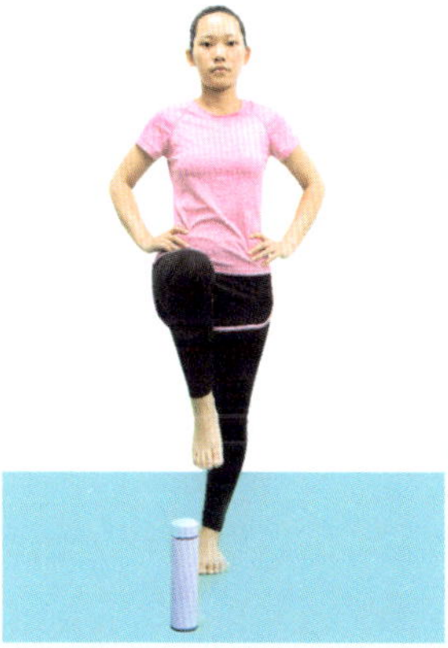

图 6-1 睁眼单足站立

动作要领：光着脚，单足站立，脚尖朝前，支撑腿伸直膝，抬起的腿屈膝屈髋90度。在面前放一物体（如矿泉水瓶、球等）。

6.1.1.1 一级：睁眼单足站立

睁眼单足站立，见图6-1。练习系列动作时，只需要10秒就进入下一级。若只练习单一动作，每次维持30秒。

6.1.1.2 二级：单足站立摆头练习

单足站立，依次做四个方向的动作：低头（图6-2A）、仰头（图6-2B）、向左转头（图6-2C）、向右转头（图6-2D）。练习系列动作时，只需要10秒就进入下一级。若只练习单一动作，每次维持15秒。

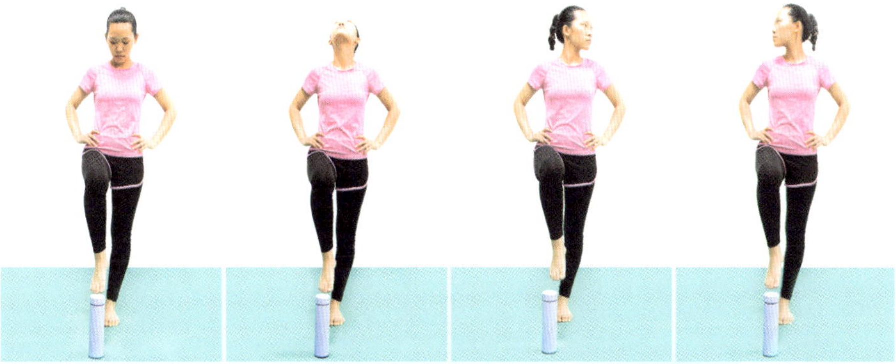

A B C D

图 6-2 单足站立摆头练习

A 低头；B 仰头；C 向左转头；D 向右转头

6.1.1.3　三级：闭眼单足站立

闭眼单足站立，见图6-3。练习系列动作时，只需要10秒就进入下一级。若只练习单一动作，每次维持15秒。

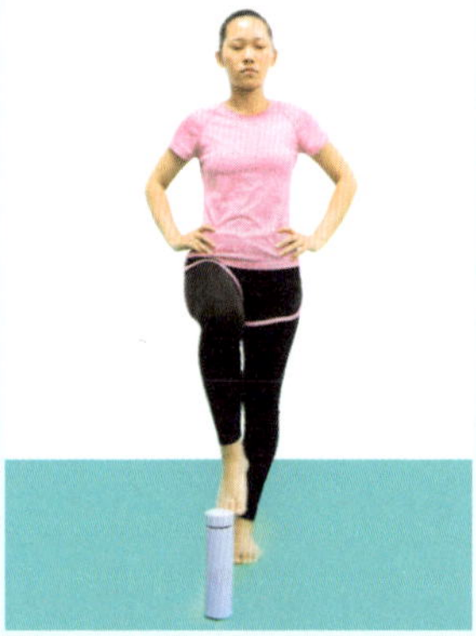

图 6-3　闭眼单足站立

6.1.1.4　四级：单足站立髋部活动

单足站立，抬起的那条腿做髋关节的活动。依次为髋内旋（图6-4A）、髋外旋（图6-4B）、髋外展（图6-4C）、髋后伸（图6-4D），每个动作各维持5秒。

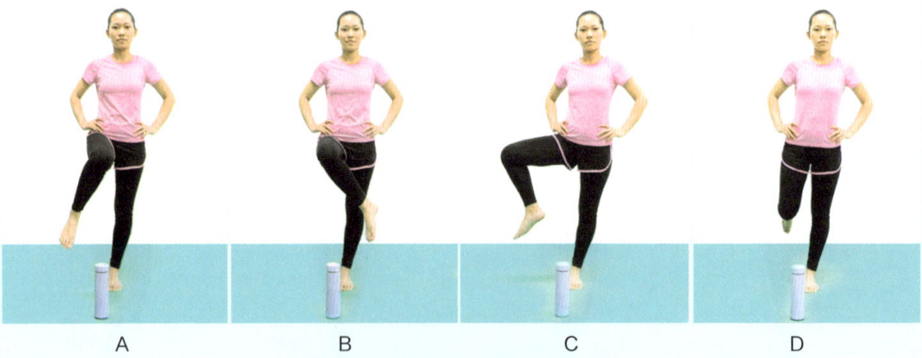

图 6-4　单足站立髋部活动

A 髋内旋；B 髋外旋；C 髋外展；D 髋后伸

6.1.1.5　五级单足站立弯腰拾物

单足站立，弯腰从正前方拾物起身回到站立位，见图6-5A，再依次将物品放到右前方（图6-5B）、左前方（图6-5C）、右侧方（图6-5D）、左侧方（图

6-5E）各 1 次。每次拾物都要先回到站立位，再到下一个动作。换另一侧腿练习。

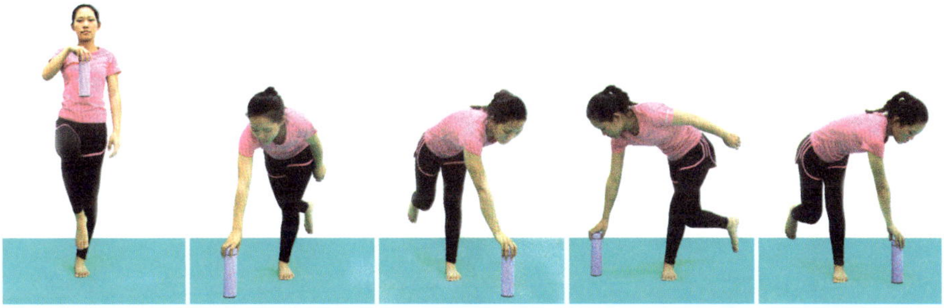

A　　B　　C　　D　　E

图 6-5　单足站立：五级单足站立弯腰拾物

A 站立位；B 右前方；C 左前方；D 右侧方；E 左侧

注意事项：在练习系列动作过程中，抬起的腿始终不能着地，中间也不能换腿。要告诉儿童，看他可以挑战到哪一级。在早期可能只能完成第一级，这很正常，经过练习会逐渐进步。

6.1.2　平衡软榻单足站立五级练习

这是单足站立练习的进阶。当在硬地板上可以轻松完成五级练习时，就可以在平衡软榻上或者平衡垫上做同样的动作。

动作要领：站在平衡软榻或平衡垫上，见图6-6，动作与单足站立五级练习相同。

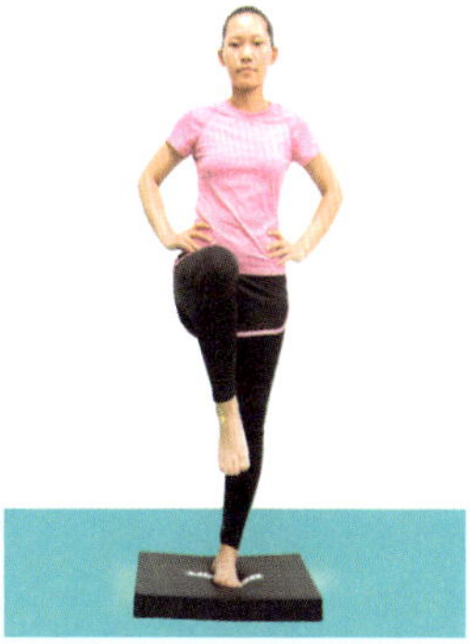

图 6-6　平衡软榻单足站立

6.2　身体前倾测试（+）

可保持身体前倾位做练习，也可以利用阻力训练改善身体的抓地力与姿势肌的功能。

6.2.1　身体前倾转弓箭步练习

身体前倾转弓箭步练习采取先让练习者失去平衡，然后再恢复平衡的方法，如此可以加快肌肉收缩速度和提高姿势控制能力。

动作要领：从站立姿势开始，躯干从踝关节前倾，重心转移到前足，足跟开始抬起离开地板，见图6-7A。此时身体失去平衡，开始向前跌倒，为维持平衡，必须向前迈出一步，见图6-7B。这一步要快，足部着地宜有弹性。如果正确的话，在运动末期应该是缩足姿势，前面支撑腿膝关节锁定在屈膝位，且小腿与地面垂直，后方腿由足趾支撑。整个身体从头到脚成一条直线。缩足还增强了膝关节的稳定性。

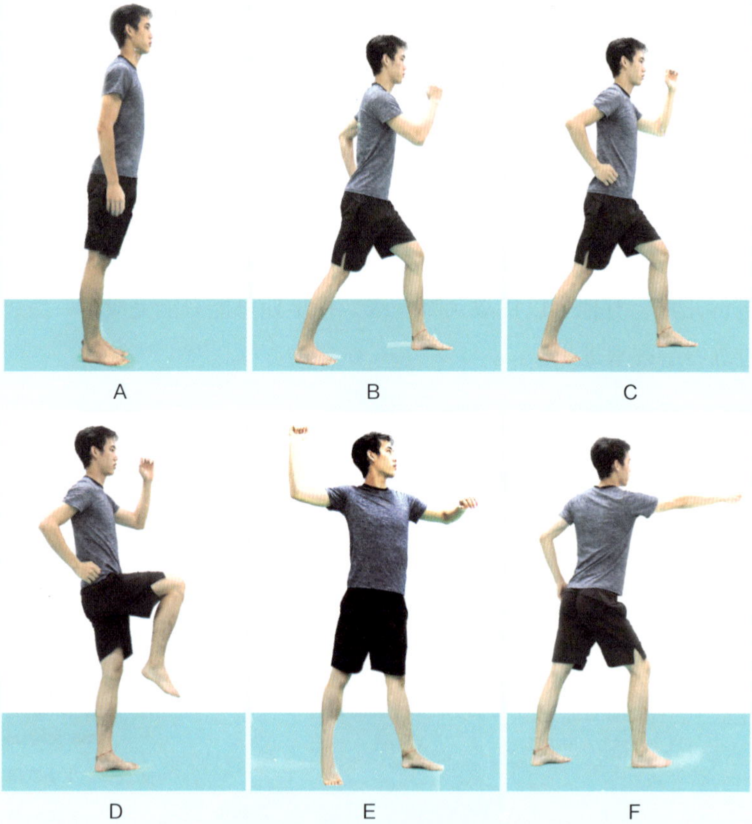

图 6-7　身体前倾转弓箭步练习

A 身体前倾位；B 弓箭步；C 摆臂；D 抬腿；E 挥拍；F 击剑动作

进阶或降阶：建议从小步练习开始。可以做反应性短跑摆动，即从身体前倾位至无法维持平衡向前跨一步至弓箭步，在这个位置上听到指导者的拍手声后加摆臂 1 次，见图6-7C，或连续快速摆臂 ，或抬腿一次，见图6-7D。还可以做正、反手挥拍（图6-7E）、击剑动作（图6-7F）等。

注意事项：身体失去重心时，应自动向前迈步，而不是事先自主地迈步。前足着地时要轻，不要硬着地。躯干要与后方支撑下肢成一条直线，身体前屈或后伸、膝关节内收造成的足外翻都是不正确的。

6.2.2　站立位抗阻练习

动作要领：练习者双足站立，可两脚并拢站立，见图6-8A；或两脚分开与肩同宽，见图6-8B；或两脚一前一后站立，见图6-8C。指导者可用手或软头杆，在练习者身体不同部位给予不同方向的外力，见图6-8，练习者在抵抗这些外力时，尽量保持原来的姿势。练习者必须学会将外来的力量转移至足部，并让足部强有力地抓地。每次阻力持续5~10秒。

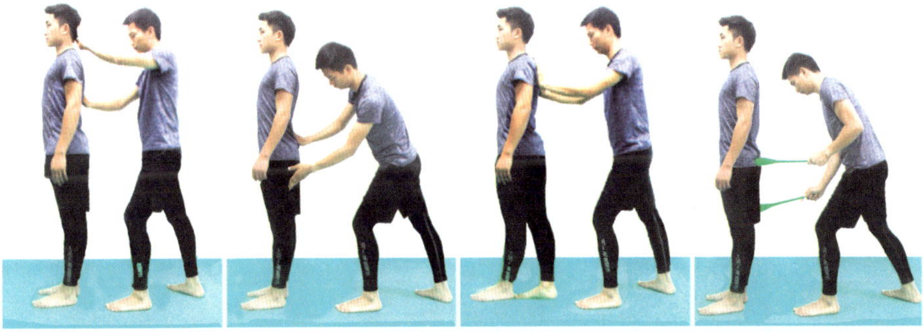

A　　B　　C　　D

图6-8　站立位抗阻练习

A 双足并拢站立抵抗阻力；B 双足分开抵抗阻力；C 双脚一前一后站立抵抗阻力；D 用软头杆给予阻力

6.2.3　站立位双人推游戏

动作要领：可以两个伙伴一起玩。两人面对面站立，练习者身体前倾，他的同伴用双手支撑住练习者的双肩，见图6-9A。同伴忽然松开一只手，练习者仍然保持身体不动，见图6-9B。刚开始要提醒再松手，当练习者能力提高时可以不提醒就松手。每次30秒。互换角色。要在同伴松手期间保持身体不动，需要核心发力。

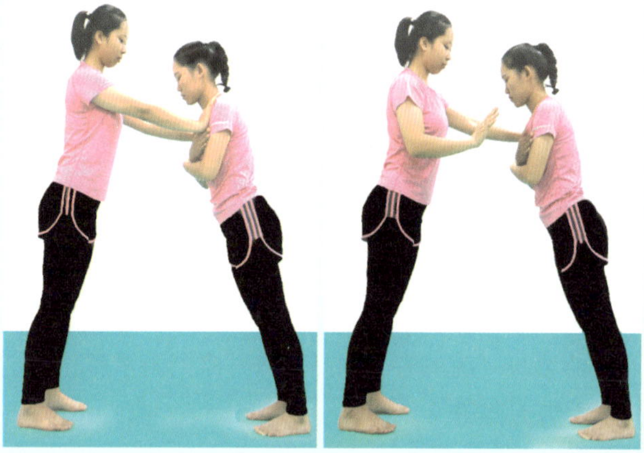

A　　　　B

图 6-9　站立位双人推游戏
A 准备；B 松手

6.3　动态平衡测试（+）

动态平衡测试（+），可能是因为动态平衡稳定能力不好，或者存在动作模式的错误，如膝内扣、以屈膝为主的下蹲方式等。本节的练习有的是为了训练平衡稳定能力，有的是为了纠正错误的动作模式。

6.3.1　弹力带阻力半蹲侧跨步

动态平衡测试中若出现膝外翻的现象，就可以利用反应性神经肌肉训练的方式进行纠正，在做所有膝关节屈伸的动作时，均可以在膝关节上方加一个弹力带。弹力带阻力半蹲侧跨步为冠状面的活动。

动作要领：站立位，在膝关节上方套一个弹力带，双脚稍分开，在保持弹力带张力的状态下做半蹲动作，见图6-10A。然后一侧腿向侧方跨一步，身体稳定后另一侧腿跟上，见图6-10B。换另一侧做同样的动作。可持续向一个方向跨步，也可以左右反复跨步。

进阶或降阶：进阶，为了增加动作控制的难度，可每跨两步就做一个屈膝单腿站立，见图6-10C。或在屈膝单腿站立基础上增加身体前倾动作，若配合摆臂动作，难度则进一步增加，见图6-10D。降阶，步子跨小一些，不要蹲得太低。

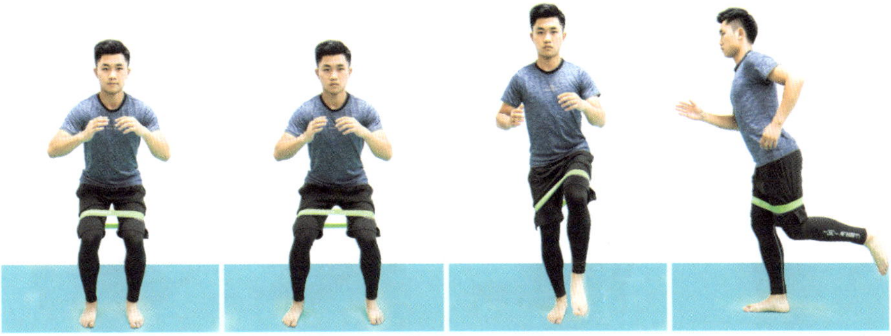

图 6-10 弹力带阻力半蹲侧跨步
A 起始位；B 侧跨步；C 屈膝单腿站立；D 身体前倾 + 摆臂

注意事项：动作过程中，始终保持弹力带的张力，尽量保持身体稳定，不要有太大的晃动或起伏。膝盖不要超过脚尖。

6.3.2 弓步深蹲

弓步深蹲相较于深蹲，是一个更具有功能性的动作，日常生活中，双腿更多用于走路、跑步、上下楼梯，这些都是以弓步姿态为基础的，因此弓步训练是下肢力量训练的重要手段。弓步深蹲还可以训练矢状面、额状面和水平面的控制能力。

动作要领：前弓步，即站立位，双脚并拢，见图6-11A。一只脚向前迈一步；双腿弯曲，背部挺直，直到前膝弯曲接近90度，后膝几乎接触地面，以双膝关节均成90度为最佳，见图6-11B；双腿发力，将身体向后推，直到双腿伸直；换另一侧腿练习。后弓步，即站立位，双脚并拢，一只脚向后迈一步。双腿弯曲，背部挺直，直到前膝弯曲接近90度，后膝几乎接触地面。双腿发力，将身体向前推，直到双腿伸直。换另一侧腿练习。弓步深蹲既可以在原地做，也可以在行进中做。

进阶或降阶：进阶，可做后腿或前腿高位蹲。前腿抬高的弓箭步下蹲，对臀肌的刺激较大，是对臀肌很好的练习，见图6-11C。后腿抬高可以增加负荷，见图6-11D。还可以在弓箭步的基础上增加弓步深蹲。

降阶，前后脚成一条直线时可以考验矢状面、额状面和水平面的控制能力。若练习者稳定性较差，在做弓步深蹲时，两只脚可分开一些，弓步深蹲无法达到双膝关节均成90度时，可先减少下蹲的深度。

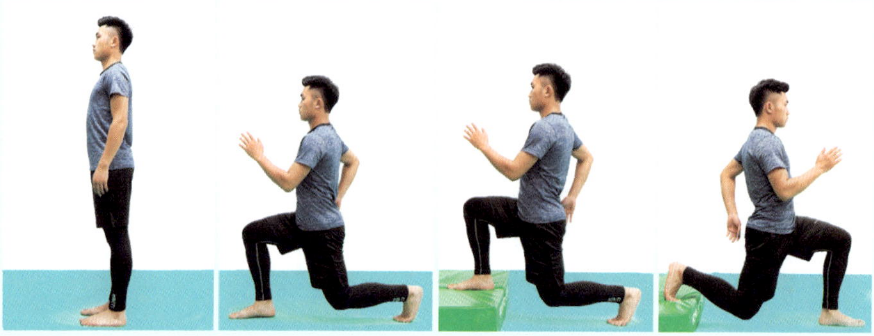

A　　B　　C　　D

图 6-11　弓步深蹲

A 起始位；B 前弓步或后弓步；C 前腿抬高；D 后腿抬高

6.3.3　米字动态平衡练习

米字动态平衡练习是增加动态平衡稳定性的练习。

动作要领：单腿站立位，另一条腿向不同的方向伸，画“米”字，依次是向前（图6-12A）、向后（图6-12B）、向右（图6-12C）、向左（图6-12D）、向右前（图6-12E）、向左后（图6-12F）、向左前（图6-12G）、向右后（图6-12H）。在保持身体平衡的前提下，尽量向远处延伸，动作要慢。

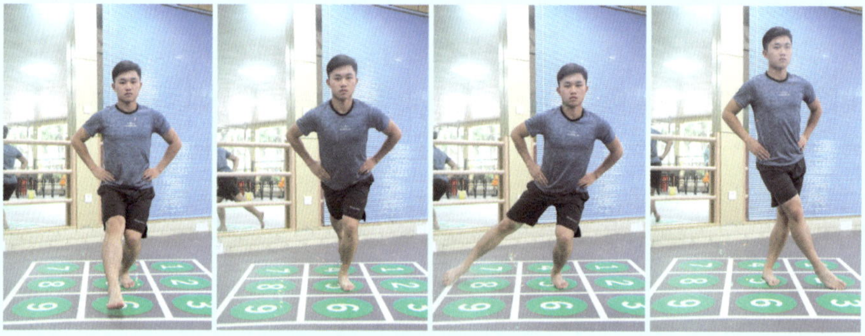

A　　B　　C　　D

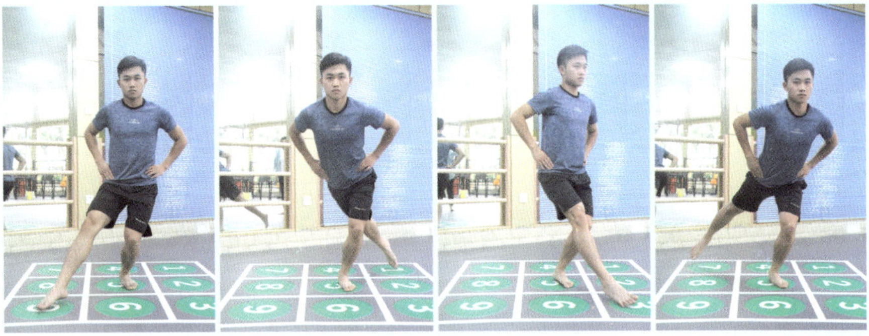

E F G H

图6-12 米字动态平衡练习
A 向前；B 向后；C 向右；D 向左；
E 向右前；F 向左后；G 向左前；H 向右后

6.3.4 划墙下蹲

划墙下蹲主要是为了纠正在屈膝下蹲时不是从髋关节处启动，而是从膝关节或腰部启动的问题。

动作要领：面向墙站立，双掌、双足尖均贴着墙，见图6-13A。然后下蹲，见图6-13B。注意膝部在下蹲过程中不能贴着墙，足尖和手全部都要贴着墙，下蹲的同时膝盖不要碰到墙，且要保持平衡。上下蹲起，慢下快上，大约2秒做一个动作。

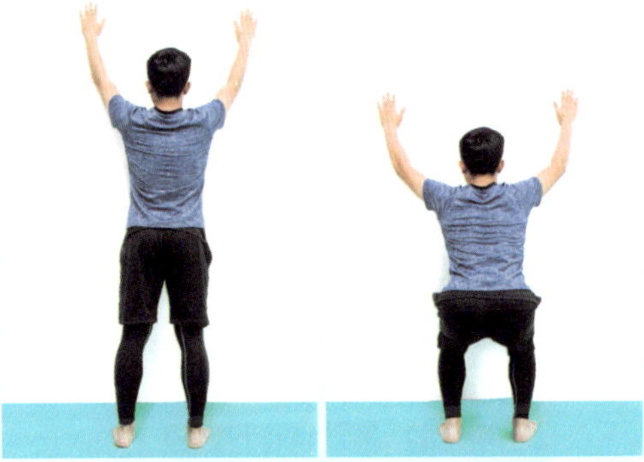

A B

图6-13 划墙下蹲
A 面向墙站立；B 下蹲

6.4 窄距单膝跪地（+）

单膝跪地测试的是髋、骨盆、核心部位在躯干直立位时的稳定性，该测试结果（+），可通过单膝跪地、弓步蹲等练习加强稳定性。练习时，可从宽距单膝跪地到窄距单膝跪地，可从无负重到有负重，也可从无上肢的运动到增加上肢的运动来进阶。窄距单膝跪地，是对身体冠状面稳定性的挑战，可以使腹部的稳定肌群得到很好的激活。

6.4.1 单膝跪地抗干扰练习

动作要领： 单膝跪地，前腿屈髋、屈膝各90度，后腿屈膝90度，髋关节中立位，后面的足放平，伸直双臂，双手掌心相碰，见图6-14A。指导者在练习者手上给予不同方向的推力，见图6-14B。5秒一组。换另一侧练习。

进阶或降阶： 可以从前足相对跪地膝偏外的位置开始，即宽距单膝跪地，逐渐进阶到跪地膝和双足在同一直线上，即窄距单膝跪地，见图6-14C和图6-14D。足与双膝离得越远难度越小，离得越近难度越大。

注意事项： 先从低难度开始，推手的力量不可过大。对于有八字脚的儿童，让其在做练习时维持足尖朝前的姿势，难度过大（如推手的力量过大或者足与膝距离过小）时很容易诱发八字脚。

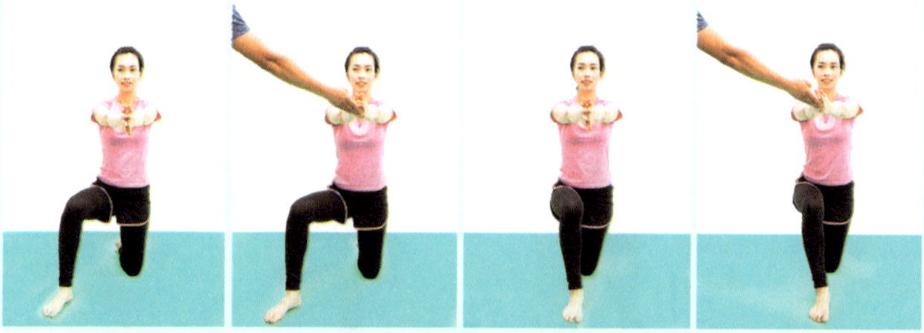

A　　B　　C　　D

图 6-14　单膝跪位抗干扰练习

A 宽距起始位；B 宽距干扰；C 窄距起始位；D 窄距干扰

6.4.2 单腿跪地抬腿练习

动作要领：单膝跪地，髋关节中立位，后面的足放平，伸直双臂，双手掌心相碰，见图6-15A。抬起前腿，维持1秒，见图6-15B，然后放下，反复5次。换另一侧练习。

进阶或降阶：先从宽距单膝跪地抬腿开始练习，逐渐转为窄距单膝跪地抬腿；可以使足与膝的距离更近，见图6-15C，然后同样做抬腿动作，见图6-15D。还可以在窄距单膝跪地时，增加身体后仰、侧弯等动作。

注意事项：在抬起前脚时，身体不可晃动过大。

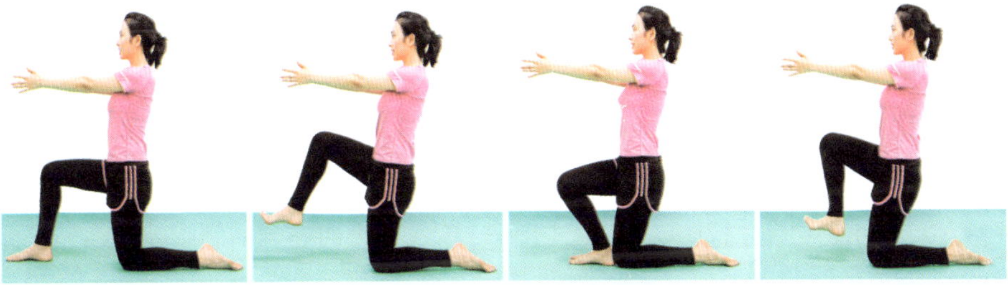

A　　B　　C　　D

图 6-15　单腿跪地抬腿练习

A 宽距起始位；B 宽距抬腿位；C 窄距起始位；D 窄距抬腿位

6.4.3 单膝跪地负重转肩

这是一个综合的练习，之所以放在这里介绍，是因为这个动作需要骨盆、核心部位的稳定性。

动作要领：单膝跪地，手持包或泡沫轴等物于胸前，见图6-16A，然后依次按以下顺序绕头部一圈，即向右（图6-16B）、向后（图6-16C）、向左（图6-16D），回到起始位。换腿，做另一侧的练习。

进阶或降阶：先从宽距单膝跪地开始练习，逐渐转为窄距单膝跪地。

注意事项：绕圈时要慢，每个方向都要做充分。

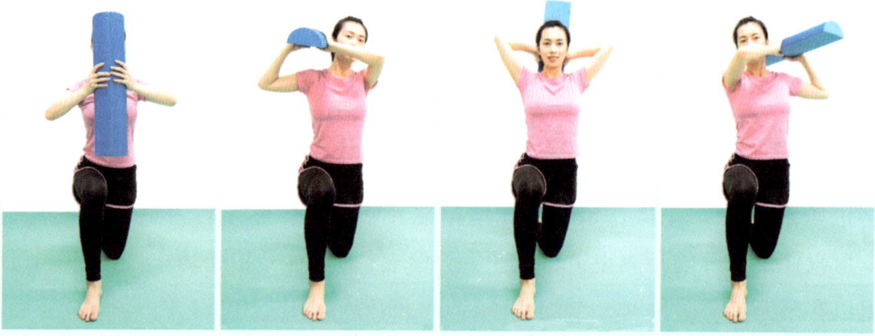

A　　B　　C　　D

图 6-16　单膝跪地负重转肩

A 准备姿势；B 右侧；C 后面；D 左侧

6.4.4　单膝跪地推球转肩

上肢的动态运动增加了单膝跪地练习的难度和趣味性。

动作要领：单膝跪地，手持球于胸前，再按以下顺序练习，即高举过头（图6-17A），向左（图6-17B）、向后（图6-17C），再向右，回到胸前。换另一侧做练习。

进阶或降阶：先从宽距单膝跪地开始练习，逐渐转为窄距单膝跪地。年龄较大的青少年就可以使用壶铃做练习，见图6-17D。

注意事项：绕圈时要慢，每个方向都要做充分，身体保持稳定不动。

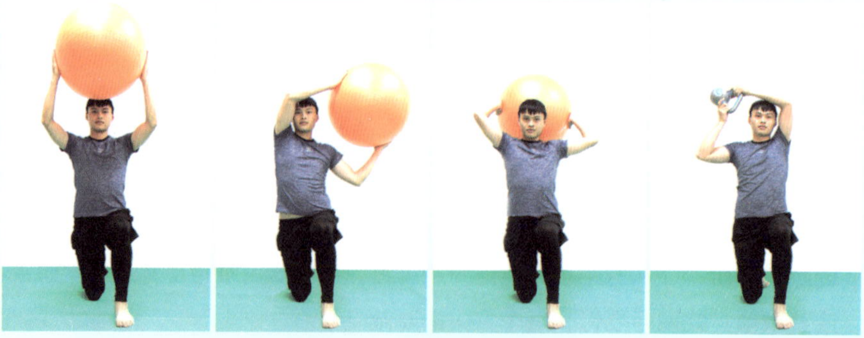

A　　B　　C　　D

图 6-17　单膝跪地推球转肩

A 向前推；B 向左侧；C 向后方；D 使用壶铃做练习

6.4.5 跪位转换练习

动作要领：从宽距单膝跪地（半跪位），见图6-18A，到双膝跪地（高跪位），见图6-18B，然后换另一侧腿做宽距单膝跪地，见图6-18C，到窄距单膝跪地，见图6-18D。重复练习3~5次。

进阶或降阶：可从无负重开始，能做高质量的转换练习后，就可以增加负重，如拿药球、壶铃或背包等。

注意事项：动作要慢，要保持躯干和髋的稳定，支撑腿的髋始终保持中立位。

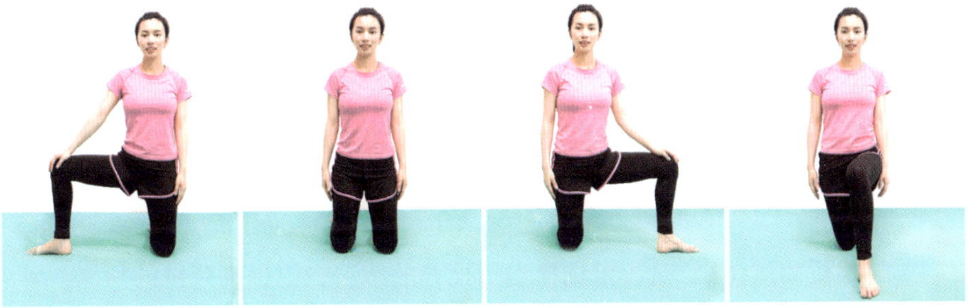

A　　B　　C　　D

图6-18　跪位转换练习

A 右侧宽距单膝跪地；B 双膝跪地；C 左侧宽距单膝跪地；D 窄距单膝跪地

6.4.6 双人单膝跪位练习

双人练习可增加趣味性。

动作要领：两人均采用半跪位，以外侧腿作为跪撑的腿。两个人分别用双手握住弹力带的两端，置于胸骨正前方，见图6-19A，使弹力带保持一定的张力，然后尽量向前推，见图6-19B。换另一侧练习。

进阶或降阶：先从宽距单膝跪地开始练习，逐渐转为窄距单膝跪地。

注意事项：在动作过程中弹力带要始终保持张力，应该能感到腹肌在发力。

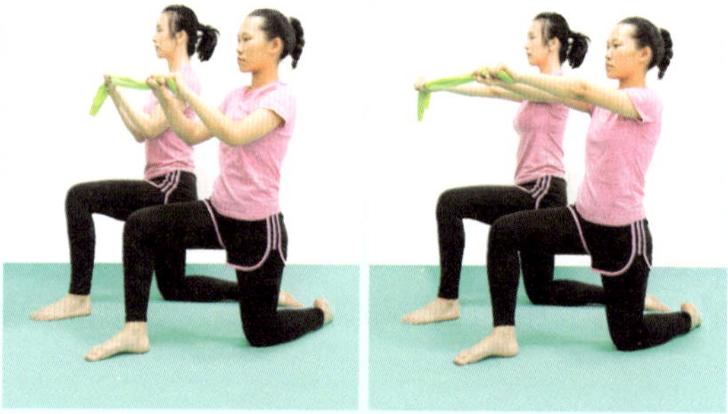

A　　　　　　　　　　B

图 6-19　双人跪位练习

A 起始位；B 推出位

6.5　单腿臀桥（+）

单腿臀桥测试（+）时，可选择本节推荐的练习，以提高背链的功能、骨盆和躯干的稳定性及核心部位的抗旋转能力。

6.5.1　臀桥

动作要领：仰卧位，双腿与肩同宽，屈髋屈膝，脚尖朝上，以双侧足跟撑地。然后，臀部发力将身体上抬成一条直线，保持自然呼吸，见图6-20A。每组可做静力性练习30秒，也可以做缓慢的有控制的动态练习10个。

进阶或降阶：先从双腿支撑的臀桥开始练习，至静力性练习能达到30秒，或者动态练习可以轻松完成10个起落后，就可以进阶到单腿臀桥，见图6-20B。

注意事项：做单腿臀桥时骨盆不要扭转。动作正确时应该能感到臀肌在发力。若只能感到大腿后群肌肉（腘绳肌）发力，则用全脚掌着地向下踩压地面激活股四头肌后，再用臀肌发力抬起身体。若感到腰部的压力过大，就注意不要过度伸展腰部。

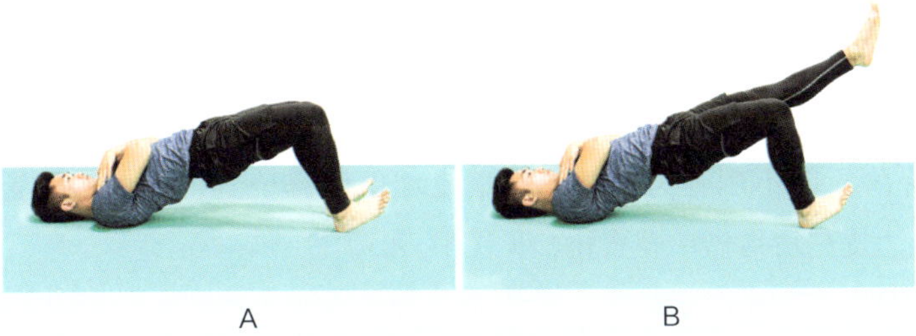

图 6-20 臀桥
A 双腿练习；B 单腿练习

6.5.2 阻力臀桥

动作要领： 仰卧位，将弹力带绕在膝关节上方做臀桥，见图6-21A。其余要求与臀桥相同。

进阶或降阶： 先从双腿支撑的阻力臀桥开始练习，至静力性练习能达到30秒，或者动态练习可以轻松完成10个起落后，可以进阶到单腿阻力臀桥，见图6-21B。也可以用双手持弹力带，放在骨盆前方，在弹力带保持张力下做单腿臀桥，以增加伸髋的阻力，见图6-21C。

注意事项： 与臀桥相同。

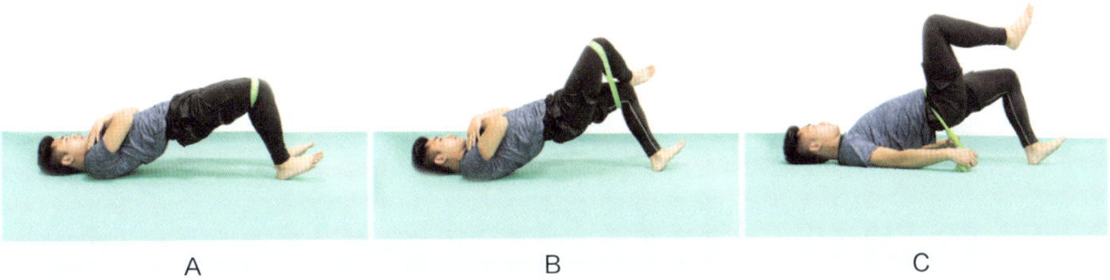

图 6-21 阻力臀桥
A 双腿练习；B 单腿练习；C 增加伸髋的阻力

6.5.3 瑞士球臀桥

为了增加难度，可在不稳定的平面上练习臀桥，如在瑞士球上练习。

动作要领： 仰卧位，双脚放在瑞士球上做臀桥，保持自然呼吸，见图

6-22A。其余要求与臀桥相同。

进阶或降阶：先从双腿支撑的阻力臀桥开始练习，至静力性练习能达到30秒，或者动态练习可以轻松完成10个起落后，可以进阶到单腿阻力臀桥，见图6-22B；降阶，即不用弹力带，只在瑞士球上做臀桥。可先做双腿臀桥，见图6-22C；能力提高后再做单腿臀桥，见图6-22D。

注意事项：若躯干控制能力非常差，腿会在球上摆动。注意姿势和呼吸模式，若有明显代偿就降阶练习。

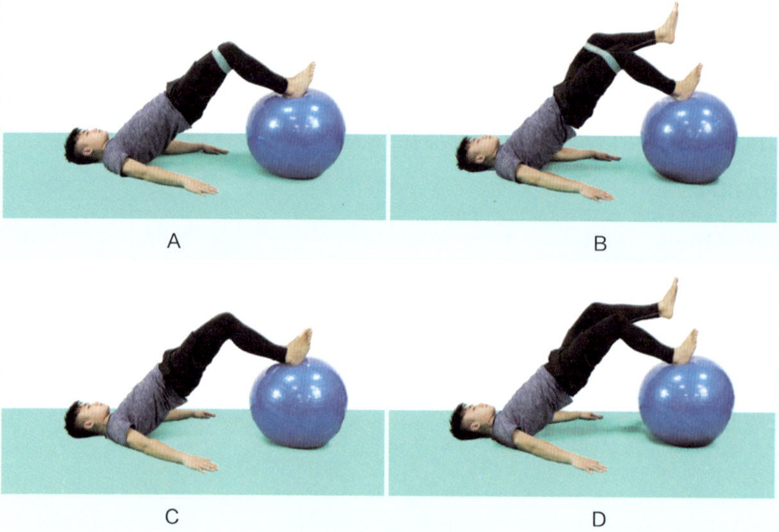

图 6-22　瑞士球臀桥

A 弹力带双腿练习；B 弹力带单腿练习；C 无弹力带双腿练习；D 无弹力带单腿练习

6.5.4　瑞士球动态仰桥

动作要领：仰卧位，双脚放在瑞士球上，抬起臀部，见图6-23A；再做10个膝的屈伸动作，见图6-23B。保持自然呼吸。

进阶或降阶：降阶，可双脚放在瑞士球上，保持直膝位，静力性练习30秒。进阶，可从无阻力练习进阶到在膝上方增加弹力带的阻力练习；可从双腿练习进阶到单腿练习，见图6-23C。

注意事项：同瑞士球臀桥。

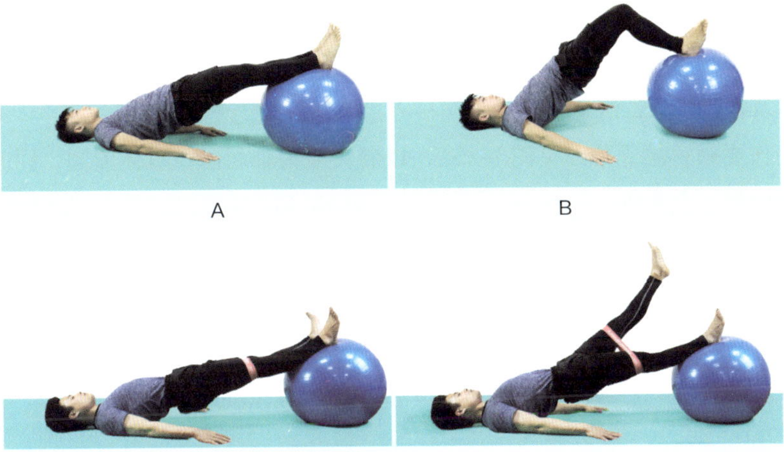

A B C D

图 6-23 瑞士球动态仰桥

A 双腿伸膝；B 双腿屈膝；C 弹力带双腿练习；D 弹力带单腿练习

6.5.5 分腿后伸动作

动作要领：将弹力带套在膝关节的上方，保持弹力带的张力，见图6-24A；一条腿支撑，另一条腿一点一点向后伸，见图6-24B。换另一侧练习。

进阶或降阶：弹力带阻力可以增加或降低。

注意事项：腿向后伸时，不是做下蹲动作，而是躯干向前倾，否则就是训练股四头肌而非臀肌。

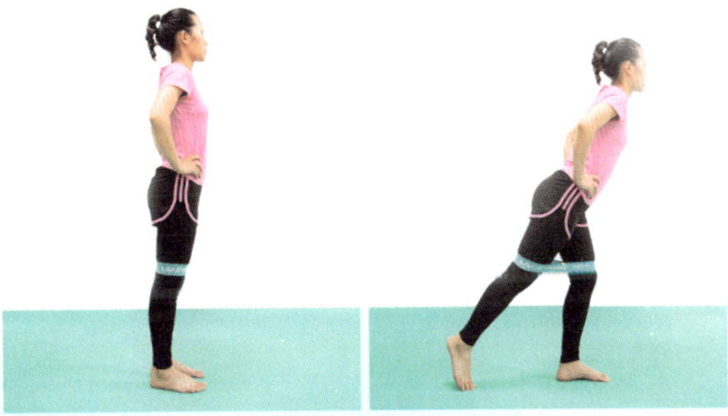

A B

图 6-24 分腿后伸动作

A 起始位；B 后伸位

6.5.6 单腿硬拉

单腿硬拉是一个“髋主导”的动作，可以帮助我们改善平衡力，增加髋关节稳定性及臀肌肌力，这个动作还强调核心稳定性。

动作要领：站立位，见图6-25A，以髋关节为轴屈髋，身体前倾，同时一侧肢体向后伸，直到躯干与地面平行，支撑腿微屈膝，见图6-25B。然后，身体回到直立姿势。换另一侧练习。

进阶或降阶：若无负重的单腿硬拉无法完成，就需要降阶，如利用悬挂绳辅助，见图6-25C，或用木棍支撑辅助，见图6-25D；也可利用滑板进行硬拉等。若能力提高就可进阶，如利用弹力带、壶铃、哑铃等增加阻力或负重，见图6-25E至图6-25H。

注意事项：在练习过程中一定要保持身体平衡，不要出现身体的摇晃，并防止肩与髋旋转。若以弹力带作为阻力，注意不要抓得太紧，否则整个上肢和肩部会变得紧张。

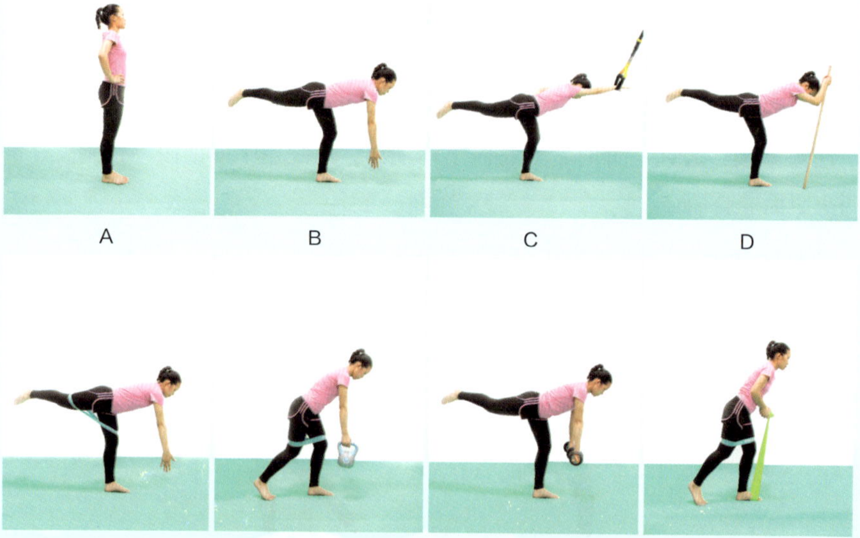

A　B　C　D　E　F　G　H

图6-25　单腿硬拉

A 起始姿势；B 无负重单腿硬拉；C 悬挂绳辅助；D 木棍辅助；E 弹力带阻力；F 弹力带阻力 + 壶铃负重；G 哑铃负重；H 弹力带阻力 + 弹力带负重

6.5.7　髋部飞机式

动作要领： 站立位，双脚并拢，双手张开，见图6-26A。以髋关节为轴屈髋，身体前倾，同时一侧肢体向后伸，像张开双翼的飞机，见图6-26B。然后，向右旋转身体，见图6-26C，再向左旋转身体，见图6-26D。换另一侧腿练习。

注意事项： 注意保持躯干中立位。

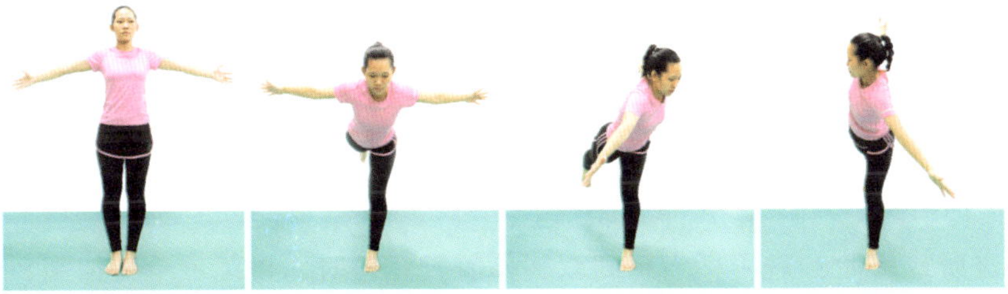

A　B　C　D

图 6-26　髋部飞机式

A 起始位；B 屈髋飞机式；C 身体向右旋转；D 身体向左旋转

6.5.8　抗阻蹲动作

这是一组以比较功能性的方式来训练臀肌的动作。

动作要领： 双手拿一条弹力带，在膝盖上方套一条弹力带，见图6-27A。弯腰去抓自己的足趾，见图6-27B，然后蹲下，膝盖要打开，双肘在双膝之间，见图6-27C；双手过头并打开，见图6-27D；站起，见图6-27E。

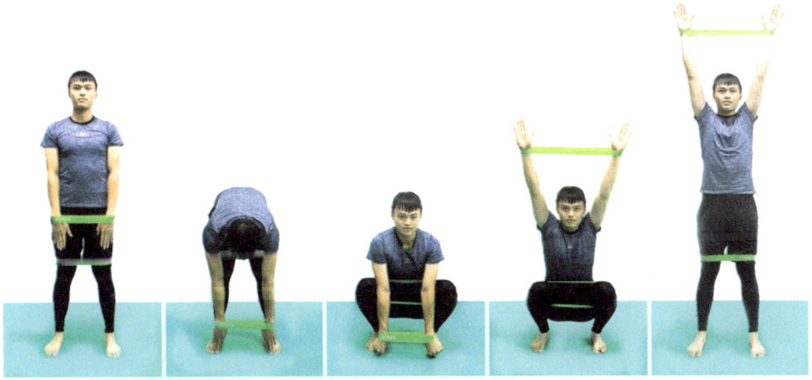

A　B　C　D　E

图 6-27　抗阻蹲动作

A 起始动作；B 弯腰抓足趾；C 下蹲；D 双手高举过头；E 站起

进阶或降阶：进阶，可增加弹力带阻力，或者增加负重。降阶，可从无负重下蹲开始，也可以降低弹力带阻力，或减少弹力带数量。

注意事项：要避免错误的动作，如膝先起动、弓背、膝内扣、膝外张等。始终保持弹力带张力。

6.5.9 弹力带抗阻伸髋

动作要领：双手握住一条弹力带，将其固定于髋部，将另一条弹力带套于膝盖上方，肩胛骨下缘靠于半平衡球上方，见图6-28A。顶髋，见图6-28B，注意膝盖不要内扣。

进阶或降阶：进阶，当感到双腿伸髋较轻松时，可练习单腿伸髋，见图6-28C、图6-28D。降阶，若感觉难度大，可以减少弹力带数量。

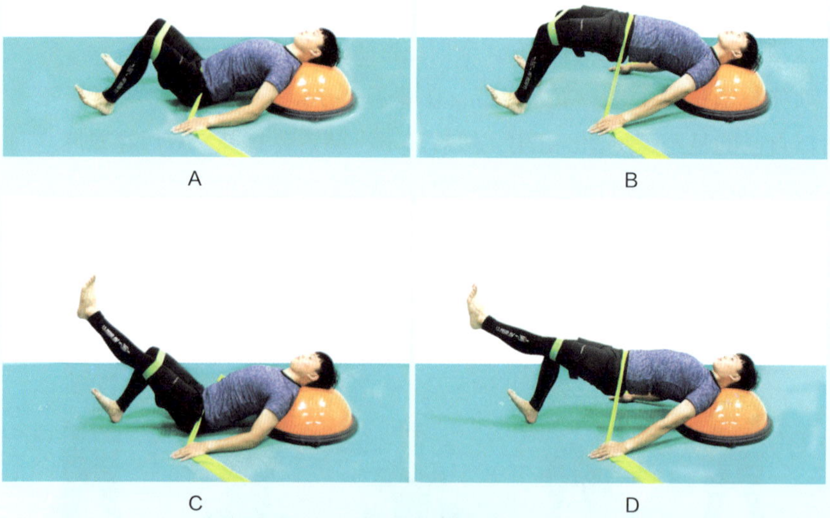

图 6-28 弹力带抗阻伸髋

A 双腿支撑起始位；B 双腿伸髋；C 单腿支撑起始位；D 单腿伸髋

6.5.10 四点跪位弹力带臀部激活

动作要领：标准四点跪位姿势，弹力带套于膝盖上方，见图6-29A。然后向侧方抬起一侧腿，见图6-29B。换另一侧练习。

进阶或降阶：可在练习者背上放置一个瑜伽砖或半泡沫轴等物体，让其完成同样的动作，见图6-29C、图6-29D，指导者可以提醒练习者注意维持躯干稳定。

注意事项：练习过程中注意姿势和呼吸，保持躯干、肩胛骨和骨盆的稳定性；尤其要注意上肢的关节共轴。

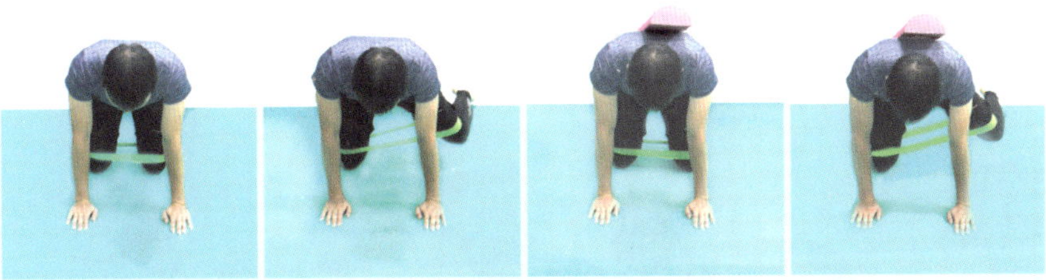

A B C D

图6-29 四点跪位弹力带臀部激活

A 起始位；B 侧向抬腿；C 背上置物起始位；C 背上置物侧向抬腿

6.6 四点撑地对角起（+）

四点撑地对角起测试（+）时，可以选择本节的核心稳定性练习。这些练习有俯卧位、仰卧位、跪位、坐位、站立位的，训练时要循序渐进，多注意观察练习者的动作质量、姿势和呼吸，以选择适当难度的动作。没有好的支撑，脊柱就很难保持在中立位。本节有许多手支撑的动作，所有用手支撑的动作都要注意头、肩胛骨、胸廓及脊柱的位置，以及肩胛骨和骨盆的稳定性。如若发现肩胛骨翘起、内收，多是肩胛骨稳定性不足、没有良好的关节共轴引起的。不要耸肩，肩外旋的同时前臂要能旋前，肘要伸直；手要张开，做全手掌支撑，而不是只用掌跟或者小鱼际侧支撑；头向上顶以延长脊柱。若经过提醒仍然无法自行纠正，请参阅8.8的内容。

6.6.1 瑞士球脊柱稳定性练习

利用瑞士球练习脊柱稳定性的动作非常多，有各种体位的练习，包括仰卧位、侧卧位、俯卧位、坐位、站立位等。这里介绍一种四点支撑跪位练习。

动作要领：将瑞士球置于墙边，俯卧位，四点跪位，将臀部顶在球上，见图6-30A。向垂直于墙面的方向坐球，同时抬起一只手，见图6-30B，保持这个姿势1~2秒，然后回到起始位。一只手臂反复起落5次。换另一侧手臂练习。

进阶或降阶：最容易出现的错误是脊柱不能保持稳定或塌腰，可以在练习者背上放一个半泡沫轴、瑜伽砖或毛巾卷等物体，或指导者给练习者腰部一个向下的压力，以提醒练习者纠正错误动作。体位同上，在背上放一个半泡轴，见图6-30C，然后再坐球抬手，见图6-30D。

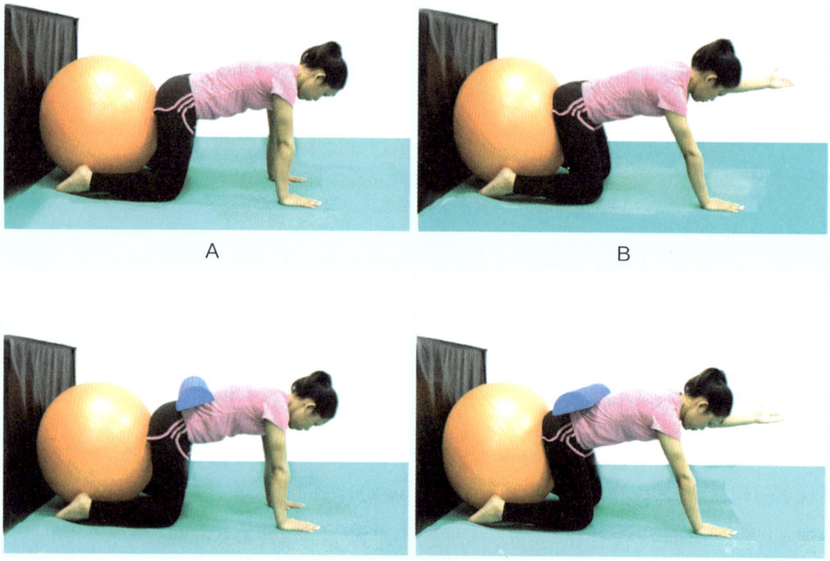

图 6-30 瑞士球脊柱稳定性练习

A 起始位；B 坐球抬手；C 背半泡轴起始位；D 背半泡轴坐球抬手

注意事项：向后坐瑞士球时，注意脊柱中立位。抬起手时要注意将掌心向上。骨盆处于前倾位就会出现腰椎过伸的现象，因此出现塌腰现象时，要注意调整骨盆的位置。经提醒，若练习者仍然出现塌腰的现象，指导者可以帮助其将前倾的骨盆调整至中立位，然后让其保持在这个位置上，感受这种姿势与塌腰时身体的发力有什么不同，并记住在正确位置下的感觉，让练习者了解感觉正常了位置也就正常了。通常是腹部发力，若出现腰背部的发力，甚至出现疼痛，就是错误的。经过提醒若仍然无法自行纠正，请参阅8.8的内容。

6.6.2 熊爬

爬行是对侧模式的运动，有脊柱侧弯的儿童对侧模式受损，会出现同侧模式的爬行。因此爬行既可以训练，也可以评估。爬行中最常见的错误是双手和双足配合不好，时序出现错误，如同手同脚爬行，手和足不能同时落地等；躯干稳定性差，如矢状面上的上下起伏、水平面上的转动或额状面上的左右摆动等身体晃动过大的问题。

爬行对提高核心稳定性的作用是毋庸置疑的，它还能改善全身协调性，提高心肺功能。各种爬行和向各方向的爬行都是不错的选择，如熊爬、蜘蛛爬、蜥蜴爬等。这里介绍婴儿最常用的爬行方式——熊爬。

动作要领：俯卧位，以双手及双脚四点撑地，面向地面或微抬起，见图6-31A，然后向前、向后、向左、向右各方向爬行，保持身体稳定。前进时对侧手脚一起移动（如右手和左脚一起向前或向后），前进力量主要靠双脚。若爬行过程中出现塌腰，可在背上放一定重量的物体，如药球，见图6-31B，以提醒练习者收紧腹部。

进阶：可用弹力带给予助力或增加阻力，见图6-31C。在背上放上瑜伽砖、球等可增加爬行难度。也可以在半泡沫轴上爬行，以增加不稳定性并减少支撑面积，见图6-31D。

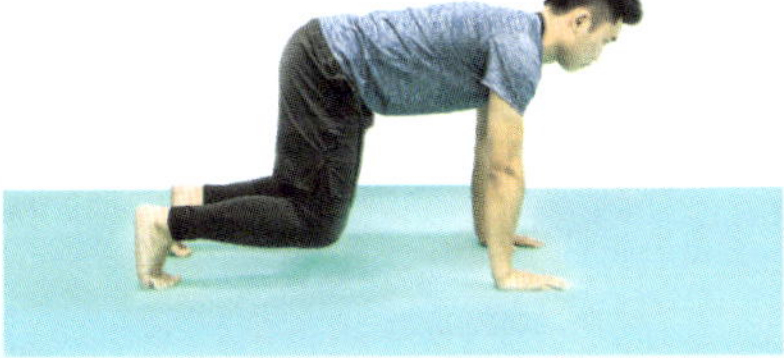

A

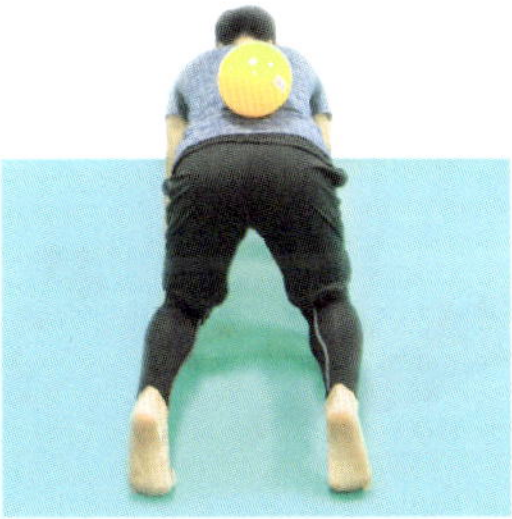

B

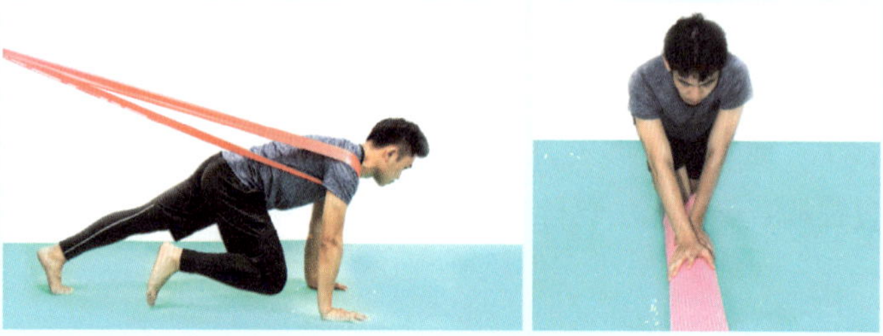

C　　D

图6-31　熊爬

A 熊爬起始位；B 背球爬行；C 弹力带阻力爬行；D 半泡沫轴上爬行

注意事项：双膝不要跪地，不要塌腰和拱背。上肢保持推的动作，不要出现肩胛骨翘起的现象。无论前进或后退，都建议一步一步移动。

6.6.3　瑜伽砖俯卧支撑

对于儿童来说，做肘屈伸的俯卧撑动作有一定的难度，因此可以让他们保持俯卧支撑伸肘位的姿势做动作。

动作要领：俯卧位，双手、双脚支撑，双手在肩的正下方，躯干保持一条直线，背上放置一块瑜伽砖，见图6-32A；保持俯卧双手支撑位，抬起一侧手放在对侧肘关节处做单手俯卧支撑，见图6-32B；换另一侧手支撑，见图6-32C。每个支撑位保持5秒。

进阶或降阶：瑜伽砖是一个很好的指示剂，增加难度时可将瑜伽砖竖起来，降低难度时可将瑜伽砖放平，或者不使用瑜伽砖。给腰部增加一定的负荷可增加难度，将双脚分开一些可降低难度。可先从静力性支撑开始，再进阶到双手支撑和单手支撑的转换。

注意事项：注意保持正确姿势及正常呼吸。身体的重心不要有侧方移动或者旋转。

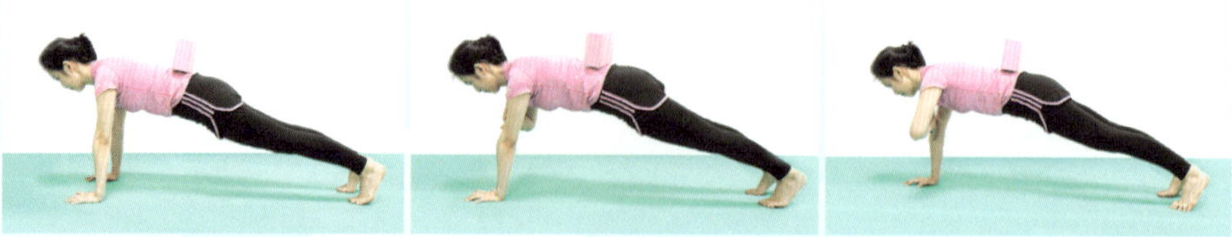

A　　B　　C

图6-32　瑜伽砖俯卧支撑

A 双手支撑；B 左侧单手支撑；C 右侧单手支撑

6.6.4 平板支撑

这是一个经典的核心稳定性练习。

动作要领：俯卧位，用前臂和双脚支撑，做平板支撑。此时上臂垂直于地面，躯干伸直，头部、肩部、髋部和踝部保持在同一平面，腹肌收紧，盆底肌收紧，眼睛看向地面，保持均匀呼吸，见图6-33A。

进阶或降阶：可通过伸出腿或手来增加难度，如伸单手，见图6-33B；伸单腿，见图6-33C；对手对脚伸展，见图6-33D。也可在背上放瑜伽砖、球等。

注意事项：注意保持正确姿势及正常呼吸。在伸手或伸腿过程中，要保持身体的稳定，不要有重心的侧移或旋转。

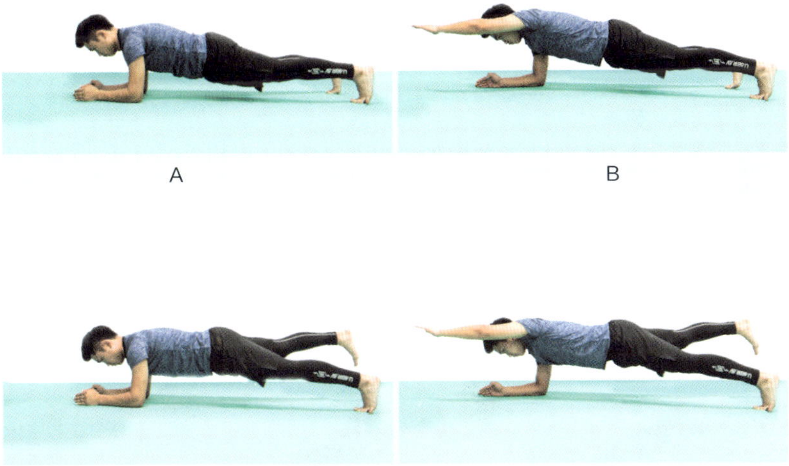

A　　B

C　　D

图 6-33　平板支撑

A 四点支撑；B 伸手；C 伸腿；D 对侧手脚一起伸展

6.6.5 平板支撑与俯卧支撑转换练习

动作要领：从平板支撑开始，将瑜伽砖、球或半泡沫轴置于腰背处，见图6-34A。保持身体稳定的情况下，上肢发力伸肘，从平板支撑转换为俯卧支撑，见图6-34B。5次转换为一组。

注意事项：注意保持姿势稳定及正常呼吸。

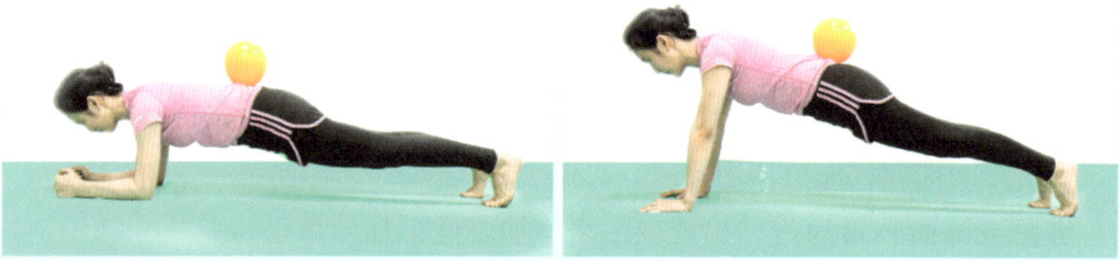

A　　B

图6-34　平板支撑与俯卧撑转换练习

A 平板支撑；B 俯卧支撑

6.6.6　瑞士球画圈

能在瑞士球上保持稳定后，可以做这个动作。

动作要领：平板支撑位，双足分开与肩同宽，前臂支撑在瑞士球上，见图6-35A。前臂带动瑞士球向顺时针和逆时针方向画圈，也可以向前、向后、向左、向右画。

进阶或降阶：进阶，可逐渐增加画圈的幅度，也可在背上放置瑜伽砖、药球等，见图6-35B；还可用单腿支撑，但这个动作对儿童来说难度非常大，见图6-35C。降阶，可只做静力性平板支撑，也可增加两脚之间的距离。

注意事项：注意保持姿势稳定及正常呼吸。

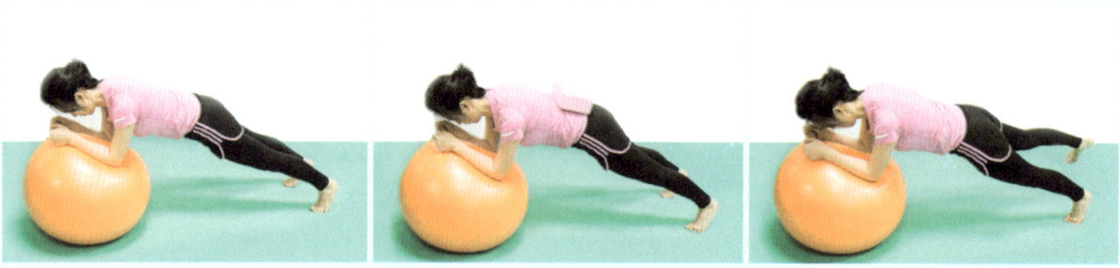

A　　B　　C

图6-35　瑞士球画圈

A 起始位；B 背上放瑜伽砖；C 单脚支撑

6.6.7　环形绳梯爬行

动作要领：俯卧撑姿势，身体与绳梯垂直，右手置于第一个方格下方，左手伸入第一个方格，见图6-36A；右手随后跟进，见图6-36B。然后，左、右手再依次“走”出梯子。双手反复进出梯子，最终“走”出最后一格梯子。双手向下一格梯子行进的过程中，脚也要跟进，使身体横向移动。

进阶或降阶：若能力足够，可在爬行到绳梯最后一格时增加俯卧撑动作。移动的距离可以逐渐增加。

注意事项：移动过程中，注意保持姿势稳定和正常的呼吸。

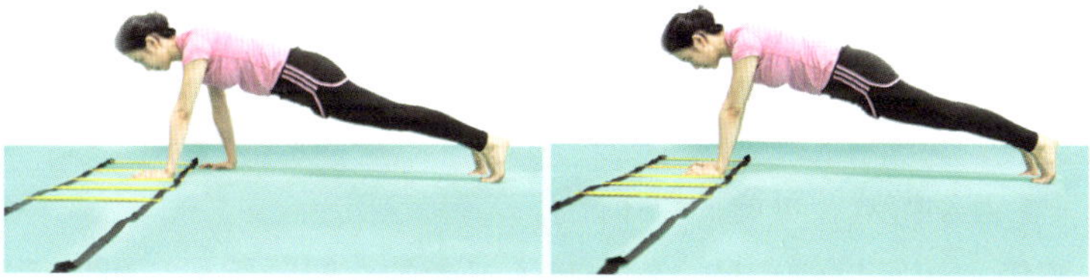

A B

图6-36 环形绳梯爬行
A 左手移进梯子；B 右手跟进梯子

6.6.8 抗阻力练习

这是一个双人互动式的练习，能有效激活核心肌群，也非常安全。

动作要领：练习者保持各种体位，同伴在不同部位给予不同方向的阻力，测试在一定时间内练习者能否抵抗阻力保持原姿势。①俯卧位：练习者用双上臂和腹部或耻骨支撑，同伴去推拉时保持不动，见图6-37A；②仰卧位：练习者四足朝天（直腿、屈膝均可），同伴可在腿部、手臂处增加阻力，见图6-37B；③四点支撑位：同伴可选择练习者的不同部位施加阻力，见图6-37C；④单膝跪位：可采用宽距或窄距单膝跪位，见图6-37D。⑤坐位，见图6-37E；⑥站立位：在身体前倾测试（+）中已有介绍。⑦仰卧位抱球：练习者抱紧球，同伴拨动球，练习者身体始终保持不动，见图6-37F。

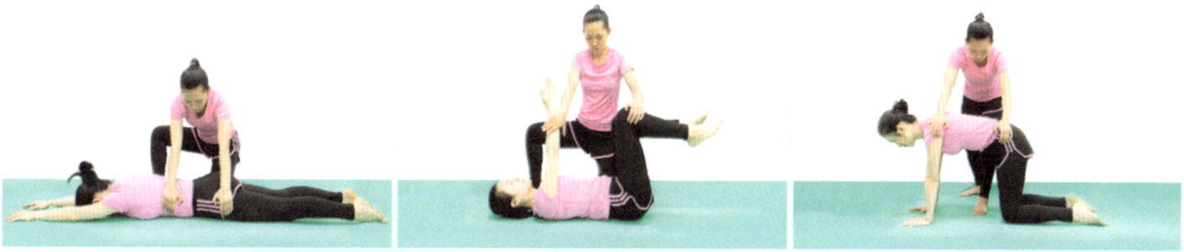

A B C

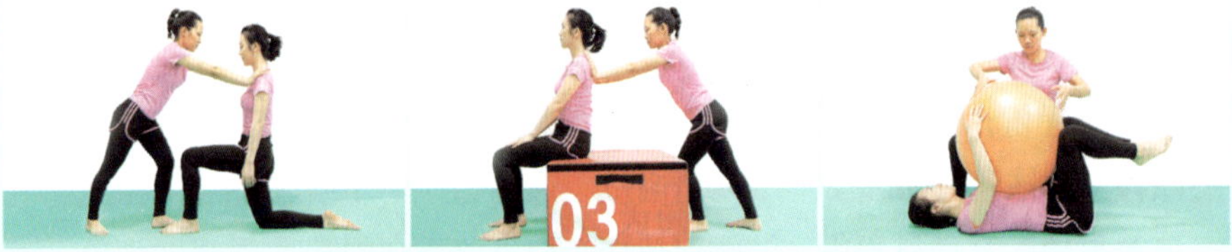

D　　E　　F

图 6-37　抗阻力练习

A 俯卧位；B 仰卧位；C 四点支撑位；D 单膝跪位；E 坐位；F 仰卧位抱球

6.6.9　双人互助爬行

这是一个互动游戏，可增加趣味性。

动作要领：俯卧撑位，另一人抬起练习者的双腿，练习者可向不同方向爬行，见图6-38A。

进阶：练习者在爬行一段距离后增加俯卧撑动作，见图6-38B；练习者保持俯卧撑的姿势，抬腿的人忽然松开一只手，见图6-38C，可从给提示过渡到不给提示。

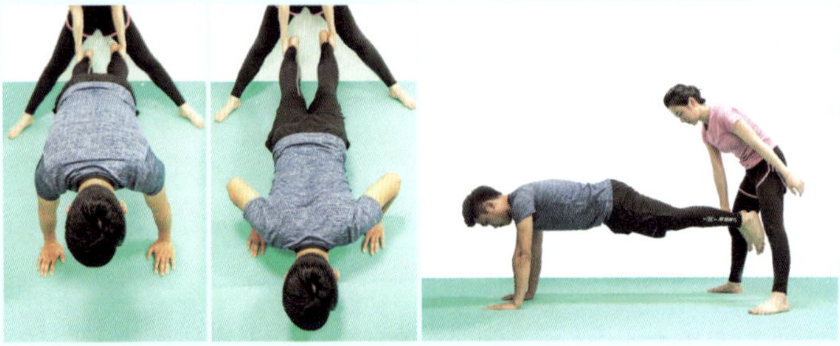

A　　B　　C

图 6-38　双人互助爬行

A 爬行；B 俯卧撑；C 松开一只手

6.6.10　双人互助下蹲

这是一个双人互动式的练习，能有效激活腹肌，同时训练下肢力量。

动作要领：两人面对面，互相拉手。可单手或双手互握，拉紧后再下蹲，见图6-39。单手互握下蹲是躯干旋转肌的练习。

注意事项：相互要拉紧，要感到腹肌激活后再下蹲。

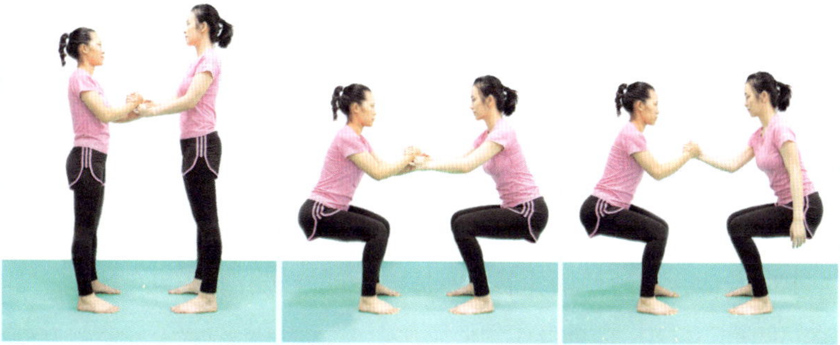

A　　　　B　　　　C

图 6-39　双人互助下蹲

A 起始位；B 双手互握下蹲；C 单手互握下蹲

6.6.11　农夫行走

动作要领：可双手或者单手提重物，重物总重量逐渐增大（起始重量为1~2千克）。练习者在保持核心稳定的状态下行走。行走期间手可以放在任何位置，如持壶铃高举过头，见图6-40A；单手持壶铃至肩高度，见图6-40B；单手持壶铃至体侧，见图6-40C；也可以将壶铃换到另一个手上，或者双手持壶铃走，见图6-40D。大约走5~10分钟，或者至动作开始变形，无法保持核心稳定。

注意事项：行走过程中注意保持良好姿势和动作。如有内、外八字脚者，要注意保持正确的步态。

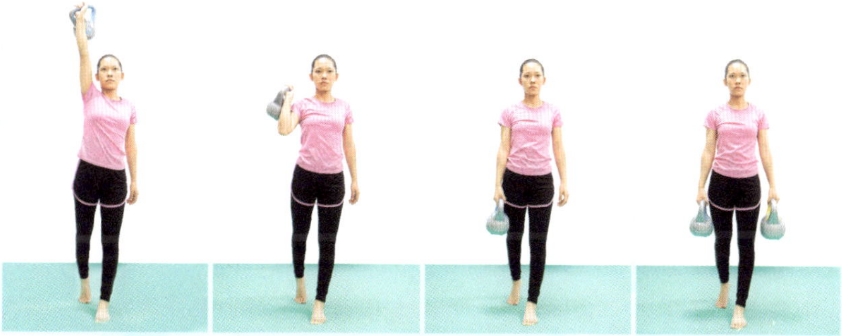

A　　　　B　　　　C　　　　D

图 6-40　农夫行走

A 单手持壶铃举过头；B 单手持壶铃至肩高度；C 单手持壶铃至体侧；D 双手持壶铃

6.6.12 上身滚动

滚动练习是多部位配合的练习，需要核心控制能力。上身滚动，是由上肢、头颈及核心发力带动的练习。

动作要领：以向左侧上肢带动滚动为例，仰卧位，双手高举过头，将左手抬离床面向右侧够，同时颈部屈曲并向右侧旋转将头带离床面，核心发力带动上半身做向右侧的滚动，见图6-41A，直至身体到俯卧位。然后，再从这个位置开始，将左手向后伸，同时颈椎伸展，身体向左侧旋转，躯干发力带动上半身做向左的滚动，见图6-41B，直至身体到仰卧位。

注意事项：上身滚动过程中，只有上半身发力，下肢不能发力。

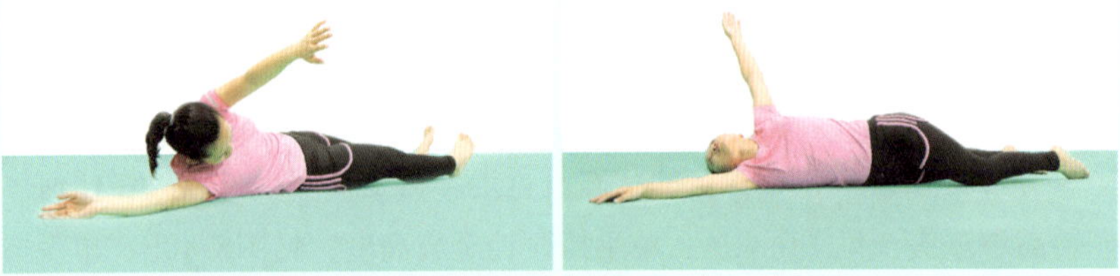

A　　B

图 6-41　上身滚动

A 从仰卧位至俯卧位；B 从俯卧位至仰卧位

6.6.13 下身滚动

这个动作是核心发力带动的练习。

动作要领：以左侧下肢带动滚动为例，仰卧位，双手高举过头，左腿内收、内旋、屈髋并抬离床面。核心发力带动身体向右滚动，见图6-42A，直至身体到俯卧位；然后，从俯卧位开始，髋关节外展、伸展、外旋，带动核心发力，将身体向左后滚动，见图6-42B，直至身体到仰卧位。

注意事项：下身滚动过程中，只有下半身发力，上肢和头颈部不能发力。

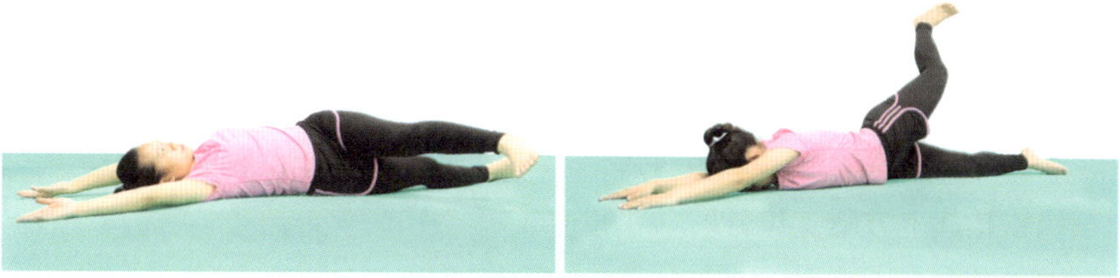

A　　　　B

图 6-42　下身滚动
A 从仰卧位至俯卧位；B 从俯卧位至仰卧位

6.6.14　多人脚传球游戏

动作要领：集体游戏，可以分成几组进行比赛。练习者仰卧位屈膝屈髋，竖躺成排，见图6-43A；排在最后的练习者用双脚夹球举过头，递到前一位练习者的脚上，见图6-43B，接到传球后，再依次向前位传球，见图6-43C，直到将球传到第一位练习者。然后将球以同样的方式传回来。看哪一组传递得最快。

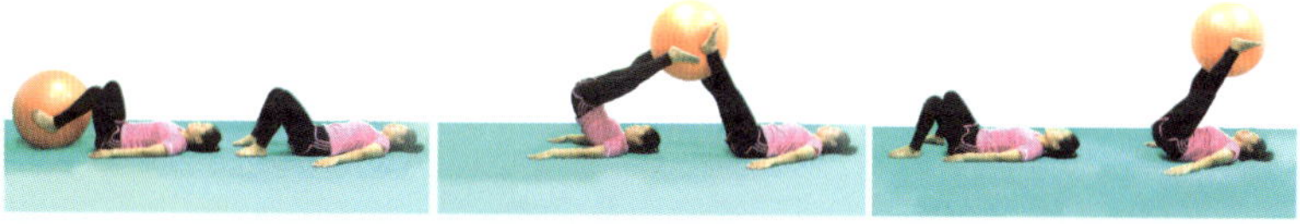

A　　　　B　　　　C

图 6-43　多人脚传球游戏
A 准备动作；B 传接球；C 传球

6.7　侧桥（+）

侧桥测试（+）时，可以选择本节的练习来提高体侧链的控制能力。

6.7.1　五级侧桥练习

这是一系列动作的组合练习，每个动作都可以单独拿出来训练，多个动作叠加使难度逐级递增。该练习共分为五级，可一级一级地练习直到完成最高级。随着能力的提高，儿童可以体会到自己在不断地进步，同时又能确立下一个目标。

因此，这个练习既是训练，也是测试。

动作要领： 侧卧位，上身用肘支撑，下身用膝或足支撑，使躯干离开地面，身体成一条直线。

一级：双膝支撑5秒，见图6-44A；

二级：双足支撑5秒，见图6-44B；

三级：抬起上方腿支撑5秒，见图6-44C；

四级：抬起上方腿向后、向前踢各5个，见图6-44D；

五级：侧桥转体（有能力者可抬起上方腿后做转体）5个，见图6-44E。

换另一侧，重复同样动作。

注意事项： 在练习过程中，始终保持侧桥姿势，中间不能换腿。骨盆一定要保持中立位。在做侧桥时，要注意保持支撑侧肩关节的共轴。肩胛骨要贴在胸壁上，不要有耸肩、圆肩及肩胛骨明显翘起的现象。若支撑时感觉肩很累，多是因为肩胛骨不稳定，没有很好的关节共轴。之后所有上肢侧方支撑的动作均要注意这一点。练习者若经过提醒仍然无法自行纠正，请参阅8.8的内容。

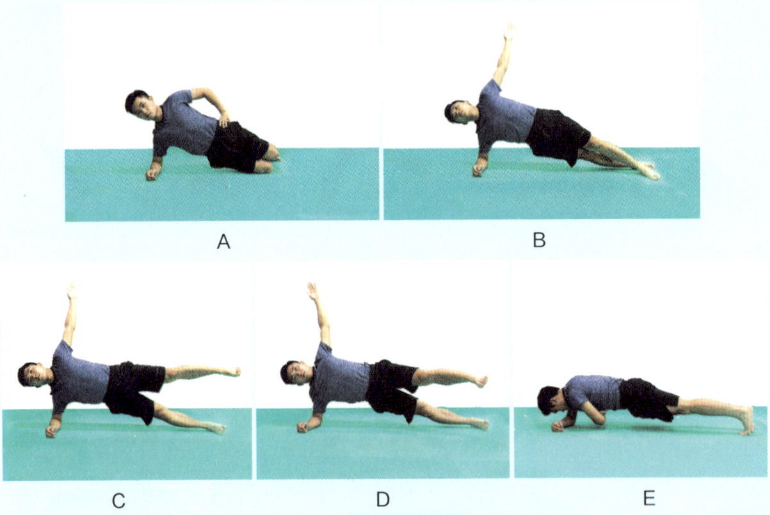

图6-44　五级侧桥练习

A 双膝支撑；B 双足支撑；C 抬起上方腿；D 上方腿向前、后踢；E 转体

6.7.2 平板支撑与侧桥转换练习

能做好单臂平板支撑和侧桥后，就可以做这个练习。

动作要领：平板支撑开始，瑜伽砖置于背上，一只手将瑜伽砖从背上取下，见图6-45A；再向侧方平举，见图6-45B；然后转身做侧桥，手要尽量向上，见图6-45C。换另一侧练习。记录在瑜伽砖掉下来之前练习的次数。

进阶或降阶：可以将瑜伽砖竖起来，使支持面变小，难度增大，反之难度降低。

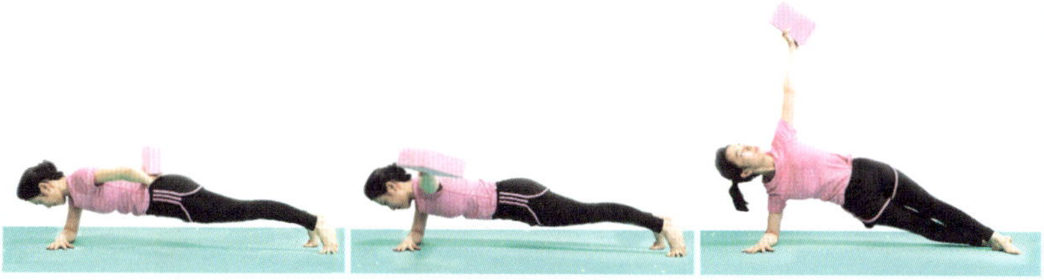

A B C

图6-45 平板支撑与侧桥转换练习
A 取瑜伽砖；B 侧平举；C 侧桥

6.7.3 侧桥多人游戏

可以两人游戏，一个侧桥一个钻；也可以多人游戏，首尾相连。

动作要领：多人排成一排，做侧桥，从最后一个人开始，从桥下向前钻，见图6-46；当其穿过最前面一个人桥时，在最前面做侧桥动作。后面的人依次做同样的动作。换另一侧支撑练习。

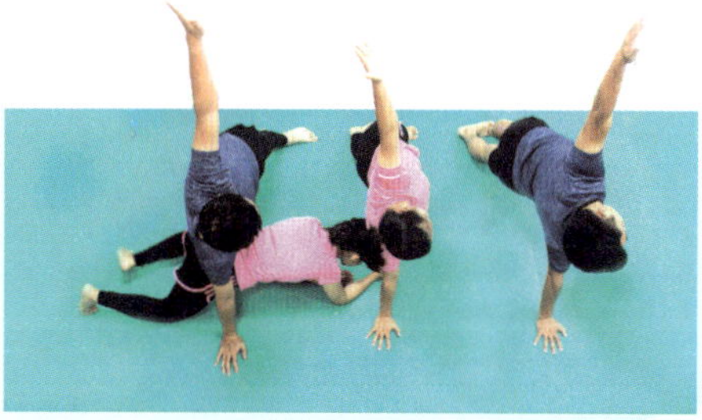

图6-46 侧桥多人游戏

6.8 坐起测试（+）

坐起测试本身可以作为练习动作，本节再介绍另外两种坐起练习和一种从卧位到站立位的练习——捷克起立。捷克起立为负重下的练习方法。

6.8.1 转身坐起

动作要领：从一侧双90度坐开始，见图6-47A；依次完成双膝跪，见图6-47B；转身向前单膝跪，见图6-47C；站立，见图6-47D；向后单膝跪，见图6-47E；双膝跪，见图6-47F；回到起始双90度坐，见图6-47G；然后双腿转换方向到另一侧双90度坐，见图6-47H；另一侧重复相同的动作。

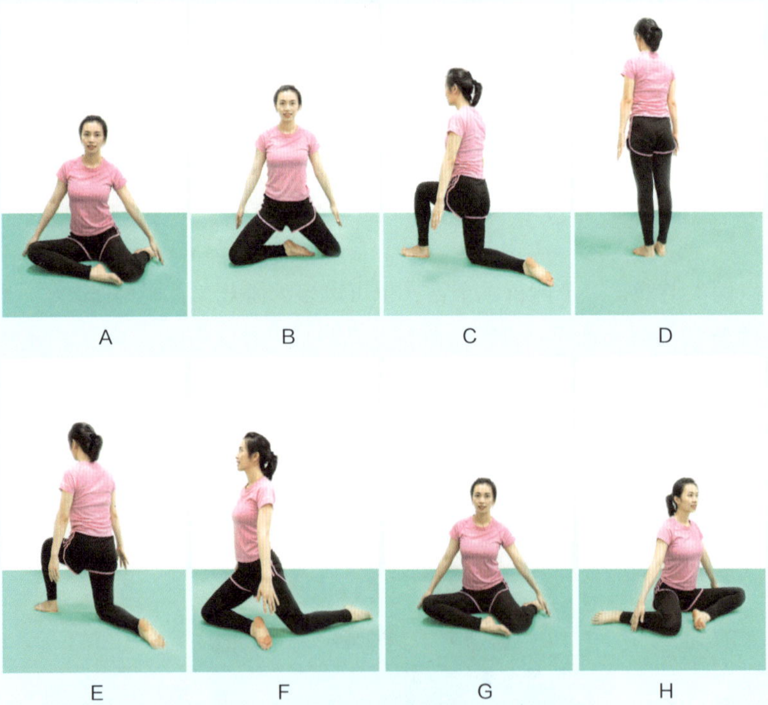

图6-47 转身坐起

A 右侧双 90 度坐；B 双膝跪；C 左腿向右迈步成单膝跪位；D 右腿向前迈步至站立；E 右腿后撤至单膝跪位；F 左腿后退至双膝跪位；G 回到右侧双 90 度坐；H 转换双膝至左侧双 90 度坐

6.8.2 直线坐起

动作要领： 从一侧双90度坐开始，见图6-48A；依次完成双膝跪，见图6-48B；向前单膝跪，见图6-48C；单足站立，另一条腿做高抬腿，见图6-48D；向后撤至单膝跪位，见图6-48E；双膝跪，见图6-48F；回到一侧双90度坐，见图6-48G。换另一侧做同样的动作。

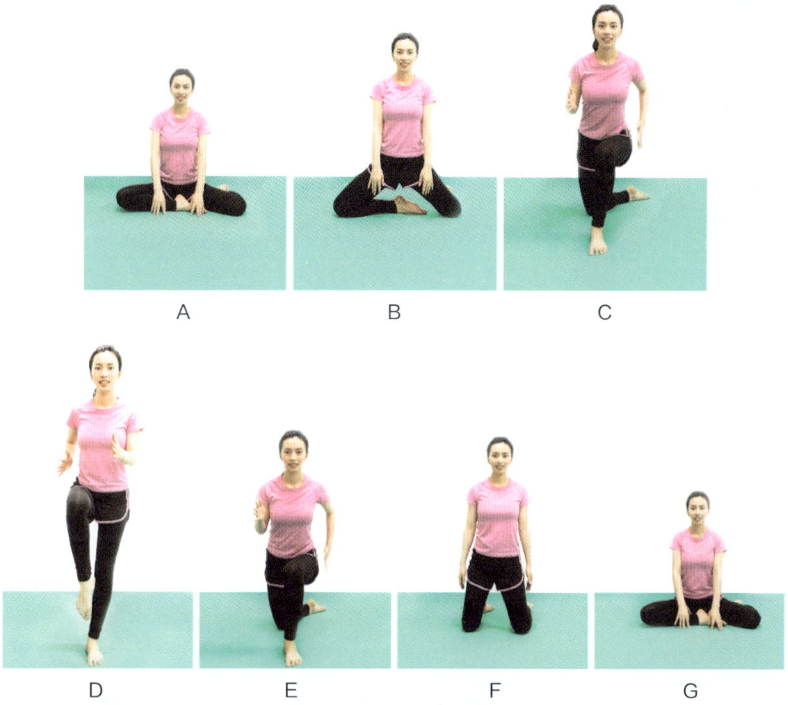

图6-48 直线坐起

A 右侧双 90 度坐；B 双膝跪位；C 左腿向前迈步成单膝跪位；D 右腿抬起至屈膝屈髋 90 度；E 右腿后撤至单膝跪位；F 左腿后退至双膝跪位；G 回到右侧双 90 度坐

6.8.3 捷克起立

三屈姿势下有良好的呼吸，宝宝起身（见7.3.6.4的内容）等动作均做得很好的儿童，就可以练习捷克起立。因为捷克起立有一定的负重，能够很好地激活核心肌群，训练理想的稳定策略。使用姿势的原理与DNS（动态神经肌肉稳定技术）和运动发育学的原理一致。对于学龄前儿童来说，可以使用儿童用的沙袋壶铃或者注水壶铃。

动作要领：起始姿势为双手持壶铃侧躺，见图6-49A；仰卧姿势为保持壶铃紧贴胸廓从侧躺转向仰卧，双手发力将壶铃上推至一侧肩的正上方，此时，肘关节微屈，手腕轻微桡屈，手掌微张开，屈髋45度、屈膝约90度、踝背屈，以足跟、背部、头部为支撑点，见图6-49B，在这个姿势下，建立矢状面稳定性；三

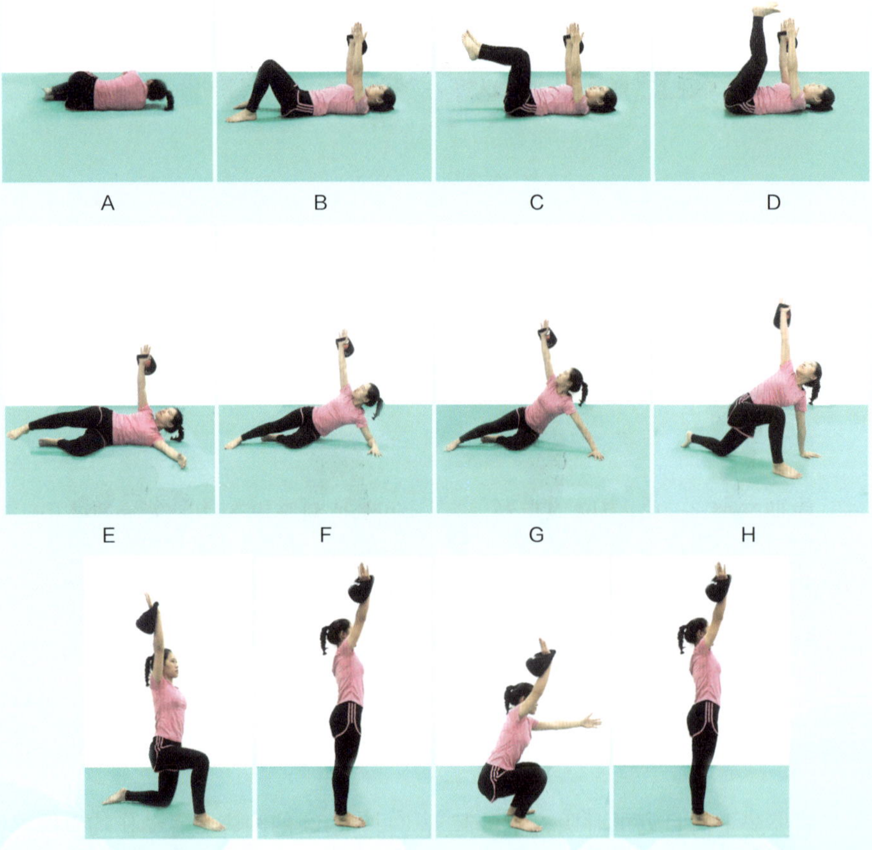

图6-49　捷克起立

A 起始姿势；B 仰卧位姿势；C 三屈曲姿势；D 仰卧姿势；E 半翻转；F 低斜坐位；G 高斜坐位；H 三点撑地姿势；I 高跪位；J 站姿；K 深蹲姿势；L 再站起来

屈姿势为抬起双腿至髋、膝、踝屈曲姿势，见图6-49C。

在整个活动过程中，膈肌和盆底肌保持平行，呼吸功能和稳定功能协同工作，这个姿势常在婴儿3~4个月时出现；仰卧姿势：维持腹内压，缓慢将骨盆抬离地面，但髋部和下肢保持不动，直到胸腰联合处成为支撑点，见图6-49D；这个姿势常在婴儿6个月时出现；半翻转：从仰卧姿势开始，用手臂和髋部支撑，进行翻转运动，至身体侧卧位。同时，壶铃的对侧髋应外展、外旋，并微伸展，准备进行支撑，见图6-49E，这个姿势常在婴儿5个月时出现；低斜坐位：继续翻转，直到前臂支撑，肘关节在肩关节的正下方。支撑侧的髋和膝应该部分屈曲，对侧髋和膝也屈曲，整个脚踩在地上，见图6-49F，这个姿势常在婴儿7个月时出现；高斜坐位：肘关节伸直变为手撑，此时，腿不动，用臀中肌和髋部进行支撑，见图6-49G，这个姿势常在婴儿8个月时出现；三点撑地姿势：支撑侧的髋关节应该外展、伸并外旋，将骨盆抬离地面，同时，上侧腿向前迈出一大步，直到三点撑地姿势，见图6-49H，这个姿势通常在婴儿9~11个月出现；高跪位：将支撑手离开地面，变为只用膝和足支撑的高跪位姿势，见图6-49I，这个姿势一般在婴儿10个月时出现；站姿：从高跪位姿势转到站姿，见图6-49J，动作过程中要始终维持关节共轴和理想的稳定状态，这个姿势一般在婴儿12~14个月出现；深蹲姿势：从站立位下蹲到深蹲姿势，见图6-49K，并维持肩关节共轴和脊柱的理想稳定状态，深蹲姿势一般在婴儿10~12个月以后才出现。从深蹲姿势，再站起来，见图6-49L，然后倒着完成整个动作，最终回到最初的起始姿势。

7 功能动作练习

根据结构与功能评估的结果，在本部分找到相应的训练动作，对阳性指标进行干预。

练习目标：使外周结构的功能正常化；使紧张和薄弱的肌肉恢复平衡；改善外周本体感觉信号的传导，激活控制协调、姿态和平衡的系统，从而改善中枢神经系统的控制和程序；增强协调性动作模式的持久性。

7.1 足

足部的本体感觉输入信号对维持姿态非常重要，重新建立良好的感觉信息输入可以从足部练习开始，建议赤脚做动作。

7.1.1 旋前测试（+）

旋前测试（+），说明足弓不会向下塌。这种情况既可以在高弓足患者身上发现，也可以出现在足弓正常的人群中。旋前练习可以从多个关节进行调节，帮助足弓下压、跟骨内倾及胫腓骨内旋。

动作要领：练习者双脚一前一后站立，见图7-1A，身体前倾，重心从后向前移至前侧腿上，见图7-1B。指导者在练习者前侧腿的同侧操作，帮助练习者做足的旋前：①指导者抓住练习者第一趾骨的位置，鼓励练习者身体前倾的时候将第一趾骨向下压，指导者的手只需要轻轻碰着练习者的足即可，见图7-1C；②指导者将手放到练习者跟骨的两侧，在练习者身体重心前移时，轻推跟骨，使其向内倾斜，见图7-1D；③指导者握住小腿引导练习者胫骨、腓骨向内旋转，见图7-1E。共做2～3分钟，练习者完成后来回走几圈，再做单足站立测试，可能平衡感会变好。然后做旋前测试。在练习者重心向前移动时，可以看到第一趾骨被拉长，说明此时足的弹性能力可以被利用。

若经过旋前练习，足还不能旋前，则可用关节松动术松解僵硬的关节。

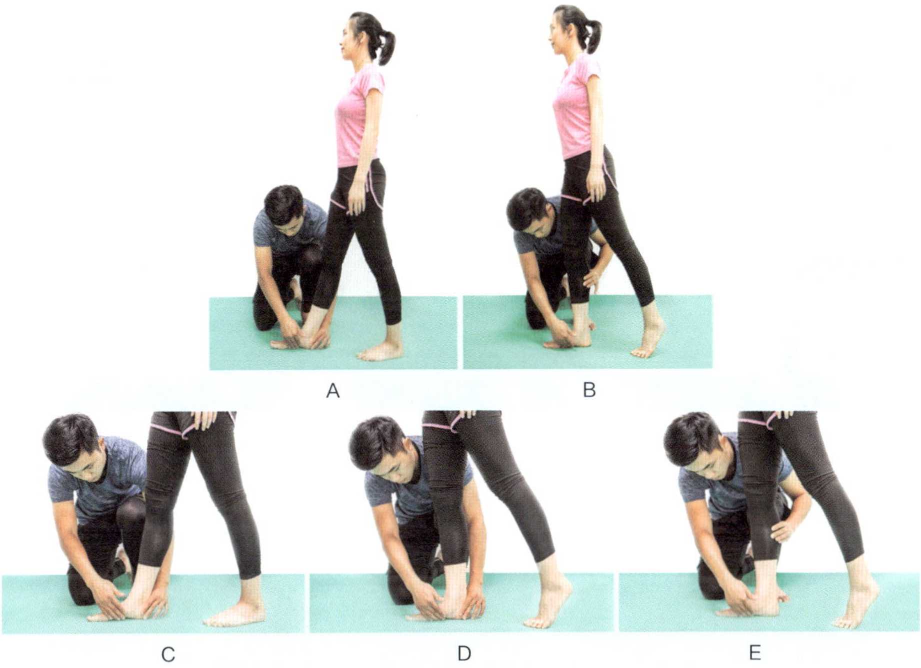

图 7-1 旋前练习

A 起始位；B 身体重心向前移动；C 第一趾骨下压；D 跟骨内倾；E 胫腓骨内旋

7.1.2 旋后测试（+）

旋后测试（+），说明足弓没有弹性，无法弹起来。这种情况既可以在扁平足患者身上发现，也可以出现在足弓正常的人群中。旋后练习可以从多个关节进行调节，帮助足弓回弹、跟骨外倾及胫骨、腓骨外旋。

动作要领：起始位与旋后测试相同，以左侧脚为例，左足在后，脚尖朝前，右脚在前呈内八字状态，见图7-2A。然后，练习者向左侧转身，以骨盆带动足的旋后，见图7-2B，指导者在练习者的后面进行以下操作：①在练习者身体向左转后，鼓励练习者进行足底外缘的侧线活动，即将第五跖骨和跟骨之间的空间打开，指导者可用两手帮助其分开，见图7-2C；②指导者双手握住练习者的跟骨，在练习者身体向左旋转时引导跟骨向外倾斜，见图7-2D；③引导胫骨、腓骨慢慢地向外旋，见图7-2E。反复2~3分钟。完成后，让练习者光脚走一走，其也会试图建立足弓。可以再做单足站立测试，可能平衡感会变好。

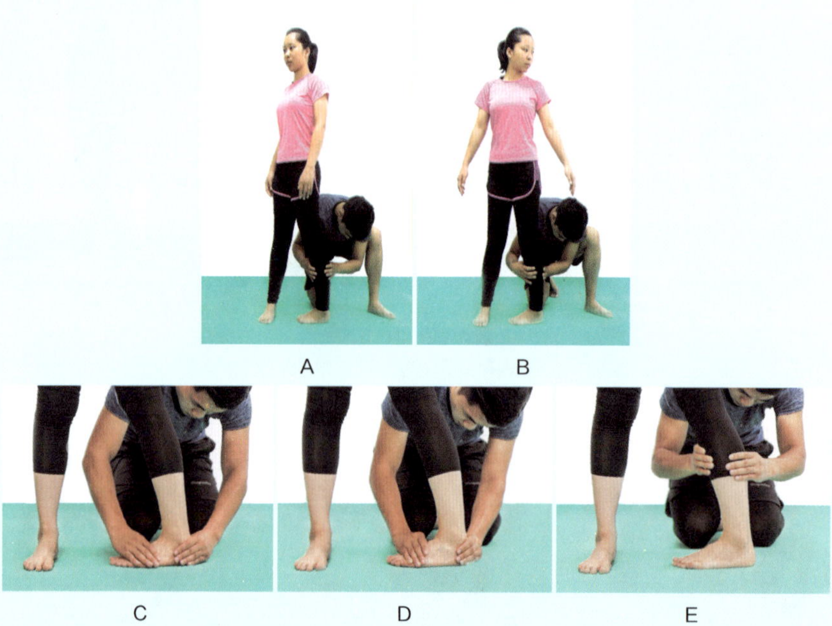

图 7-2　旋后练习

A 起始姿势；B 转体；C 打开足底外缘侧线；D 跟骨外倾；E 胫腓骨外旋

建立足弓的方法将在8.1扁平足与高弓足一节中重点介绍。

7.1.3　提踵测试（+）

提踵测试（+）时可做提踵练习。

动作要领：双脚提踵，站立位，双腿分开与肩同宽，先做10个直膝提踵，再做10个屈膝提踵。单脚提踵，单脚站立位，先做5个直膝提踵，见图7-3A；再做 5 个屈膝提踵，见图7-3B。也可踮脚尖走路。

进阶：可在半泡沫轴或者平衡软踏上做提踵练习，见图7-3C；可在泡沫轴上向前走、向后退，或者向左、向右侧方行走，见图7-3D；可增加负重，如手持壶铃、哑铃等。为了增加趣味性，可将半泡沫轴排成排进行比赛；也可在赛道上增加障碍物，跨过低的障碍物，或从悬空的高障碍物下面钻过等。

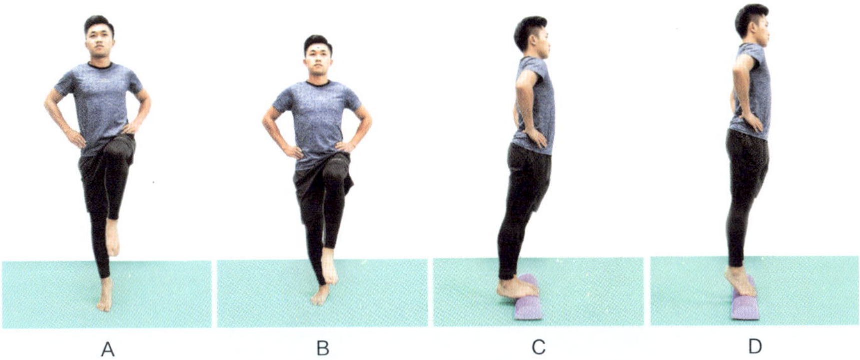

图 7-3 提踵练习

A 单脚直膝提踵；B 单脚屈膝提踵；C 半泡沫轴双脚提踵；D 半泡沫轴侧走

7.1.4 踝背屈灵活性测试（+）

外八字脚和扁平足患者，很多人踝背屈是受限的，想要纠正这种不良姿势，就要先将踝背屈角度提高至正常。

提高踝背屈能力的练习方法很多，这里只介绍两种，即单膝跪地抛掷和单膝跪位运壶铃。体操棒的抛掷更偏向爆发力的练习。

7.1.4.1 单膝跪地抛掷

动作要领：单膝跪位，跪地侧手持体操棒高举过头（可屈肘），见图7-4A；向跪地侧斜下方抛掷，同时带动另一侧膝关节向足的方向移动，使踝关节背屈增加，见图7-4B。也可以双手持体操棒，从斜上方，见图7-4C，向斜下方抛掷，见图7-4D。

注意事项：膝关节移动的方向正对第二足趾，不要有膝内扣。

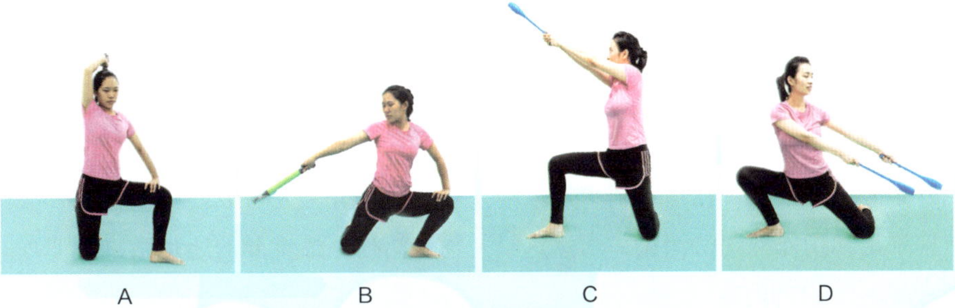

图 7-4 单膝跪地抛掷

A 单棒起始位；B 单棒抛掷；C 双棒起始位；D 双棒抛掷

7.1.4.2 单膝跪位运壶铃

动作要领：单膝跪位，双手持壶铃，见图7-5A，身体重心向足支撑的一侧移动，利用壶铃的重量使踝背屈增加，见图7-5B。

注意事项：膝关节移动的方向正对第二足趾，不要有膝内扣。

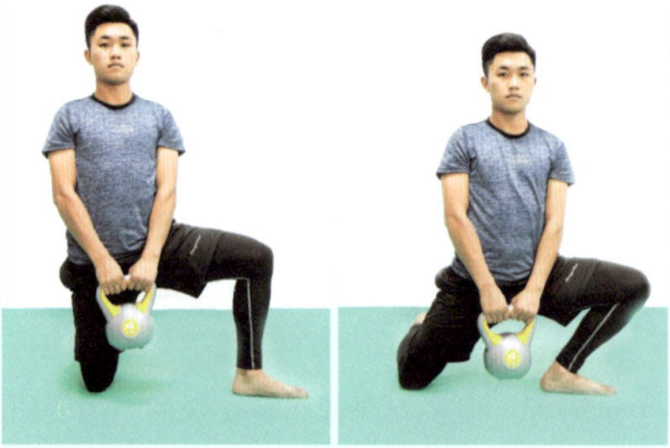

A　　B

图 7-5　单膝跪位运壶铃

A 起始位；B 运壶铃

对于踝背屈能力仍然无法改善的人，还可以使用关节松动术。

7.1.5 足跟短缩测试（+）

足跟短缩主要通过手法调整，在这里就不详细说明。手法1：顺着患者足跟方向放松足底筋膜。手法2：患者仰卧位，足伸出床，医生手环成杯状，向下将患者足跟下面的筋膜向下推，同时让患者做足背屈和跖屈。手法 3 ：患者仰卧位，足伸出床，医生一手固定附骨，让患者的足跟在医生握成杯状的手里做内翻与外翻。

7.1.6 踇背屈灵活性和（或）足趾背屈测试（+）

踇背屈灵活性和（或）足趾背屈测试（+）均表明存在着踇外翻。很多人的踇外翻源于扁平足，在纠正扁平足之前很难纠正踇外翻，可以使用贴扎的方法，将扁平足和踇外翻同时纠正，当然这只是辅助治疗，最重要的还是做康复训练。请参阅本书8.1的内容。

7.1.6.1 踩球唤醒足部

需要找到足部敏感的区域，在训练前刺激它以唤醒足部，这样可以激活感觉输入系统。

动作要领：光脚踩在筋膜球上，找到足部敏感点后将身体重量压上去，见图7-6，在能忍受的范围内压30秒至1分钟再松开。敏感点常常不只一处，要踩着球慢慢找，每个点都要做同样的处理。若有石子路，也可以在上面来回走几分钟，以唤醒足部。

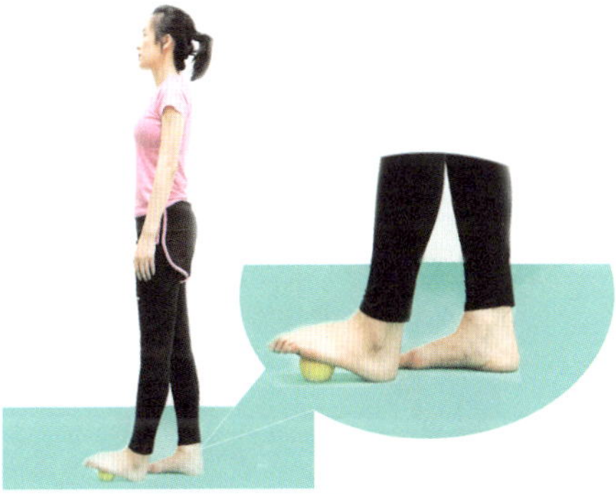

A　　　　B

图 7-6　踩球唤醒足部

A 整体图；B 局部图

7.1.6.2 足趾拉伸

动作要领：跪坐在脚上，做足趾的拉伸。可双膝跪坐，见图7-7A，或单膝跪坐，见图7-7B，使足趾撑地保持背屈状态。若感觉疼痛太明显，可压得轻一些，适应后，再慢慢增加重量和幅度。

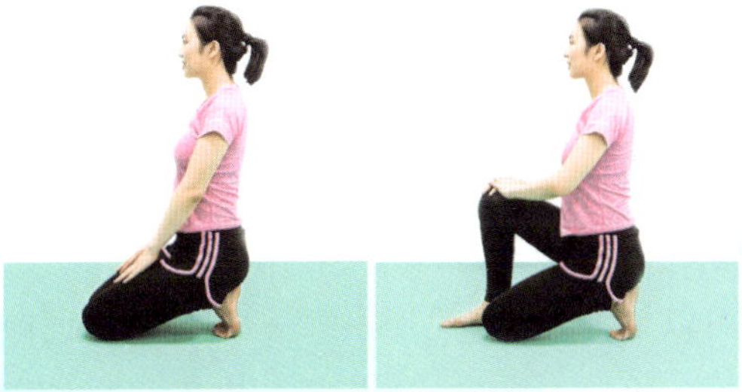

A　　　　B

图 7-7　足趾拉伸

A 双膝跪坐；B 单膝跪坐

7.1.6.3 跪坐起

动作要领：采用双膝跪位，足趾撑地保持背屈状态，见图7-8A；发力使膝关节离开地面，见图7-8B。反复做。

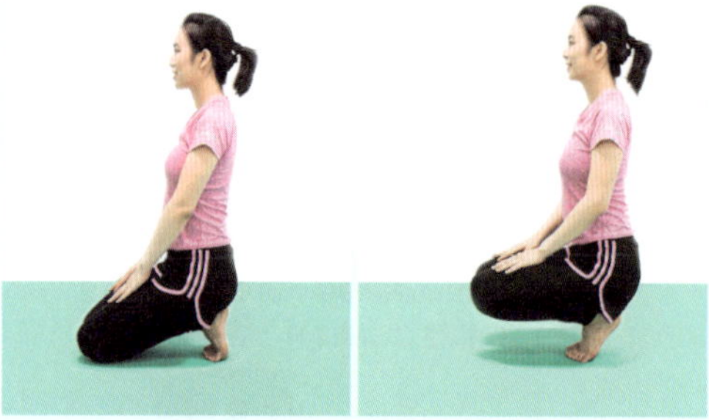

A B

图 7-8 跪坐起

A 双膝跪坐；B 膝部离开地面

7.2 膝关节

本节主要介绍落地技巧中出现错误动作模式时如何纠正，以及出现胫骨内、外旋灵活性问题时如何改善。

7.2.1 落地技巧测试（+）

落地技巧测试（+），可能是由于落地过重，起跳或落地过程中出现膝关节内扣、身体晃动明显等。这就需要做落地技巧的练习，这一练习常常作为准备活动中的最后一个动作，可通过跳小台阶、跳高、跳远、单腿轮流跳、跳绳等方式练习。可通过调节跳的高度、距离、步伐、次数等，增加或减少难度。

7.2.1.1 跳台阶练习

动作要领：站在一小台阶上，双脚与肩同宽，见图7-9A；摆动双臂从台阶上跳下来，双足落地，见图7-9B。

进阶或降阶：可以单脚落地，见图7-9C；可以从地面向台阶上跳；可以做跳深，即跳下台阶后，再向上跳起。若出现膝内扣，可在膝关节上方套一弹力带，维持张力的同时向下跳。

注意事项：落地要轻柔，膝关节不要内扣。

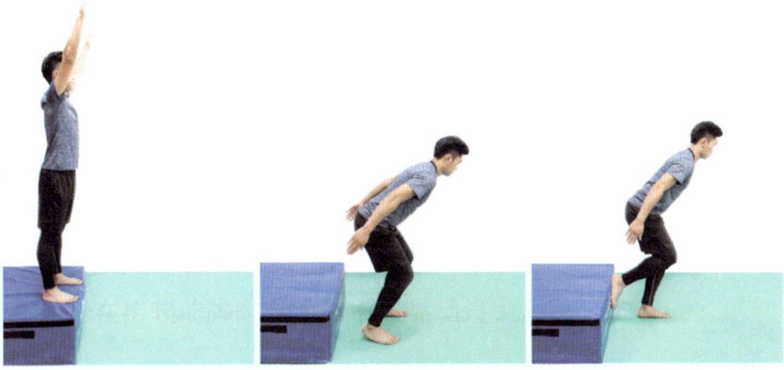

A　　B　　C

图 7-9　跳台阶练习

A 预备动作；B 双腿落地；C 单腿落地

7.2.1.2　跳跃练习

动作要领：原地跳，即预蹲后，原地跳起，见图7-10，落地时先前脚掌着地再足跟着地；分腿跳，即连续两次原地跳后，分腿半蹲落地，见图7-10B；旋转跳，即微屈膝跳起，在空中转身180度，再落地，见图7-10C，可向逆时针或顺时针方向跳。要注意每次落地的足迹，关注踝关节情况。也可在小弹簧床上练习跳跃。

注意事项：落地要轻柔，膝关节不要内扣。

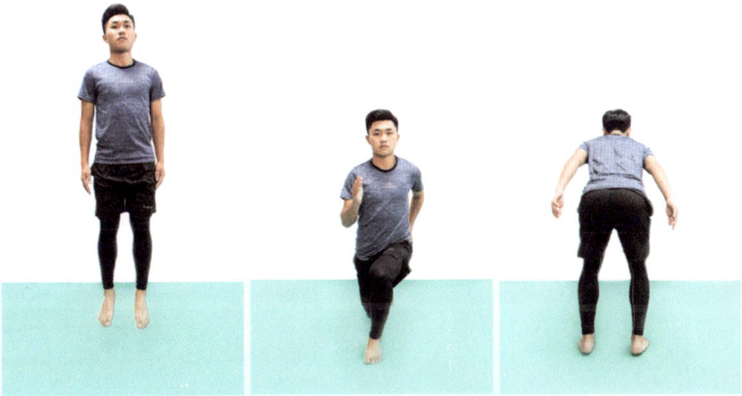

A　　B　　C

图 7-10　跳跃练习

A 原地跳；B 分腿跳；C 旋转跳

7.2.2 胫骨外旋测试（+）

胫骨外旋测试（+），表明胫骨外旋受限，可以通过以下练习加以改善。

7.2.2.1 侧卧“4”字雨刷器练习

这个练习既可以提高胫骨外旋灵活性，也可以提高胫骨内旋灵活性。

动作要领：以左侧胫骨旋转练习为例，右侧卧位，右腿伸直，左腿屈髋屈膝，左脚置于右膝前的地面上，见图7-11A。用肘支撑地面，左手固定左膝关节，左腿做胫骨的外旋，见图7-11B，或者内旋，见图7-11C。

注意事项：膝关节保持不动，只是胫骨在旋转。

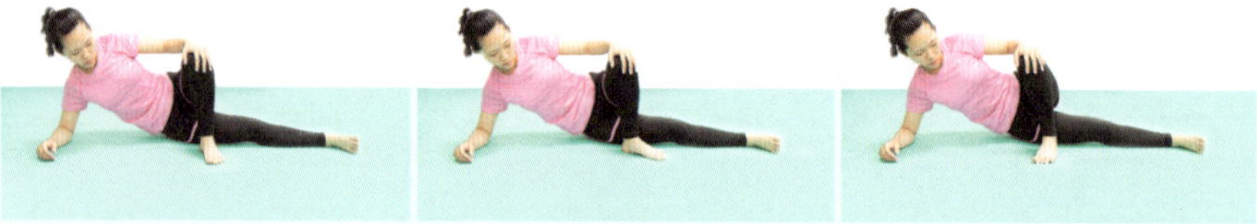

A B C

图 7-11 侧卧“4”字雨刷器

A 起始位；B 胫骨外旋位；C 胫骨内旋位

7.2.2.2 坐位胫骨外旋阻力练习

若胫骨外旋测试（+），可通过增强胫骨外旋力量，拉伸内收肌和腘绳肌（半腱半膜肌）等限制胫骨外旋的肌肉来改善。

动作要领：坐位，在双足上套弹力带，见图7-12A；在膝关节保持不动的情况下练习外旋抗阻动作，见图7-12B。换一侧练习。

进阶或降阶：选择更具有功能性的练习，如抗阻力足跟走（见8.2.5的内容）。

注意事项：膝关节保持不动。

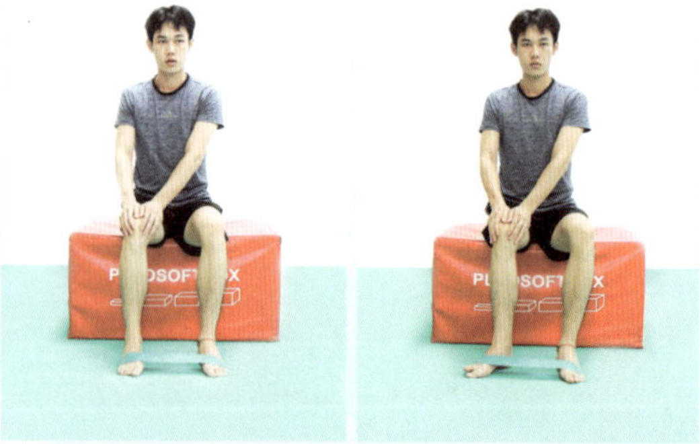

A B

图 7-12 坐位胫骨外旋阻力训练

A 起始位；B 外旋抗阻

7.2.3 胫骨内旋测试（+）

胫骨内旋测试（+），表明胫骨内旋受限，可通过增强胫骨内旋力量，拉伸股二头肌等限制胫骨内旋的肌肉来改善。

7.2.3.1 坐位胫骨内旋阻力练习

动作要领：取坐位，弹力带挂在一侧足上，见图7-13A；在膝关节保持不动的情况下练习内旋抗阻动作，见图7-13B。换另一侧练习。

进阶或降阶：选择更具有功能性的练习，如夹球走（见8.3.4的内容）。

注意事项：注意保持膝关节不动。

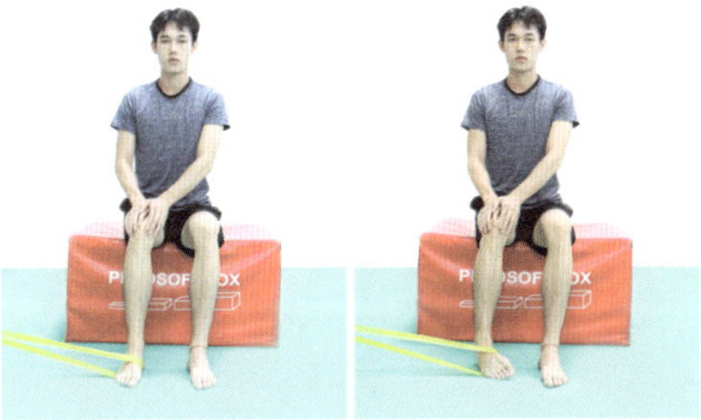

A　　B

图 7-13　坐位胫骨内旋阻力训练

A 起始位；B 内旋抗阻

7.2.3.2 侧卧提踵

动作要领：以右侧为例，左侧卧位，双侧腿均屈髋屈膝，右脚在左脚的后面，见图7-14A。右脚提踵，做胫骨内旋，见图7-14B。

注意事项：右膝紧贴着左膝，只做胫骨内旋。

A　　B

图 7-14　侧卧提踵

A 起始位；B 右足提踵

7.3 髋关节

本节主要介绍髋关节的灵活性练习，可根据测试结果选择适当的练习。

7.3.1 髋关节内旋灵活性测试（+）

髋关节内旋灵活性受限的因素包括髋外旋肌过紧、髋内旋肌力量不足、动作控制问题、髋关节囊过紧，还可能源于骨盆的旋转。骨盆调整将在下一节介绍。

7.3.1.1 “4”字拉伸

此动作可拉伸髋外旋肌，尤其是梨状肌。

动作要领：仰卧位，屈膝屈髋，见图7-15A，将拉伸侧腿搭在非拉伸侧腿上，呈“4”字状态。双手抱住非拉伸侧腿，在大腿后面五指交叉，收紧手臂将非拉伸腿拉向自己的胸前，见图7-15B。保持正常呼吸维持一定时间。换另一侧练习。

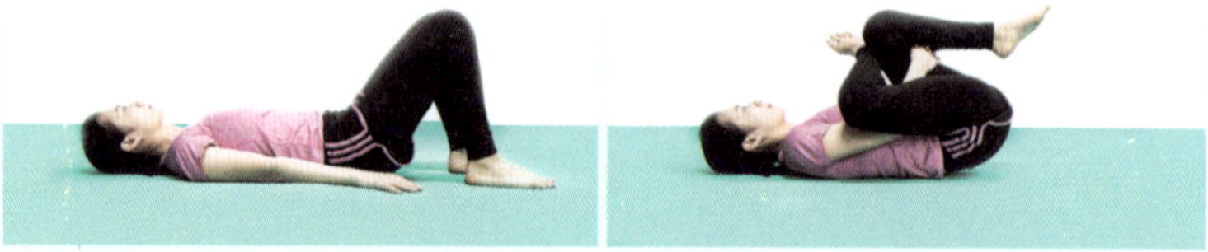

A　　B

图 7-15　“4”字拉伸
A 起始位；B 拉伸位

7.3.1.2 鸽式拉伸

这个动作能有效打开髋关节。

动作要领：坐在地上，一侧腿向前伸，屈膝，该腿外侧面贴地，另一侧腿向后伸，保持脊柱延展，见图7-16A；呼气，整个躯干向下趴，见图7-16B，可感到屈膝侧臀部有明显的拉伸感。保持正常呼吸维持一定时间。换另一侧练习。

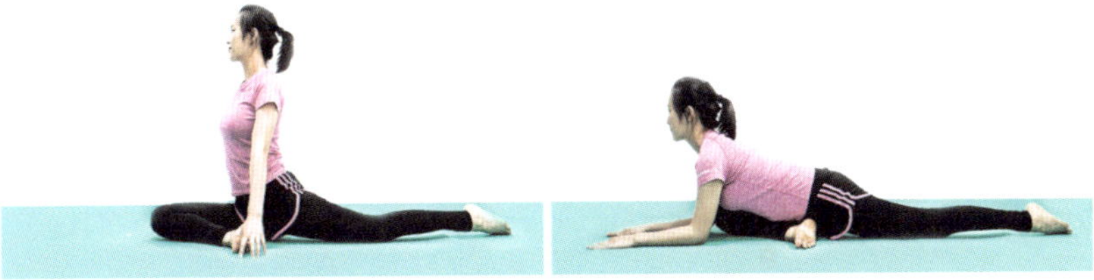

A　　B

图 7-16　鸽式拉伸

A 起始位；B 拉伸位

7.3.1.3　爬步手撑走

此动态动作重点拉伸竖脊肌、臀肌和腘绳肌等。

动作要领： 弯腰，将双手和双脚都放在地板上，见图7-17A。手向前"走"，让手远离身体，同时保持双腿伸直，双脚放在地面上，见图7-17B。当无法保持此姿势时，双脚再向手的方向移动，见图7-17C。

注意事项： 双脚放在地板上是指整个脚底都贴在地面上，足跟不离开地面。

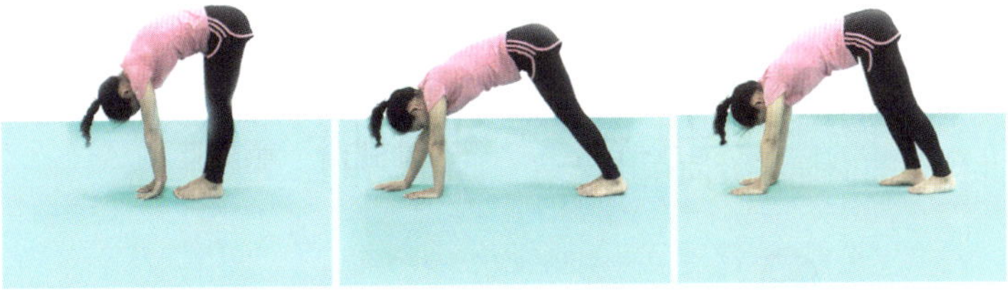

A　　B　　C

图 7-17　爬步手撑走

A 弯腰，双手放在地板上；B 手向前爬行，脚掌不离开地面；C 双脚向前移动

7.3.1.4　战蛙

这个动作既可以改善内旋受限，也可以改善外旋受限。

动作要领： 四点支撑位，双膝之间的距离要比双手宽，见图7-18A。有两个动作，一是身体小幅度地前后移动，二是以身体前后移动为基础，在向前移动时小腿离开地面做髋内旋的动作，见图7-18B；再回到起始位。若腹股沟的感觉过强，可将双膝向内收一点。也可以采用肘支撑完成同样的动作，见图7-18C和图7-18D。

降阶：双手握拳，保持肘部着地，一侧小腿尽力抬离地面。

注意事项：保持躯干中立位。要确保胸椎一直处于伸展的状态，不要圆背。

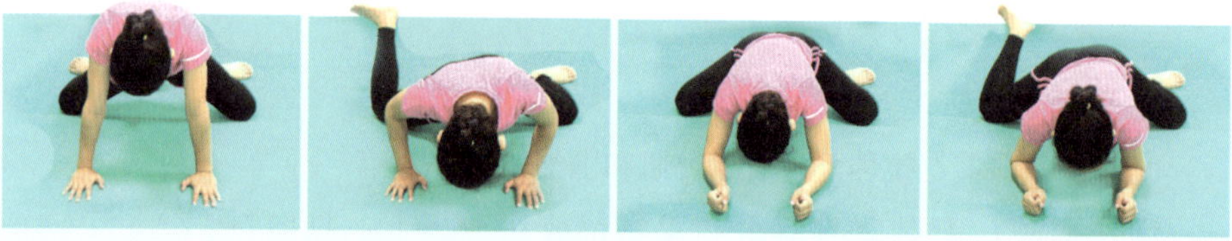

A　　B　　C　　D

图 7-18　战蛙

A 手支撑起始位；B 手支撑髋内旋；C 肘支撑起始位；D 肘支撑髋内旋

7.3.2　髋关节外旋灵活性测试（+）

髋关节外旋灵活性受限的因素包括髋外旋肌过紧、髋内旋肌力量不足、动作控制问题、髋关节囊过紧，还可能源于骨盆的旋转。

7.3.2.1　蝴蝶拉伸

动作要领：坐在地板上，双脚脚底相对并靠向身体，见图7-19A。用双手抓住脚踝，并用肘部向地板方向压膝关节，见图7-19B。

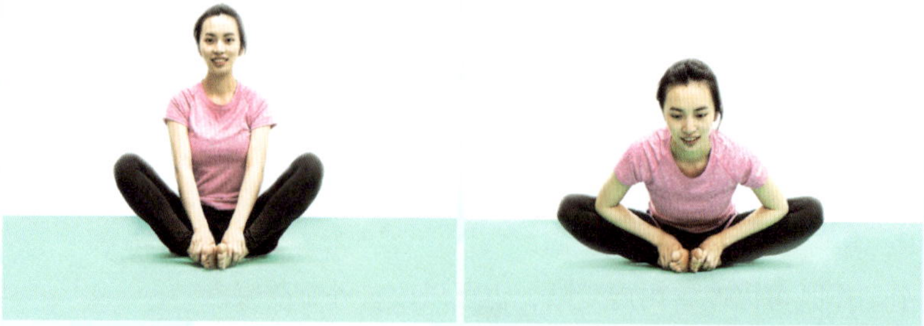

A　　B

图 7-19　蝴蝶拉伸

A 起始位；B 拉伸位

7.3.2.2 跪姿侧弓步

动作要领：单膝跪在地板上，一侧髋关节外旋，脚尖向外，见图7-20A。然后将重心移向支撑脚，见图7-20B。保持正常呼吸，维持一定时间，回到中立位。换另一侧练习。

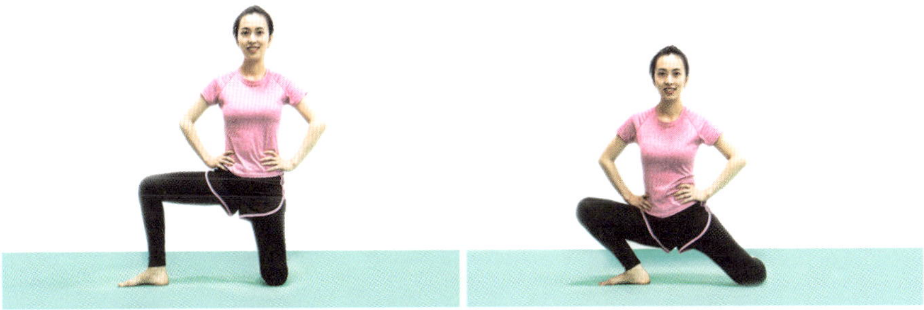

A　　B

图 7-20　跪姿侧弓步
A 起始位；B 拉伸位

7.3.2.3 侧弓步拉伸

动作要领：站立位，双脚分开，双手放在髋部，双脚微外旋，见图7-21A。然后，向侧方做侧弓步，见图7-21B。保持正常呼吸，维持一定时间，回到中立位。也可以做动态的拉伸。

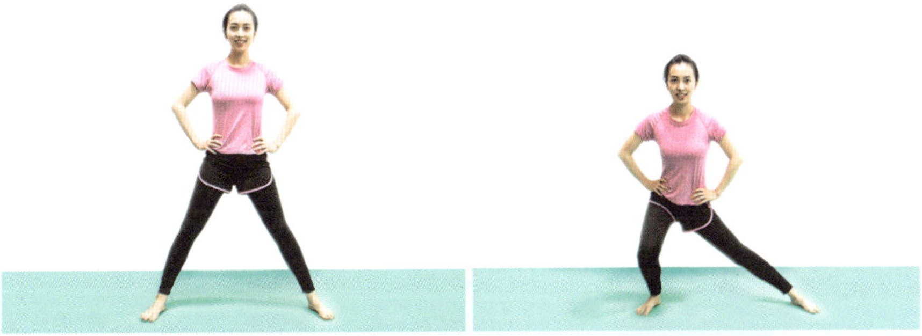

A　　B

图 7-21　侧弓步拉伸
A 起始位；B 拉伸位

7.3.2.4 蚌式练习

动作要领： 侧卧位，屈髋屈膝，双臂肘部微微弯曲以支撑身体，见图7-22A；收紧腹部及下腰部并保持身体核心部位稳定，臀肌发力使上侧的腿、髋外展，双脚始终保持接触，见图7-22B。

进阶： 将上面的脚悬空做蚌式练习，见图7-22C ；在膝关节上方套一条弹力带做蚌式练习，见图7-22D。

注意事项： 练习过程中，始终保持骨盆稳定；动作要慢，仔细体会臀肌发力的感觉。

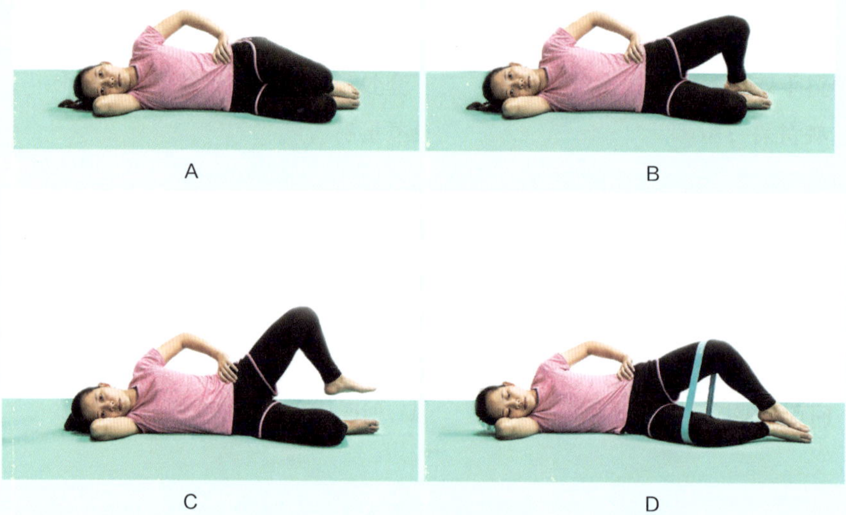

图7-22　蚌式练习

A 起始位；B 打开位；C 上方腿悬空蚌式练习；D 弹力带阻力蚌式练习

7.3.2.5 开臀

这个练习既可以提高髋关节内旋灵活性，也可以提高髋关节外旋灵活性。

动作要领： 坐位，双腿张开，屈髋屈膝，脚后跟着地，见图7-23A。一侧膝盖向外侧运动，做髋外展、外旋动作，见图7-23B；之后，向内侧运动，做髋内收、内旋动作，见图7-23C。

注意事项：练习过程中，始终保持躯干的稳定和中立位置。

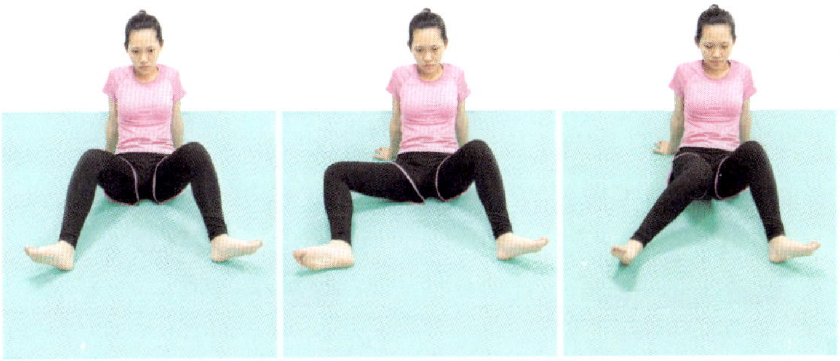

A B C

图 7-23 开臀

A 起始位；B 右髋外展外旋；C 右髋内收内旋

7.3.3 FABER 测试和稳定 FABER 测试（+）

若FABER测试和稳定FABER测试均为阳性，表明髋关节灵活性或软组织延展性存在问题，可做髋关节松动术，也可以做髋关节外旋灵活性练习，请参阅本书7.3.2的内容。若是由于骨盆旋转问题引起的外展、外旋受限，请参阅本书7.4.2的内容。

7.3.3.1 核心稳定“4”字臀桥练习

FABER测试（+），稳定FABER测试（-）的人，可以做核心稳定“4”字臀桥练习。

动作要领：仰卧屈膝屈髋位，膝关节上方套一弹力带，一条腿搭在另一条腿的膝关节上方，呈“4”字状，见图7-24A；然后臀部离开垫子，做臀桥动作，见图7-24B。

进阶或降阶：进阶，在上述动作的基础上，双手拉一条弹力带，保持弹性张力并举向天花板方向，见图7-24C，然后臀部离开垫子，见图7-24D。降阶，膝关节处不使用弹力带，只做“4”字臀桥。可做一起一落的动态练习，或者静力性练习。

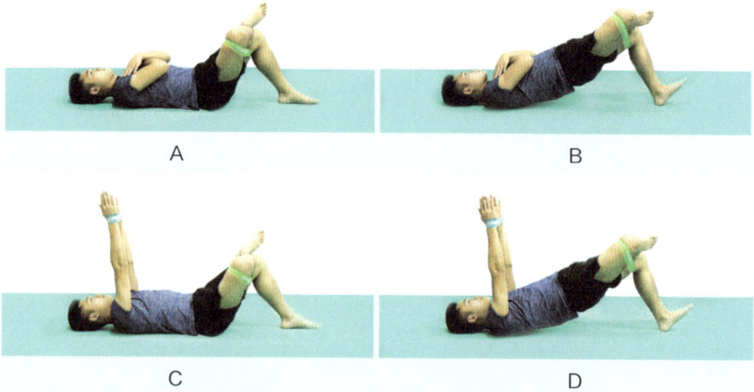

图 7-24　核心稳定“4”字臀桥练习
A 起始位；B 起桥；C 手拉弹力带；D 手拉弹力带起桥

7.3.3.2　弓步位置下的核心稳定性练习

动作要领：单膝跪位，膝关节处套一个弹力带，拉力方向向内，双手拉弹力带抱拳置于胸前，呈弓步姿势，尽量达到膝关节90度，见图7-25A；保持弹力带张力的情况下，将弹力带向前推，见图7-25B。单膝跪位，膝关节处套一个弹力带，拉力方向向外，双手拉弹力带抱拳置于胸前，呈弓步姿势，尽量达到膝关节90度，见图7-25C；保持弹力带张力的情况下，将弹力带向前推，见图7-25D。换另一侧练习。

注意事项：对于有膝关节内扣现象的练习者，膝关节处弹力带拉力的方向要向内；无论膝关节处弹力带拉力方向如何，屈膝时膝关节都要对着第二足趾的方向。

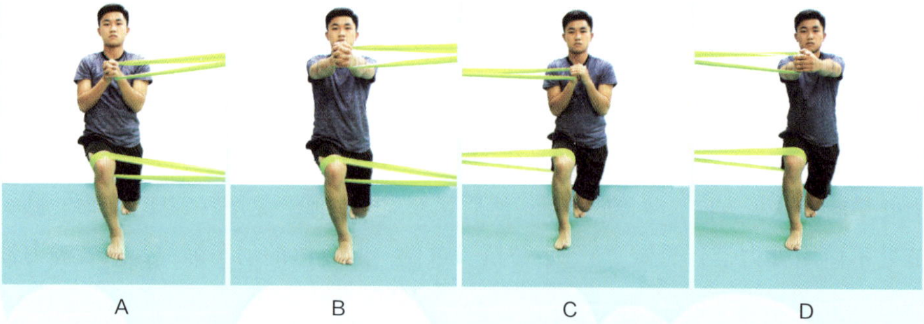

图 7-25　弓步位置下的核心稳定性练习
A 给予膝关节处向内的拉力；B 维持弹性带张力双手向前推；
C 给予膝关节处向外的拉力；D 维持弹性带张力双手向前推

7.3.4 髋关节伸展灵活性测试（+）

髋关节伸展灵活性测试（+）可能是屈髋肌紧张、股直肌紧张或者阔筋膜张肌紧张造成的。若并无屈髋肌紧张，而又存在骨盆前倾的状态，则说明髂股韧带和耻骨韧带松弛，对这种情况的干预将在本书7.4中介绍。

7.3.4.1 单膝跪地屈髋肌伸展

动作要领：单膝跪地姿势，后侧腿为拉伸侧，髋处于中立位。双手持棍置于前侧脚前方，见图7-26A；臀肌收紧，双臂用力下压，同时重心前移，使拉伸侧髋关节处于伸展位，见图7-26B，要能感到髋关节前部的拉伸，维持一定时间后回到中立位。重复数次。换另一侧腿练习。

注意事项：双臂下压时应感到腹部核心发力，防止身体重心前移时出现骨盆前倾；先确保拉伸侧髋关节处于中立位，而非屈髋状态，然后再将重心前移使髋关节伸展。

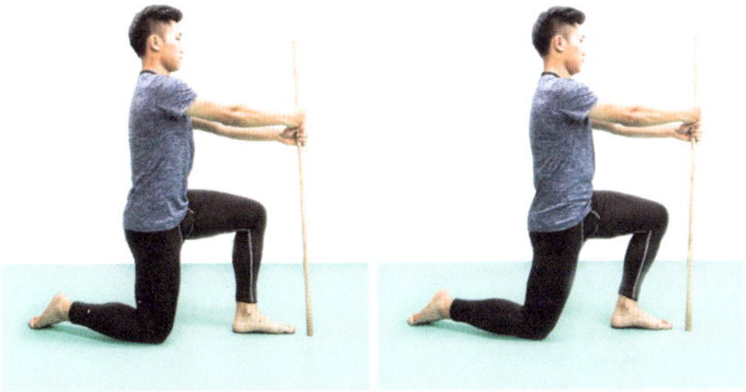

A　　B

图 7-26　单膝跪地屈髋肌伸展

A 起始位；B 髋伸展位

7.3.4.2 单膝跪地扭转

动作要领：单膝跪地姿势，后侧腿为拉伸侧，髋处于中立位，将木棍背在肩上，见图7-27A；臀肌收紧，身体向非拉伸侧旋转，然后，身体重心向前移，使拉伸侧髋关节处于伸展位，见图7-27B，要能感到髋关节前部的拉伸，维持一定时间后回到中立位。重复数次。换另一侧腿练习。

注意事项：身体旋转时，骨盆不要旋转；先确保拉伸侧髋关节处于中立位，而非屈髋状态，然后再将重心前移使髋关节伸展。

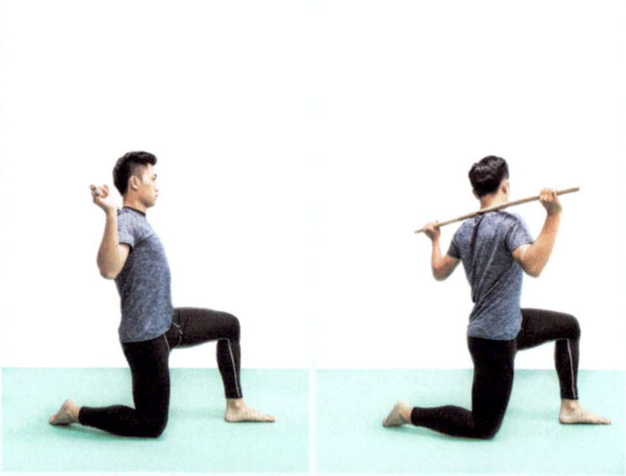

A　　B

图 7-27　单膝跪地扭转
A 起始位；B 扭转伸髋位

7.3.4.3　单腿屈髋练习

动作要领：站立位，将一木杆竖在背后，双手分别在颈后和腰后握杆，木杆与头部、背部和骶部贴紧，见图7-28A；一条腿向后伸展，同时身体前倾，支撑腿膝关节微屈，见图7-28B；维持一定时间后回到中立位。重复数次。换另一侧腿练习。

注意事项：身体前倾时，木杆仍要紧贴着头部、背部和骶部。

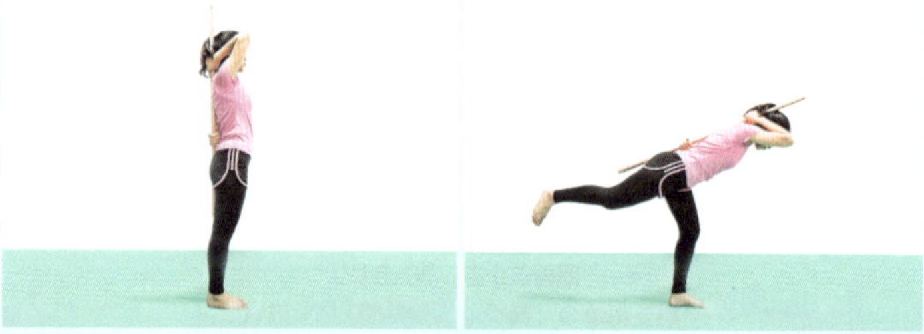

A　　B

图 7-28　单腿屈髋练习
A 起始位；B 屈髋位

7.3.4.4　股四头肌站立位拉伸

动作要领： 以左侧为例。

股直肌拉伸：站立位，右手扶住固定物；左膝关节屈曲，左手握住左踝关节；将小腿拉近大腿往后上拉，拉伸到髋中立位或稍伸髋位，使股直肌有牵拉感，见图7-29A。

股中间肌拉伸：基本姿势与股直肌相似，左手向后拉左脚踝，至膝关节最大屈曲、髋关节微屈，见图7-29B。

股内侧肌拉伸：基本姿势与股中间肌相似，用左手向后拉左脚踝，至膝关节最大屈曲、大腿稍微外展、髋关节微屈，见图7-29C。

股外侧肌拉伸：用左手握住右踝关节将其拉至左臀部，髋关节处于微屈位，见图7-29D。

维持一定时间后回到中立位，换另一侧腿练习。

注意事项： 股直肌拉伸时最容易忽视通过收缩腹部来稳定骨盆，导致腰椎过度伸展和骨盆旋前。这不仅会降低股直肌伸展的效果，还会对下背部造成伤害。

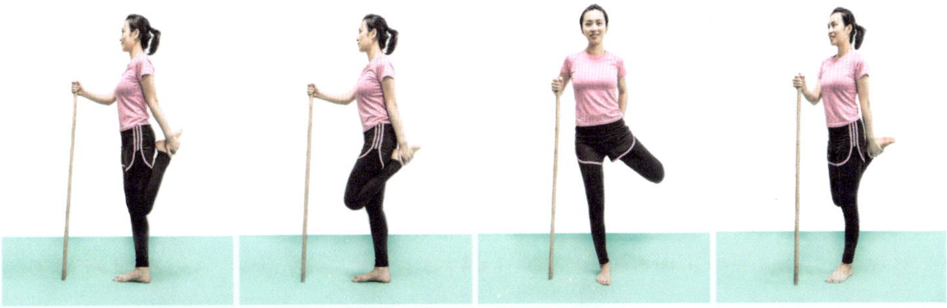

A　　B　　C　　D

图 7-29　股四头肌站立位拉伸

A 股直肌拉伸；B 股中间肌拉伸；C 股内侧肌拉伸；D 股外侧肌拉伸

7.3.4.5　阔筋膜张肌拉伸

动作要领： 以右侧为例，在站姿下拉伸右阔筋膜张肌，把右脚放在左脚的左后方，右脚和右腿内旋位，见图7-30A。把右手放在右臀部，引导其向前和向右移，见图7-30B。

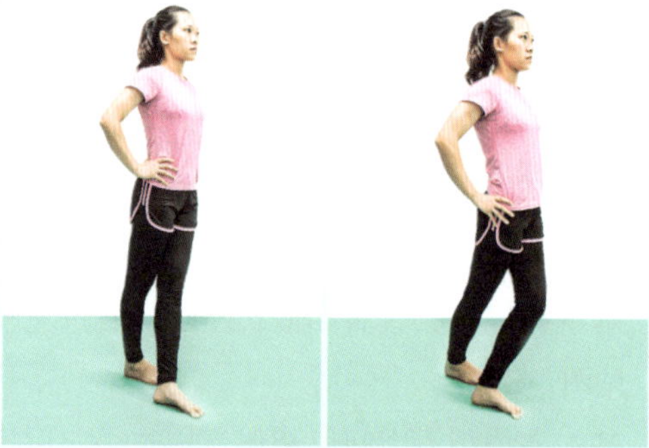

A　　B

图 7-30　阔筋膜张肌拉伸

A 起始位；B 拉伸位

7.3.4.6　跪位抛接球伸髋练习

动作要领： 双膝跪位抛接球，即双膝跪位，髋关节处于伸展位，做抛接球，见图7-31A。单膝跪位抛接球，即单膝跪位，髋关节处于伸展位，做抛接球，见图7-31B。

注意事项： 抛接球时，动作在髋关节而不是躯干，因此躯干不要后仰，而是做伸髋动作。

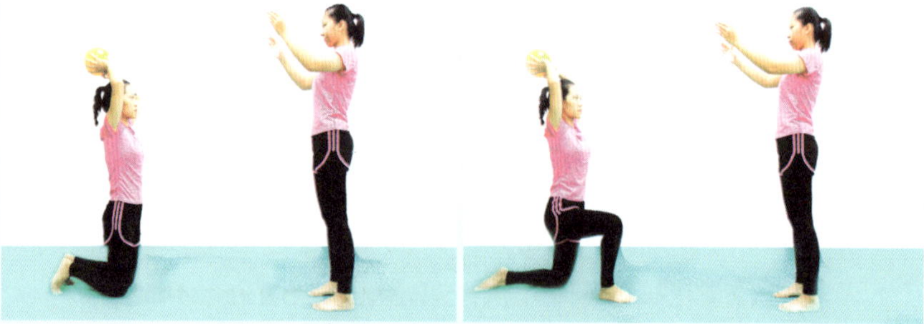

A　　B

图 7-31　跪位抛接球伸髋练习

A 双膝跪位抛接球；B 单膝跪位抛接球

7.3.4.7　后滑练习

动作要领： 站立位，一只脚踩在滑板上，见图7-32A，向后滑至弓步位，见图7-32B，再拉回来。此过程强化了屈髋肌，还拉长了股四头肌。

进阶：若在无阻力情况下能很好地完成动作，即可增加阻力做负重后滑，可用杠铃和壶铃作为负重工具。

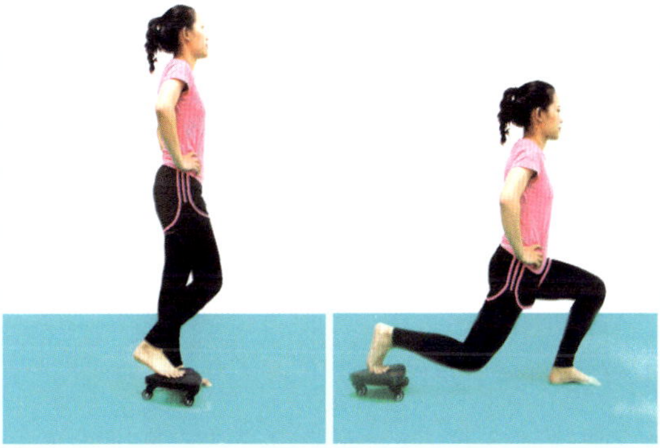

A　　B

图 7-32　后滑练习
A 开始后滑；B 后滑至弓步位

7.3.5　直腿抬高试验（+）

直腿抬高试验（+），既可能是屈髋灵活性问题，也可能是动作控制问题。可根据本书5.3.5的测试结果，选择合适的练习。腘绳肌的练习非常多，本节只选择了一些有代表性的，在8.2.7和8.4.2中还有介绍。若是由于臀肌过紧引起的屈髋灵活性受限，请参阅7.3.1的内容。

7.3.5.1　腘绳肌动态练习

这是腘绳肌柔韧性练习。

动作要领：仰卧位，双手抱住一侧大腿，至屈髋超过90度，见图7-33A。然后，保持髋关节角度不变做膝关节的动态屈伸练习，见图7-33B。拉伸数次后，换另一侧练习。

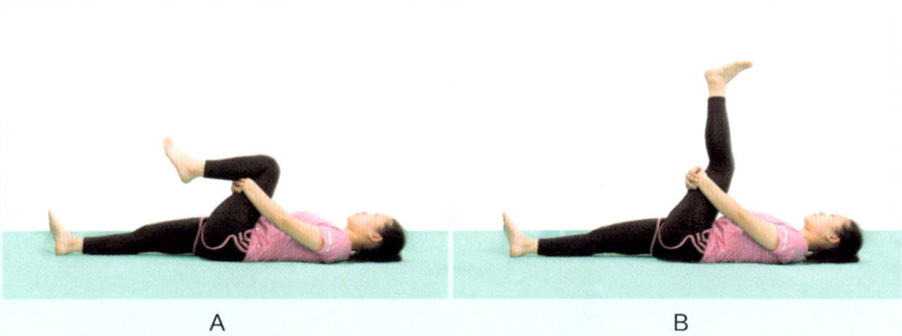

图 7-33　腘绳肌动态练习
A 起始位；B 伸膝

7.3.5.2　核心发力直腿抬高练习

这是针对主动直腿抬高试验（+）而稳定直腿抬高试验（-）情况的练习。

动作要领：将弹力带中间固定（可由指导者拉着），仰卧位，双手分别握住弹力带的两端，见图7-34A；然后双臂向下用力拉弹力带至身体两侧，在激活核心的同时做主动直腿上抬，见图7-34B。也可以自己双手持弹力带，见图7-34C；然后手臂发力向两侧拉开，同时做主动直腿上抬，见图7-34D。可以给予各种阻力以激活核心，如持球或壶铃等。

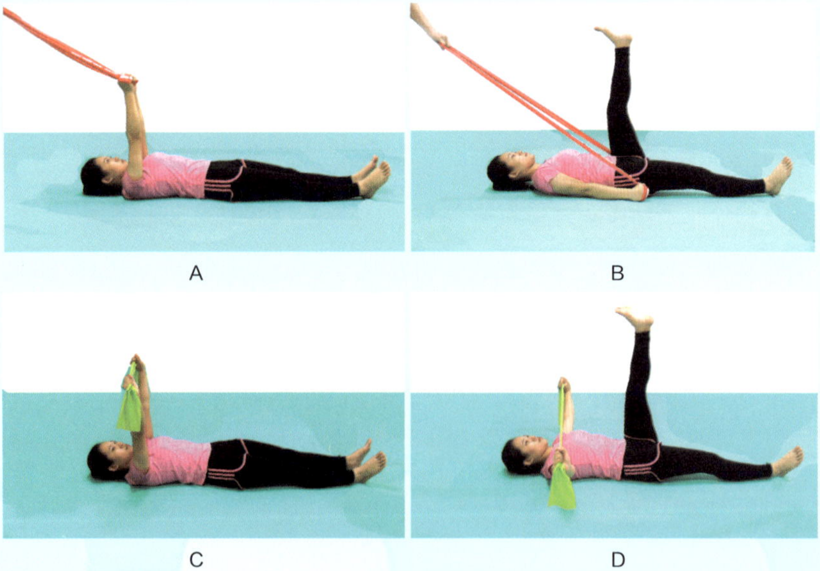

图 7-34　核心发力直腿抬高练习
A 起始位；B 向下拉弹力带；C 起始位；D 向两侧拉弹力带

7.3.5.3 单腿直膝背桥

这是腘绳肌的力量耐力练习。

动作要领：仰卧位，一侧小腿搭在一泡沫轴上，双手抱着另一侧膝关节处，见图7-35A；骨盆离开垫子，做直膝背桥，见图7-35B。保持一定时间后，换另一侧练习。

进阶：在凳子上做直膝背桥动作；在腰间增加重量，重量可逐渐增加；保持动作，做抛接药球。

注意事项：膝微微弯曲，不要绷得太直。

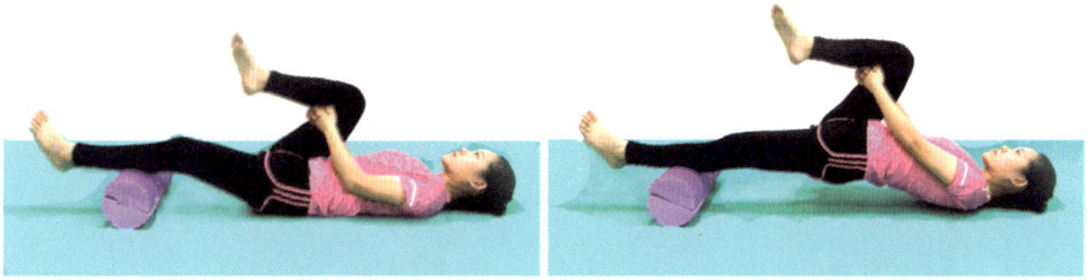

A　　B

图 7-35　单腿直膝背桥

A 起始位；B 直膝背桥

7.3.5.4 对地砸球

这是腘绳肌的动态拉伸练习。

动作要领：双手抱一个药球，高举过头，见图7-36A；以一侧腿的髋关节为轴，另一侧腿向后伸，身体前倾，同时将球砸向地面，见图7-36B。换另一侧练习。

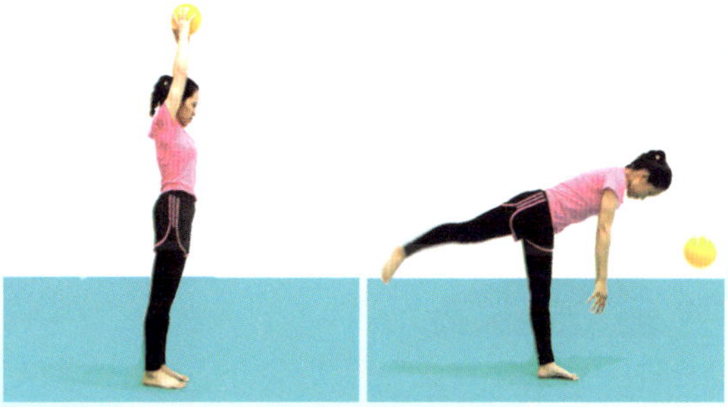

A　　B

图 7-36　对地砸球

A 将球高举过头；B 以髋关节为轴，身体前倾将球砸向地面

7.3.6 双90度坐（+）

双90度坐（+）时，做以下6个练习动作可以使其得以改善。可先做前两个练习，再评估一次，看是否改善，若没有就继续往下练习，边做边评估，一般情况下做完这6个练习，就会有明显改善。但若在练习中发现某一动作对于练习者来说难度太大，出现代偿动作，就不要继续下一个动作，而是重复练习之前的动作。

以下以右侧双90度坐（+）为例。

7.3.6.1 膝支撑侧桥

动作要领：右侧卧位，右膝与右前臂支撑，见图7-38A；躯干与骨盆离开地面起桥，从头至膝成一条直线，见图7-38B。每次维持5秒，重复5次。

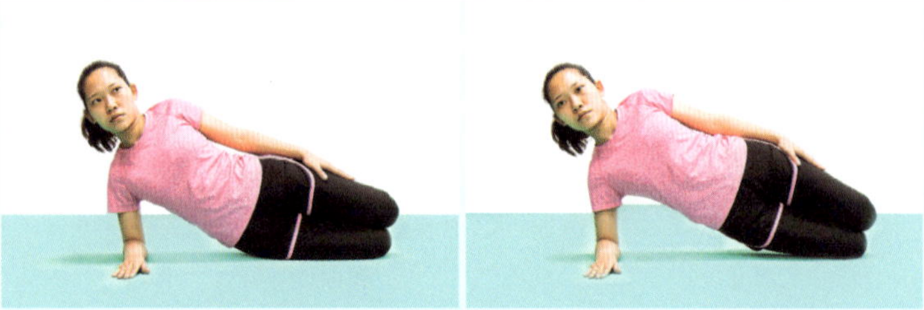

A　　B

图7-37　膝支撑侧桥
A 起始位；B 起桥

7.3.6.2 侧桥

动作要领：右侧卧位，双足与右前臂支撑，见图7-37A；躯干与骨盆离开地面起桥，从头至脚成一条直线，见图7-37B。支撑20秒。

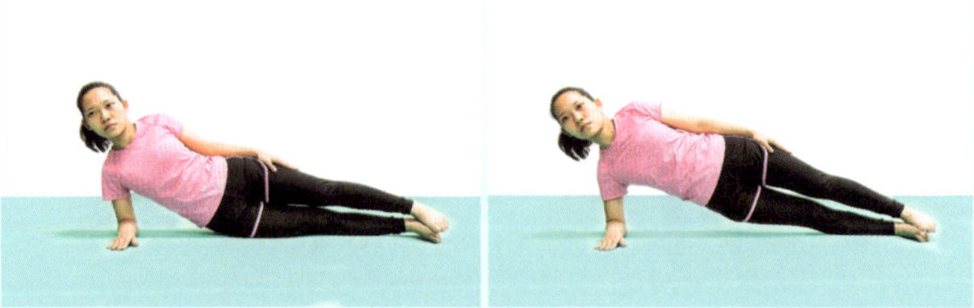

A　　B

图7-38 侧桥
A 起始位；B 起桥

7.3.6.3 对角线侧桥

对角线的侧桥可以帮助髋关节伸展。做好这个动作需要很好的核心稳定性和远端活动性。

动作要领：右侧卧位，先将两脚一前一后分开，右腿在前，屈髋、屈膝，左腿在后，髋中立位、屈膝，见图7-39A；以右前臂与右膝为支撑点，骨盆、躯干离开垫子起桥，同时身体向前做挺髋动作，即右侧髋向对角线（左上）的方向移动，至右髋中立位（或微伸展位），左腿无支撑，见图7-39B。从头至右膝成一条直线。每次维持5秒，重复5次。

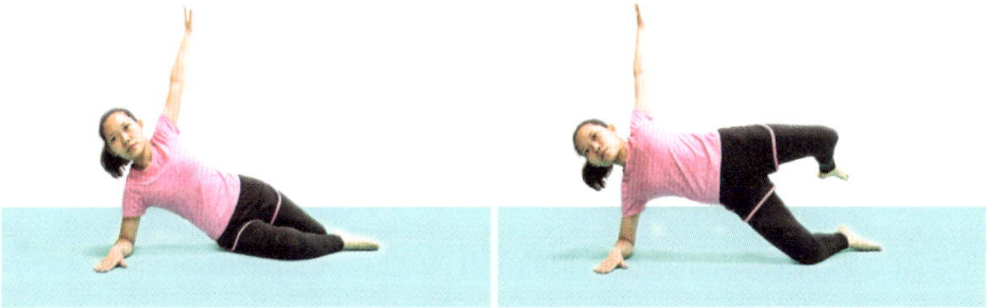

A　　B

图7-39　对角线侧桥
A 起始位；B 起桥

7.3.6.4 宝宝起身

这是一个多平面的动作，包括冠状面、矢状面、水平面的控制。

动作要领：四足朝天位，见图7-40A；然后，整个躯干向右转动，至前臂支撑，见图7-40B；再至手支撑，见图7-40C；最后，至四足撑地位，见图7-40D。

注意事项：腰不要塌，胸椎要伸展，肩要撑起来，颈部不要缩着，手掌贴地且能不被抬起。坐起位时，躯干没有旋转，整个身体是直立的状态。

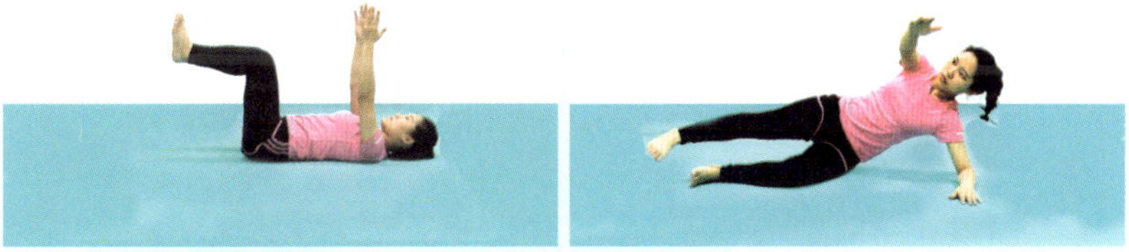

A　　B

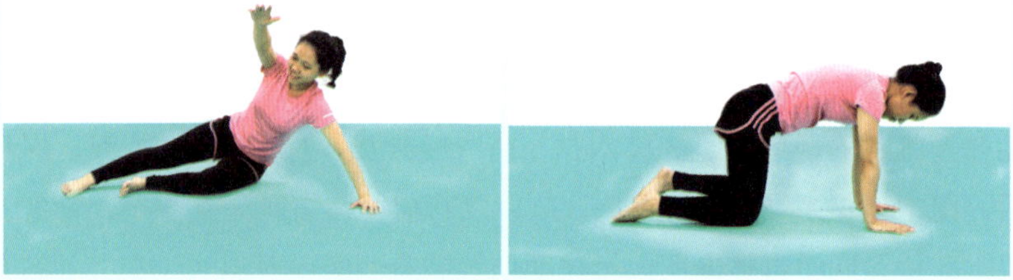

C　　D

图 7-40　宝宝起身
A 四足朝天；B 前臂支撑；C 手支撑；D 四足撑地

7.3.6.5　哥本哈根侧桥

动作要领：根据自身能力选择以膝支撑还是足支撑做哥本哈根侧桥。膝支撑，左侧卧位，右腿屈膝搭在练习凳上，右膝向下发力，使身体抬离地面，至右髋中立位，见图7-41A。足支撑，左侧卧位，右足搭在练习凳上，右脚向下压，大腿内侧发力，使身体抬离地面，至右髋中立位，见图7-41B。每次维持5秒，重复5次。

注意事项：若出现肩部压力过大或者不适，就需要注意使大腿内侧发力向下压，将身体顶起来，从而减少肩部发力。或者让同伴给予支撑脚向上的力，自己发力向下压，以减轻肩部受力。若没有合适的凳子，可以在悬挂绳上做练习。

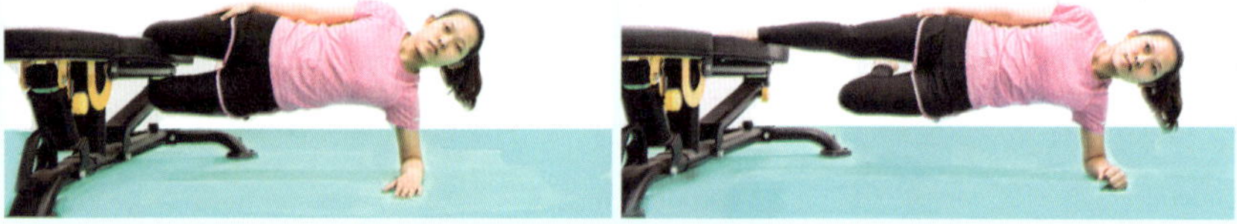

A　　B

图 7-41　哥本哈根侧桥
A 膝支撑；B 足支撑

7.3.6.6　死虫子练习

死虫子练习及其变式，对腹肌有很强的激活作用，既是呼吸练习，也是核心稳定性练习。

动作要领：仰卧位，屈膝屈髋90度，双臂和大腿垂直于地面，腹部向脊柱方向贴近，然后绷紧，使下背部紧贴地面，见图7-42A，保持正常呼吸；若以上动作中能保持很好的呼吸，就可以让练习者将对侧的上、下肢同时伸直，如左臂和右腿，动作要慢，见图7-42B。指导者要注意观察练习者的呼吸是否正常，肋弓处是否拱起，腰部是否能贴紧垫子等。若背部无法贴紧垫子，可在练习者腰部下方穿一个带子，操作者要时不时拉一拉，提醒练习者持续压紧带子。换另一侧练习。若练习中练习者无法保持正常的呼吸或无法保持躯干稳定就要降低难度。

进阶：用手在膝关节处增加阻力，可用双手给阻力，见图7-42C，或者用单手给阻力，见图7-42D。

注意事项：动作过程中，保持正常的呼吸或有节律的呼吸；始终保持躯干稳定；腰背部要紧贴地面；腿部要始终保持放松状态，不可以用腿部发力来伸腿、收腿。

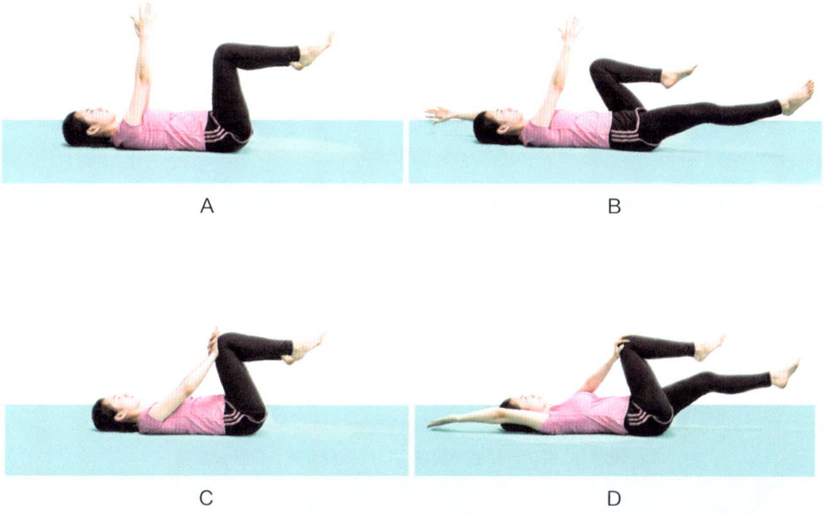

图7-42　死虫子练习

A 起始位；B 对侧手脚伸开；C 双手阻力；D 单手阻力

7.3.6.7　弹力带死虫子练习

动作要领：体位同死虫子练习，屈膝屈髋90度保持不动，双手拉紧弹力带举起至肩前屈90度，保持弹力带张力双手有节律地来回摆动，见图7-43A。

进阶或降阶：

进阶：死虫子变式中的屈髋角度逐渐减少，动作难度逐渐增加，见图7-43B；若背部无法贴紧地面，可在练习者腰背下方穿一条带子，指导者要时不时拉一拉，提醒练习者持续压紧带子。

降阶：双脚搭在一固定物上，骨盆抬起，双手拉紧弹力带，保持张力前后摆动，见图7-43C；可以单腿支撑做同样的动作，见图7-43D。若练习中练习者无法保持正常的呼吸或无法保持躯干稳定就要降低难度。

注意事项：保持正常的呼吸或有节律地呼吸；动作过程中，始终保持躯干稳定；腰背部要紧贴地面；腿部始终保持放松状态，不可以用腿部发力来伸腿、收腿。

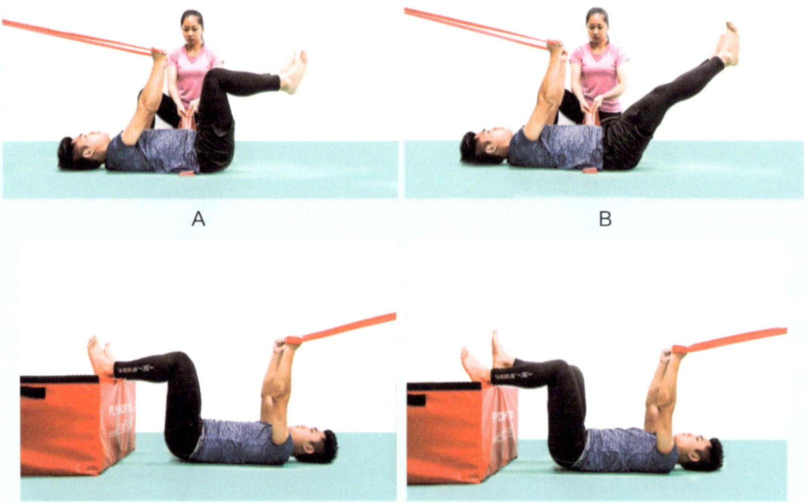

A B C D

图 7-43 弹力带死虫子练习

A 屈髋 90 度；B 屈髋角度减少；C 双腿支撑；D 单腿支撑

7.4 骨盆、躯干

通过5.4的测试，我们在一定程度上了解了患者在脊柱的伸展和旋转灵活性方面是否存在问题，知道了其骨盆所处的位置。接下来就可以根据测试结果，在本节中选择适当的动作进行练习。

7.4.1 靠墙天使（+）

靠墙天使（+）表明T4~T8伸展灵活性受限。脊柱中胸段灵活性不好，向上可影响颈椎，向下可影响胸腰结合段和腰椎的伸展。可以通过练习本节介绍的6个动作，来提高胸椎灵活性。这6个动作基本上是按照从易到难的顺序排列，可依次练习，如先练习前两个动作，再重新评估，一般情况下做完这6个动作，胸椎灵活性都会有明显改善。但若在练习中发现某一动作对于练习者来说难度太大，出现代偿动作，就不要继续下一个动作，而是重复练习之前的动作。另外，胸椎的灵活性与呼吸关系密切，因此在做本节所推荐练习的过程中，均要观察呼吸。

7.4.1.1 胸椎松动

在中胸段增加一些应力和张力，会减轻一些颈椎的疼痛和张力。

动作要领：跪坐在腿上，手臂贴着膝部，双手撑紧地面，抬头并伸展胸椎，见图7-44A，维持一定时间后低头并拱起背部（胸椎屈曲），见图7-44B。若能配合呼吸更好，伸展的时候呼气，拱背时吸气，这样能更好地松动胸椎。

注意事项：动作过程中不要屏气。在伸展胸椎时，只应该在中胸段有压力感或紧的感觉，而不应该感到颈部有压力或疼痛。

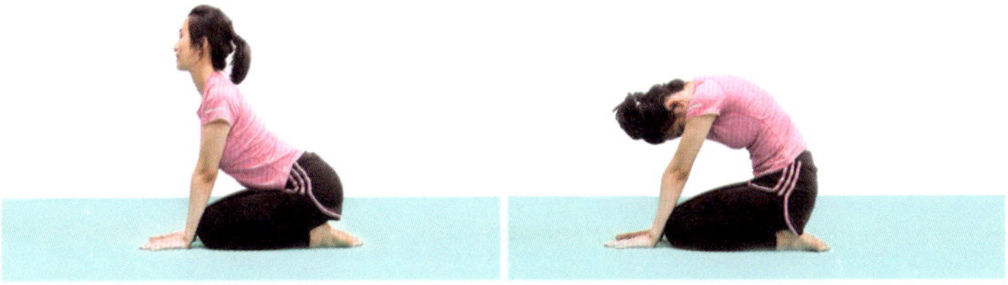

A　　　B

图 7-44　胸椎松动

A 胸椎伸展；B 胸椎屈曲

7.4.1.2 胸椎灵活性练习

动作要领：单膝跪位，支撑腿的髋关节中立位，前脚在膝关节正下方，双手持壶铃（或沙袋）高举过头，再置于颈后，见图7-45A；尽量将壶铃放到最低，然后举起，见图7-45B；再放下，见图7-45C。

进阶或降阶：通过增加负荷的重量来增加难度。年龄较小的儿童可用较轻的沙袋做同样的练习，也可以做肩环绕练习。

注意事项：将壶铃放得越低越好，这样才能更好地促进胸椎伸展。注意观察肘关节的位置，肘关节要向内收，手肘要指向天花板，见图7-45D；若做不到肘内收，手肘不能指向天花板，则表明背阔肌紧张；若出现肩过度向内收，则表明胸肌紧张。

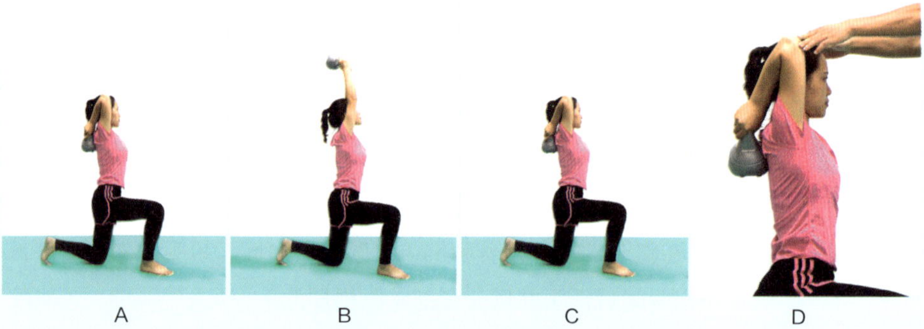

图7-45　胸椎的灵活性练习

A 壶铃置于颈后；B 举起壶铃；C 放下壶铃；D 肘关节位置

7.4.1.3　仰卧天使

动作要领：仰卧在垫子上，双手在体侧打开呈W形，肩膀和手臂与地面贴紧；腹部向地板方向收紧，使腰部紧贴地面，见图7-46A；保持姿势，然后呼气，将双手向头顶方向滑动，使双手指尖相碰，见图7-46B；吸气返回。

注意事项：注意观察呼吸，不要发生屏气现象；要避免出现颈部肌肉紧张、肋骨向上提、腰过伸现象；腰部和肩膀始终贴紧地面。

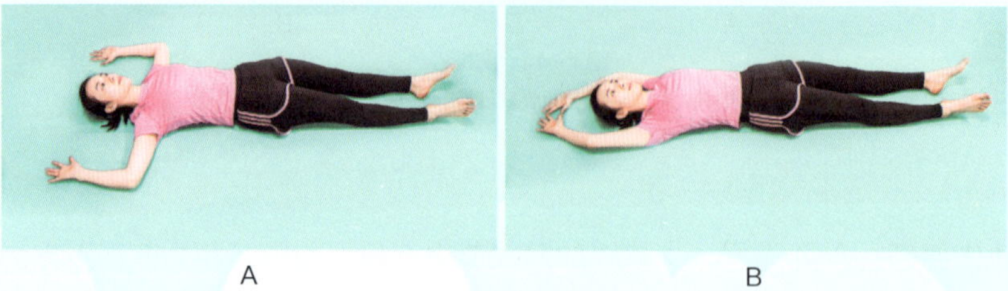

图7-46　仰卧天使

A 起始位；B 向上滑动

7.4.1.4 弹力带天使

动作要领：基本动作同靠墙天使。背靠墙，在双手套上一条弹力带，然后拉开，见图7-47A；在保持张力的情况下，沿着墙向上推，见图7-47B。

注意事项：注意观察呼吸，不要发生屏气现象；要避免出现颈部肌肉紧张、肋骨向上提、腰过伸现象；肩、手腕尽量贴紧墙；两侧手上推时始终要在同一高度。

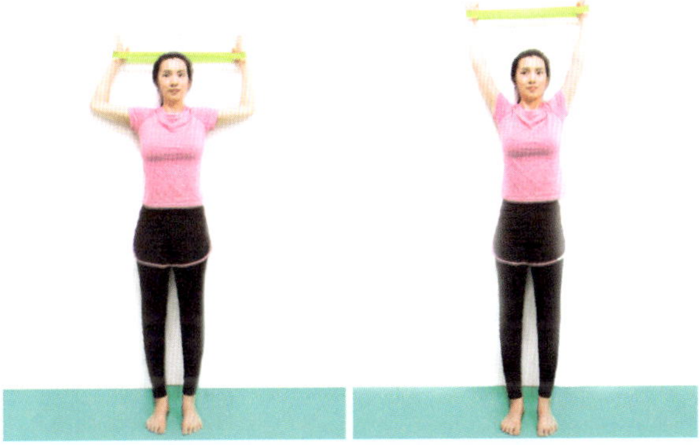

A B

图 7-47 弹力带天使

A 起始位；B 向上推

7.4.1.5 墙虫训练

动作要领：仰卧位，双手推墙，抬起双腿至屈膝屈髋90度，保持躯干稳定，见图7-48A；放下一条腿，见图7-48B；再回到原位。换另一侧练习，见图7-48C。

注意事项：注意观察呼吸，不要发生屏气现象；一定要保持躯干稳定，要避免出现颈部肌肉紧张、肋骨向上提、腰过伸现象；双手始终顶紧墙面。

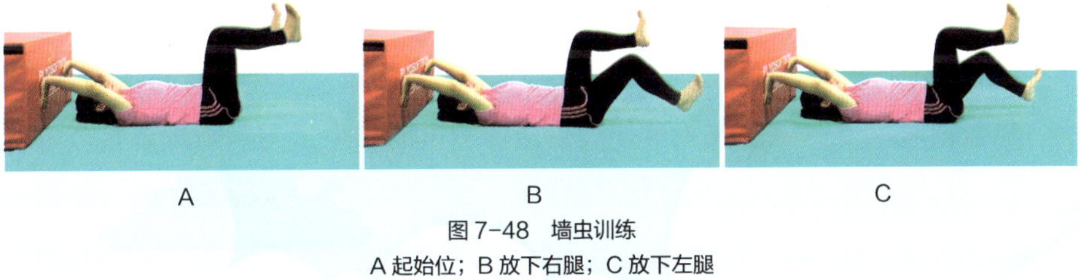

A B C

图 7-48 墙虫训练

A 起始位；B 放下右腿；C 放下左腿

7.4.1.6 壶铃摆死虫子训练

动作要领：死虫子体位，双手持壶铃（或沙袋），并尽量向上举，见图7-49A；然后在一个区域内慢慢做壶铃摆动，见图7-49B；可放一条皮带在练习者腰背下面，让其压紧，随时拉动一下，以提醒练习者腰部不要离开垫子。

进阶或降阶：进阶，将屈髋角度减少并保持住，再做壶铃摆动的动作，见图7-49C；降阶，若壶铃摆动时出现代偿动作，则可以只在死虫子体位下（无负重）做挺起胸然后放下的动作，见图7-49D。注意不是挺腰，是挺胸。

注意事项：注意观察呼吸，是否有屏气现象；壶铃摆动时动作要慢；要保持躯干稳定，不要有腰椎过伸、肋弓上提及颈部紧张现象。

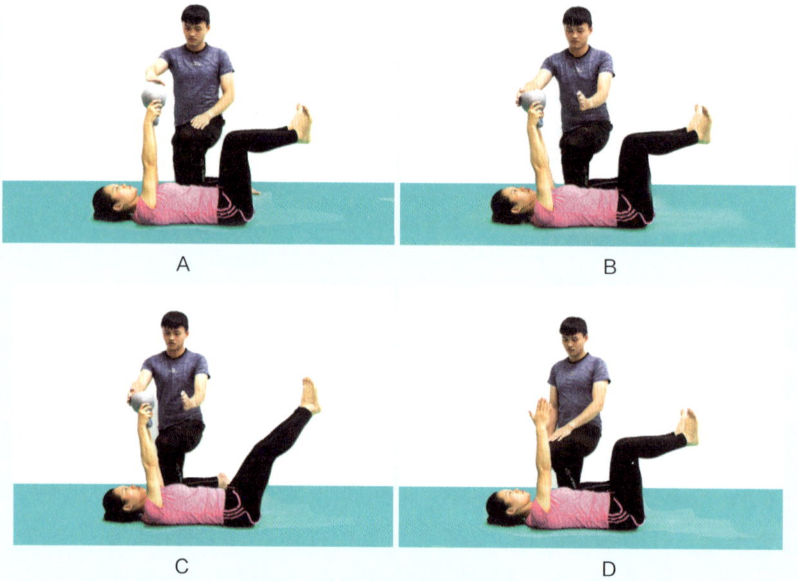

图 7-49　壶铃摆死虫子训练

A 起始位；B 壶铃摆动；C 进阶，屈髋角度减少；D 降阶，无负重挺胸动作

7.4.2 内收下落测试（+）

结合内收下落测试、髋关节伸展灵活性测试的结果，先判断患者是否有骨盆前倾，是单侧骨盆前倾还是双侧骨盆前倾，是否有髋关节韧带松弛等。结合髋内、外旋测试，直腿抬高试验等结果，再根据实际情况制订训练方案。训练的目

的是让骨盆回到中立位并使左右两侧对称。

本节的练习最好能配合呼吸练习——缩唇呼吸、哈气呼吸或吹气球，如何正确呼吸，以及该选择哪一种呼吸练习，请参阅本书7.5.1的内容。

7.4.2.1 仰卧位身体对称性练习

仰卧位身体对称性练习是内收下落测试（+）时的首选练习，通常情况下左侧测试多为阳性，左侧直腿抬高试验也多为（+），或者左侧与右侧相比灵活性较差。仰卧位身体对称性练习主要是激活腘绳肌，从而纠正骨盆前倾。这个动作对于因骨盆位置不对称而引起的功能性长短腿有很好的纠正作用。因此，可以在练习前后进行俯卧位长短腿检查，检查方法请参阅本书2.6.2的内容。

动作要领：仰卧位，将双脚踩在墙上，双膝间夹泡沫轴，屈膝屈髋90度，背部紧贴地面，整个足底踩实，见图7-50A；当练习者感受到足跟处的压力后，指导者嘱咐其将足部向下压（垂直于地面的方向），双膝关节向上提，骶骨抬离地面。此时腘绳肌应该被激活，保持这一动作，指导者在练习者的右侧膝部给予一个向下的压力，让练习者将右膝向上顶，练习者会感到左侧内收肌和腘绳肌同时被激活，见图7-50B；保持膝的位置，抬起右脚离开墙，此时应该感到左侧腘绳肌和内收肌激活，但腹肌是放松的。然后右臂举过头，见图7-50C，此时胸廓会向左倾，以缩短左侧的腹肌，使左侧腹内斜肌和腹横肌更易激活来帮助呼吸；保持这个姿势做呼吸练习。5次呼吸为一组，共做5组，以吸气结束。每组之间休息2~3分钟。2~3组后做内收下落测试。

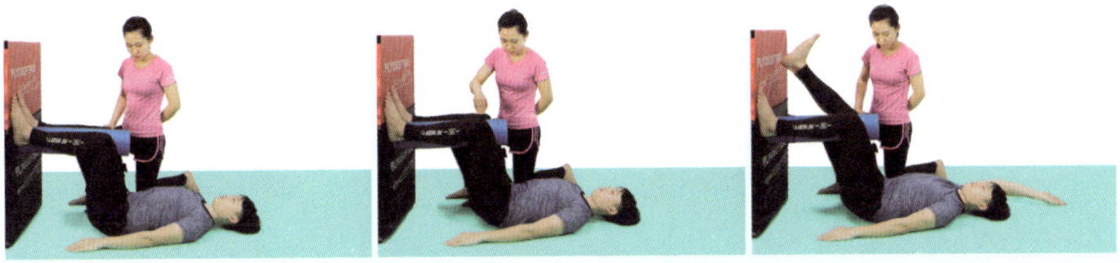

A　　　　B　　　　C

图7-50　仰卧位身体对称性练习

A 起始位；B 给右膝阻力；C 抬起右脚，右手高举过头

降阶：在这个起始姿势下，不要伸手，仅做臀上提，自然呼吸。对于有双侧伸展模式的患者可以用双腿做这个练习，或单腿练习感觉难度太大时，也可先从双腿练习做起。

注意事项：骨盆后倾，腰背部始终紧贴着地面，指导者可以将手放在练习者的腰背下面去感受压力；必须要让练习者感受左侧内收肌和腘绳肌的激活；做这个练习的时候，胸廓和腹部要同时扩张；平时要注意站立时采取左侧站立位姿势。

7.4.2.2 左侧卧位身体对称性练习

此练习针对左侧内收下落测试（+）、右侧髋关节外旋受限者。患者右髋关节处于内旋、内收的状态，臀大肌被拉长，可以利用这个练习激活臀大肌。

动作要领：左侧卧位，全脚掌踩着墙，可在踝关节下方垫毛巾或瑜伽砖，将右侧膝放到左侧膝的前面，相当于将骨盆左旋，见图7-51A；然后做右髋外旋动作以激活右侧的臀大肌，见图7-51B；保持这个姿势进行呼吸练习。5次呼吸为一组，共做5组，以吸气结束。每组之间休息2~3分钟。完成2~3组后，可测试右髋关节外旋的灵活性。

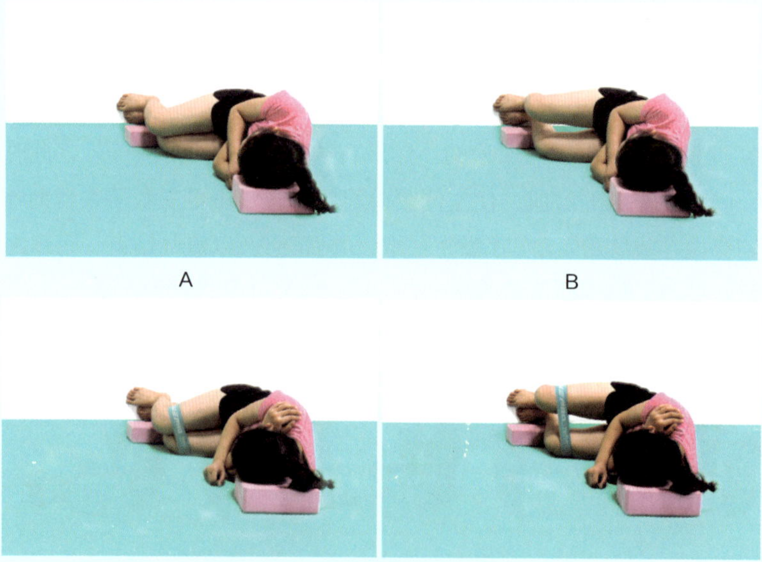

A　　B

C　　D

图 7-51　左侧仰卧位身体对称性练习

A 起始位骨盆左旋；B 右髋外旋；C 加弹力带起始位；D 右髋外旋抗阻

进阶：在膝上套一条弹力带，然后再做右髋外旋动作，见图7-51C。增加弹性张力可以更好地激活右侧的臀大肌。

注意事项： 做动作过程中始终保持躯干稳定，保持骨盆在左旋位。

7.4.2.3 右侧卧位身体对称性练习

左侧内收下落测试（+），同时髋关节伸展灵活性测试（-）时，表明左侧骨盆旋前，髋关节前方的韧带松弛，左髋关节处于外旋、外展的状态，左髋关节内旋受限。此时，可以选择右侧卧位身体对称性练习，以激活左侧臀中肌前部和左侧内收肌。

动作要领： 右侧卧位，足踩墙，屈膝屈髋90度，两膝之间夹一毛巾卷，两足之间放一泡沫轴，左膝向后收，使骨盆左旋，以加固左髋前部及臀中肌前部，保证旋内时股骨头在髋臼内，左膝向下发力夹紧毛巾卷，见图7-52A。保持这个姿势进行呼吸练习。5次呼吸为一组，共做5组，以吸气结束。每组之间休息2~3分钟。完成2~3组后，可先做内收下落测试和左髋内旋灵活性测试。

进阶： 在以上体位下做髋内旋，即将左侧的脚抬起，见图7-52B，再放下，10次一组，或者利用弹力带增加内旋的阻力，见图7-52C，5次一组。

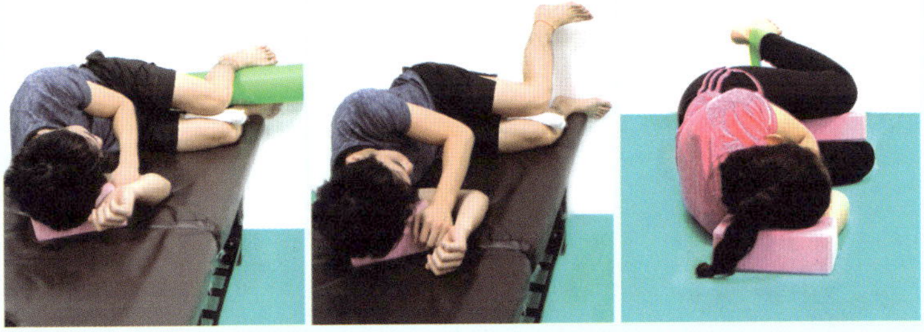

A B C

图 7-52 右侧仰卧位身体对称性练习

A 右侧卧位；B 左髋内旋位；C 用弹力带增加阻力

7.4.2.4 四点支撑身体对称性练习

这个练习针对内收下落测试左侧（+）、右侧（-）者，可以激活左侧内收肌、右侧臀大肌。

动作要领： 四点撑地，在左膝下垫一个毛巾，见图7-53A；右膝和右手向前移一小步，重心主要放在左腿，见图7-53B；指导者在练习者的右侧，用左手臂握拳撑地，靠在练习者的右腿外侧，让练习者双手下推地板以激活腹部的肌肉，同时右髋外展用膝外侧推指导者手臂，侧面观见图7-53C，正面观见图7-53D。保持这个姿势进行呼吸练习。5次呼吸为一组，共做5组，以吸气结束。每组之间休息2~3分钟。完成2~3组后，可先做左侧内收下落测试和右髋关节外旋灵活性测试。

注意事项：这个动作需要很多肌肉同时用力，第一次治疗常感不适。在吸气时背部充气，肩胛骨之间的胸椎不要塌陷。双手撑地将胸椎向后顶起，使肋骨向下、向内收，这样更容易用到腹肌，达到更好的膈肌对位，并使背部更容易充气。左前内链伸展模式会限制左侧背部的充气，要提醒练习者左侧背部要拱起，同时手向前伸做支撑的动作，这可以使前锯肌在矢状面上发力，将胸廓向后移，并使后纵隔易充气扩张。

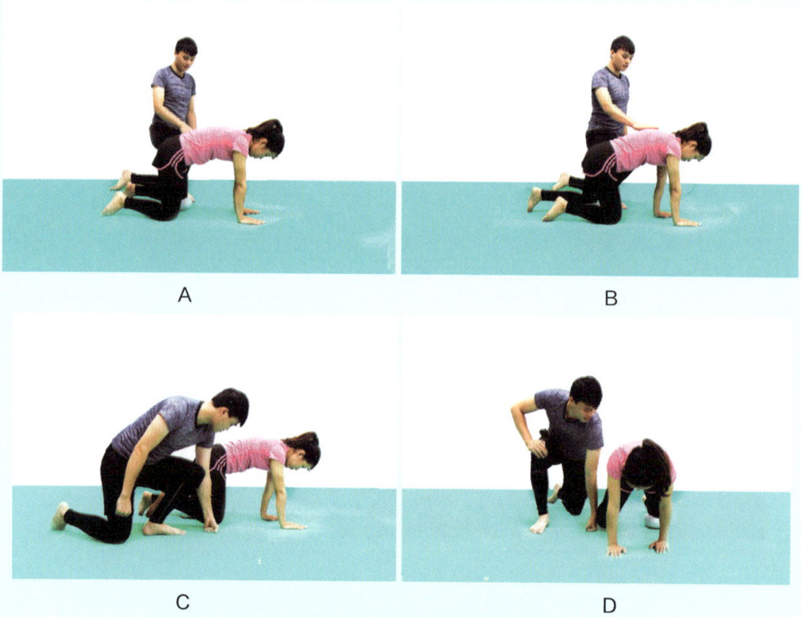

图 7-53　四点支撑身体对称性练习

A 四点支撑，左膝下垫一毛巾；B 右膝和右臂向前一小步、胸椎拱起；
C 右侧髋关节外旋抗阻侧面观；D 右侧髋关节外旋抗阻正面观

7.4.2.5　四点支撑位练习

此练习针对双侧内收下落测试均为（+）者。患者左右两侧骨盆均旋前。

动作要领：四点支撑时，最常出现的错误是肩胛骨之间的脊柱是凹陷的，此时双手尽量向下撑，通过斜方肌下束和菱形肌将肩胛骨之间的胸廓部分顶起来，指导者可观察到此部位变平，并了解练习者是否感到这个部位有拉伸感，若练习者能感到拉伸感，就让其保持在这个位置上，见图7-54A；然后拱起腰部，骨盆也同时向后旋转，见图7-54B；保持这个姿势进行呼吸练习。要观察到练习者的背部在充气。5次呼吸为一组，共做5组，以吸气结束。每组之间休息2~3分钟。完成2~3组后，可先做双侧的内收下落测试。

注意事项：不要耸肩。

降阶：如果这个动作对练习者来说太难，可以降低难度。让练习者向后坐在大腿上，用肘撑地，同样先让肩胛骨之间的胸廓向上顶，见图7-54C，此时大腿是顶着腹肌的，可以帮助练习者将气吸到上背部，练习者吸气，整个背部向上推，指导者可以看到其背部充气扩张，见图7-54D。

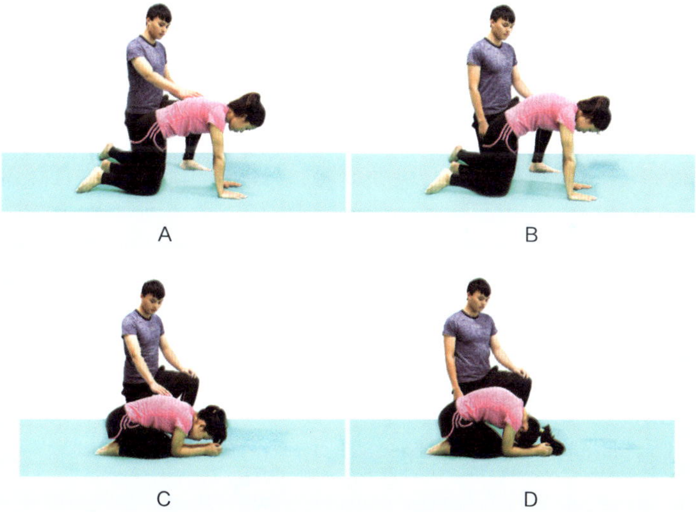

图7-54 四点支撑位练习

A 手支撑位，将肩胛骨间的胸廓向上顶起；B 手支撑位，整个腰背部拱起；C 肘支撑位，将肩胛骨间的胸廓向上顶起；D 肘支撑位，整个腰背部拱起

7.4.2.6 下蹲吹气球

此练习针对双侧内收下落测试均为（+）者。患者左右两侧骨盆均旋前，下蹲吹气球动作可以增强呼吸功能，能从背后打开整个胸廓。

动作要领：骨盆后倾，下蹲，双手抱膝，见图7-55A，在这种姿势下吹气球。若无法维持下蹲动作，则可以坐在小矮凳上，双手抱膝吹气球，见图

7-55B。5次呼吸为一组，共做5组，以吸气结束。每组之间休息2~3分钟。完成2~3组后，可先做双侧的内收下落测试。

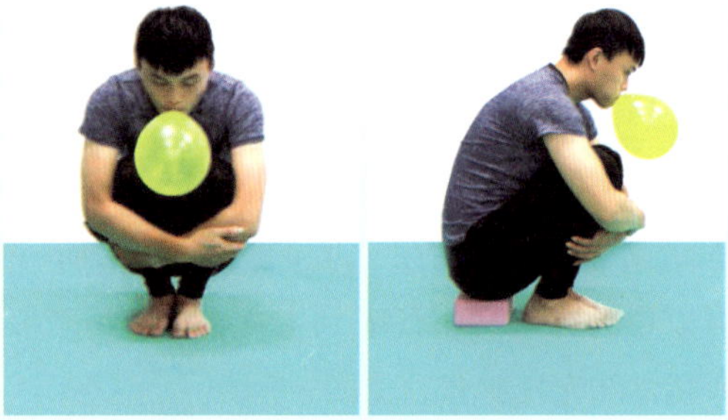

图 7-55　下蹲吹气球
A 下蹲位；B 坐位

7.4.2.7　高脚杯深蹲

双侧模式的患者也可以练习高脚杯深蹲。与深蹲相比，高脚杯深蹲更容易让躯干保持直立，可以减少背部的张力。同时，高脚杯深蹲能够纠正深蹲时上半身过度前倾的问题。

动作要领：双手捧着哑铃，将哑铃摆在胸前，两手内收，肩胛骨下压放松，双脚与髋同宽，脚尖朝前（或微微外八），见图7-56A；身体重心居中，挺胸、抬头、收腹，吸一口气在肚子里；屈髋屈膝，同时向下蹲，见图7-56B。根据自己的关节灵活程度和肌肉柔韧性调整下蹲的深度，参考标准是保持脊椎中立自然蹲到最低的位置。

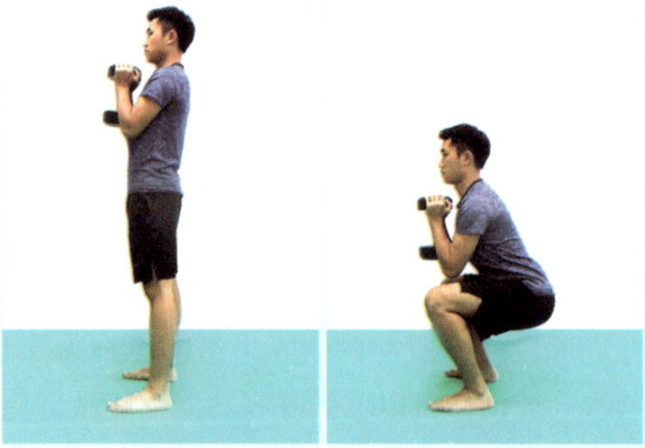

图 7-56　高脚杯深蹲
A 起始位；B 下蹲位

注意事项：手捧哑铃时，哑铃一端在胸前，另一端接触腹部。下蹲时，膝盖始终与脚尖同方向；若下蹲时发现哑铃的下端已经不再与腹部有接触，这表示上半身过于前倾了。

7.4.2.8 腘绳肌练习

在仰卧位身体对称性练习时，若练习者很难感到腘绳肌用力，就可以用这个练习。

动作要领：仰卧位，双足跟搭在凳子上，屈膝屈髋90度，双膝间夹一泡沫轴；两足跟向垂直于地面的方向用力下压，将臀部抬离地面，应该能感到内收肌和腘绳肌在发力；然后再将右腿抬离凳子，左手指尖垂直指向天花板；吸气时伸膝，见图7-57A；呼气时，屈膝，见图7-57B。做5次呼吸，鼻子吸气口呼气。呼气末时要放松。吸气与呼气的时间比约为1∶2。做完3～5组后再做内收下落测试。若练习者能够正确地吹气球，则此练习可以配合吹气球一起练习。

注意事项：在整个呼吸过程中，左脚始终保持向下压姿势，若出现凳子向前移，说明练习者是想伸直膝，而不是向下压；要用腹肌呼吸。

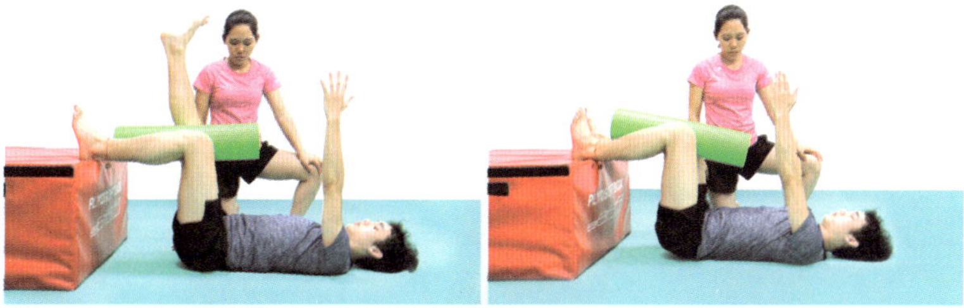

A　　　　B

图 7-57　腘绳肌练习

A 伸直膝；B 屈膝

7.4.2.9 大象走

让练习者想象自己在学大象走路。

动作要领：以右腿先向后退为例，站立位，两手指交叉在一起，见图7-58A；吸气时右腿向后退一步，见图7-58B；呼气时两手向左腿方向伸够，见图2-58C。两腿交替向后退。5步为一组，共做5组。每组之间可休息1分钟。

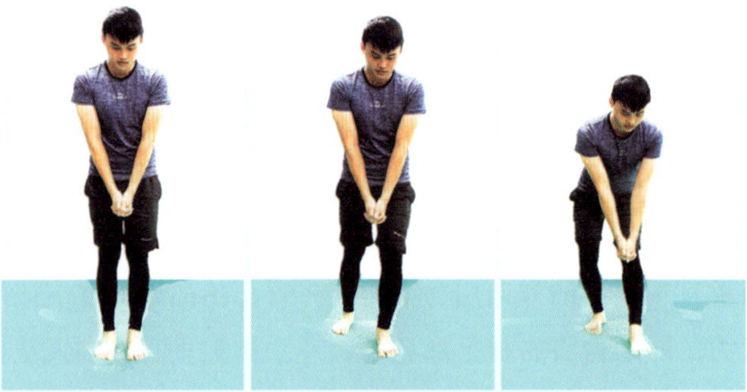

A　　B　　C

图 7-58　大象走

A 起始位；B 吸气，后退一步；B 呼气，双手向对侧腿方向伸

7.4.2.10　倒退走

动作要领：以右腿先向后退为例，吸气时，右腿向后退一步，见图7-59A；呼气，将右手够向左腿的方向，见图7-59B；身体保持在弯腰的状态下，再吸气，左腿后退；呼气，左手够向右腿的方向，见图7-59C。越退身体越低。5步为一组，共做5组。每组之间可休息1分钟。吸气与呼气的时间比约为1∶2。

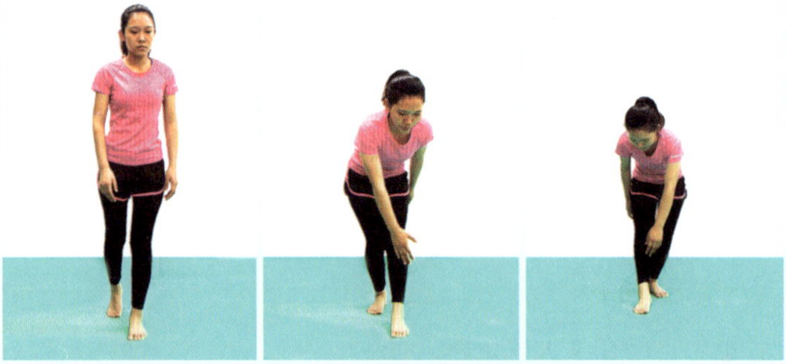

A　　B　　C

图 7-59　倒着走

A 吸气时右腿后退一步；B 呼气时右手够向左腿方向；C 呼气时左手够向右腿方向

7.4.3　腰部锁定胸椎旋转测试（+）

当腰部锁定胸椎旋转测试（+），表明胸椎的旋转灵活性受限，可以选择的方法很多，这里只介绍4种。

7.4.3.1 坐位麻花拉伸

动作要领：双90度坐，慢慢向同侧转身，以双手支撑，见图7-60A；还可以屈肘以增加旋转角度，见图7-60B。

注意事项：尽可能保持正常呼吸；肩颈部要放松，不要耸肩。

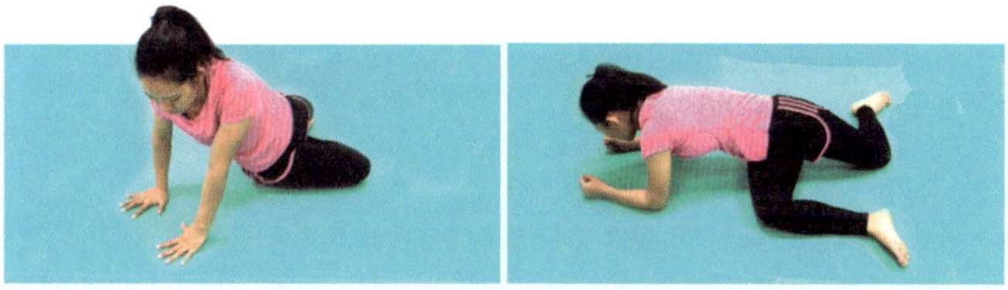

A　　B

图7-60　坐位麻花拉伸
A 双手支撑；B 屈肘支撑

存在骨盆前倾时，首先要判断是双侧模式还是单侧模式，详细内容见5.4.3内收下落测试；是否有髋关节韧带的松弛，详细内容见5.3.4髋关节伸展灵活性测试。根据测试结果选择干预方案，如为单侧骨盆前倾，当内收下落测试和髋关节伸展灵活性测试均（+）时，先做仰卧位身体对称性练习，见7.4.2.1的内容；再做左侧卧位身体对称性练习，见7.4.2.2的内容；最后做右侧卧位身体对称性练习，见7.4.2.3的内容。内收下落测试（+），而髋关节伸展灵活性测试（-）时，可先做仰卧位身体对称性练习，再做右侧卧位身体对称性练习，最后做左侧卧位身体对称性练习。

随着水平的提高，可以在四点撑地、坐位、站立位下做练习。

双侧骨盆前倾：可先做下蹲吹气球，再做俯卧位、仰卧位身体对称性练习，先做左侧支撑，再做右侧支撑；再根据是否有髋关节前面的韧带松弛，决定是先练习右侧臀大肌，还是左侧内收肌。若髋关节伸展灵活性测试（-），则先做右侧卧位身体对称性练习，再做左侧卧位身体对称性练习。

盆底肌的干预：当最后内收下落测试转为（-）时，就要进行主动内收下落测试，若仍为（+），则表明骨盆底的肌肉还需要练习。

7.4.3.2 卧位麻花拉伸

动作要领：以骨盆向右旋转为例。仰卧位，左侧髋关节屈曲、内收、内旋，带动骨盆向右旋转，至左膝内侧接触垫子，右手固定在左膝关节处；右腿后伸，屈膝，左手握在右踝关节处，摆好姿势后进行呼吸，呼吸过程中肩膀向地面靠近，见图7-61。

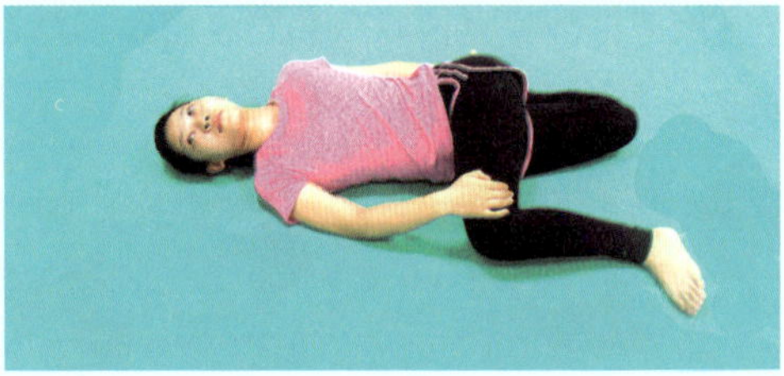

图 7-61　卧位麻花拉伸

7.4.3.3　四肢趴地胸椎扭转

动作要领： 四肢趴地，见图7-62A；将右手放在颈枕部，见图7-62B；左手向下推地面，同时向右转体使胸椎旋转增加至最大位，见图7-62C，稍保持一定时间；再向回（向左）旋转胸椎至最大位，见图7-62D，最后，回到起始位。换另一侧练习。重复5次。

注意事项： 旋转时腰椎要保持稳定；放在颈枕部的手不要发力；支撑手要撑住。

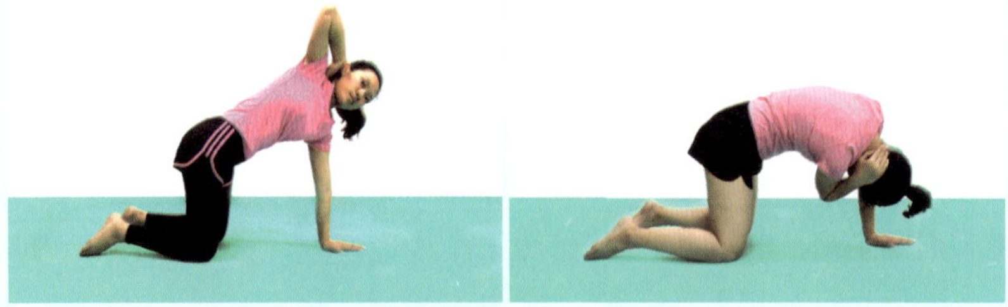

A　B

C　D

图 7-62　四肢趴地胸椎扭转

A 起始位；B 右手放在颈枕部；C 胸椎向右旋转至最大位；D 胸椎向左旋转至最大位

7.4.3.4 扒肋胸椎扭转

动作要领：以促进胸椎向右旋转为例，左侧卧位，右腿屈髋屈膝，放在泡沫轴上，左手固定右膝，见图7-63A。右手扒紧左侧肋骨（胸廓），然后胸椎向右旋转，使右肩部尽量压向地面，见图7-63B。

注意事项：左手固定右膝让其不要离开泡沫轴。手要扒紧肋骨，旋转过程中不要放松。

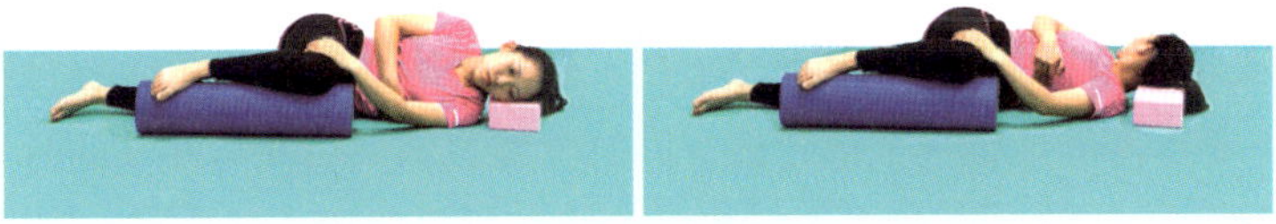

A　　B

图 7-63　扒肋胸椎扭转

A 起始位；B 胸椎扭转

7.5 呼吸

通过5.5呼吸评估的测试，可以了解呼吸模式是否存在问题，腹内压的情况以及呼吸对胸廓的影响。接下来就可以根据测试结果，在本节中选择适当的动作进行练习。

7.5.1 肋骨角检查（+）

肋骨角检查（+），表明至少存在以下情况中的一种：肋骨角变小、肋骨角变大、双侧肋弓不对称。本节推荐了三种常用的呼吸练习：缩唇呼吸、吹气球及哈气式呼吸。在呼气末，使用缩唇呼吸更易体会到上腹部收紧的感觉，而使用哈气式呼吸更易体会到中、下腹部收紧的感觉。

可以根据肋骨角检查结果选择适当的呼吸练习。肋骨角正常时，三种呼吸练习均可选择。当肋骨角变大、肋弓明显外翻时，更推荐选择缩唇呼吸和吹气球；当肋骨角变小时，更推荐选择哈气式呼吸。这三种呼吸可以配合各种姿势，以达到不同的目的。在临床上，存在不良姿势的人群中，无法正确吹气球的人非常多，而且短期内也很难掌握这一练习。因此，暂时无法正确吹气球的人，在做姿势纠正需要配合呼吸时，可先用缩唇呼吸，一旦能够正确吹气球了，就可以换成吹气球练习。

当肋骨角不对称时，可以采用本书介绍的身体对称性练习。

7.5.1.1　缩唇呼吸

缩唇呼吸可以提高膈肌肌力，增加肺活量，降低胸腔压力，改善肺循环，提高支气管内压。缩唇缓慢呼气，可产生0.2～0.5千帕的阻力，与非缩唇呼气相比，气道的等压点更向气道远端推移；呼气时间的延长也有利于肺内气体充分排出，有助于下一次吸气时能吸入更多的新鲜空气。

动作要领：用鼻子吸气，见图7-64A；然后缩唇（吹口哨样）缓慢呼气，见图7-64B；要尽可能地将气全部呼出，同时收缩腹部。吸气与呼气的时间比约为1：2，呼气末可稍屏气片刻。缩唇程度与呼气流量，以能使距口唇15～20厘米处、与口唇等高的蜡烛火焰随气流倾斜又不致熄灭为宜。可采取各种体位练习。

注意事项：呼吸时间应根据自身的情况，不可强求，并非时间越长越好，要在全身放松的情况下，细长深匀地呼吸。之后的呼吸练习均是如此。

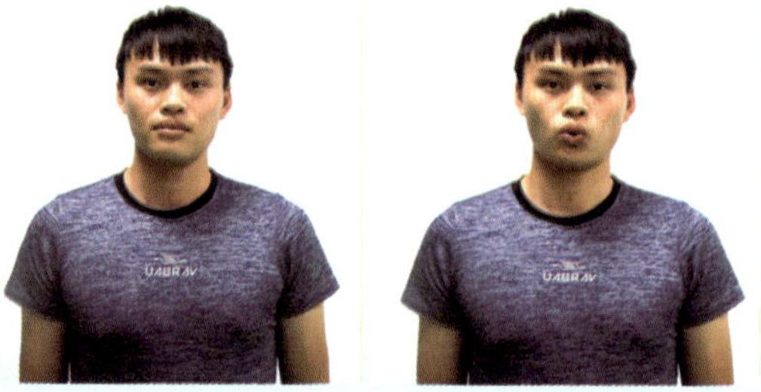

A　　B

图 7-64　缩唇呼吸

A 用鼻子吸气；B 缩唇呼气

7.5.1.2　吹气球

吹气球既可以用于练习，也可以用于测试。因为，能否正确地吹气球取决于嘴的协调控制能力、下颌骨的位置和颅骨的缝隙。经常用嘴呼吸的人，就很难正确地吹气球，因为嘴的协调控制能力较差，在吸气时就会出现舌头下降，无法用舌头顶住上腭的方式将气球口夹住而不漏气。吹气球能更好地促进膈肌与胸廓的对位。

动作要领：将气球嘴放在舌与上颚之间，用鼻子吸气后尽力吹气球。用鼻子吸气时，胸腹部360度扩张，背部颈胸交界处隆起；吹气球时，要尽量将肺内的气球全都吹出去，见图7-65，吸气末可稍屏气片刻。连续吹5次为一组，将一个气球吹大，然后休息（放气）1~2分钟，再进行下一组，共做5组。

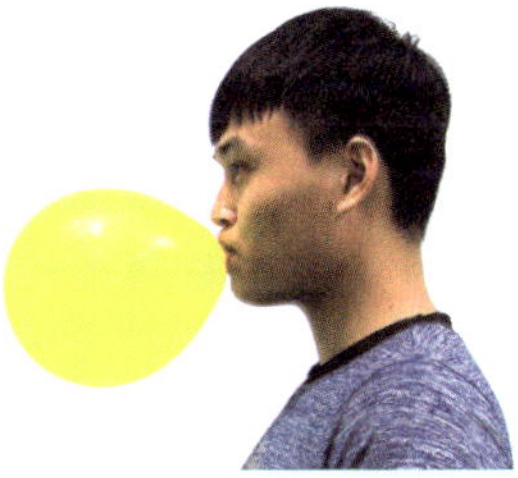

图7-65 吹气球

注意事项：吹气球时不能用牙齿或嘴唇咬住气球口，吹的时候不要让脸颊鼓起来，不能用手帮助；要选一个质量较好的气球；可以在不同体位下吹气球；全身放松，仅呼吸肌发力。

缩唇呼吸和吹气球是两种基本的呼吸练习，可以每天练习。

7.5.1.3 哈气式呼吸

动作要领：用鼻子吸气，见图7-66A；然后张开嘴发出“哈”的声音，见图7-66B，就好像向玻璃上哈气，缓慢将气全部哈出，同时收缩腹部。吸气与呼气的时间比约为1：2。可采取各种体位练习。

注意事项：呼吸时间应根据自身的情况，不可强求，并非时间越长越好，要在全身放松的情况下，细长深匀地呼吸。之后的呼吸练习均是如此。

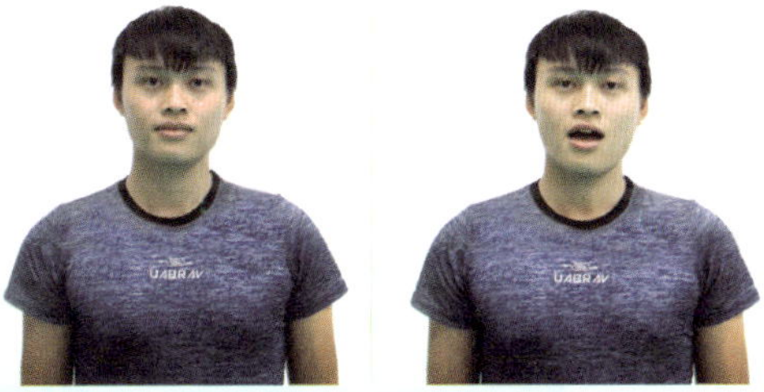

A B

图7-66 哈气式呼吸

A 用鼻子吸气；B 嘴巴哈气

7.5.1.4 胸椎旋转对称性呼吸练习

双侧肋弓不对称的情况，通常是左侧肋弓隆起较明显。此时左侧膈肌处于吸气状态，左侧骨盆常处于旋前位，膈肌与盆底肌没有很好的对位。只要能促进左侧膈肌很好的对位，限制左侧胸廓充气，同时促进右侧胸廓更好的充气，选择哪种练习都可以。这里介绍的练习方法就可以达到以上目的，练习后还可以提高肩关节的灵活性。

动作要领：左侧卧位，屈膝屈髋90度，双脚踩着墙，踝关节下方垫一个泡沫轴，腰背部稍拱起，使骨盆后旋，指导者引导练习者右膝向前顶（使右膝比左膝稍靠前），见图7-67A，此时骨盆就处在稍向左旋的位置上；将右膝抬起与右髋等高，见图7-67B；接着让左膝抬离床面并贴到右膝处，见图7-67C，此时右侧的臀大肌和左侧的内收肌被激活，让练习者保持这一姿势；然后将两条伸直的手臂打开呈大字形，同时引导胸椎向右旋转，见图7-67D；保持这个位置做几次呼吸练习，应能感到右侧胸廓更易充气。

注意事项：在呼吸练习过程中，保持右膝向前顶；右膝和左膝抬起位，保持躯干稳定。

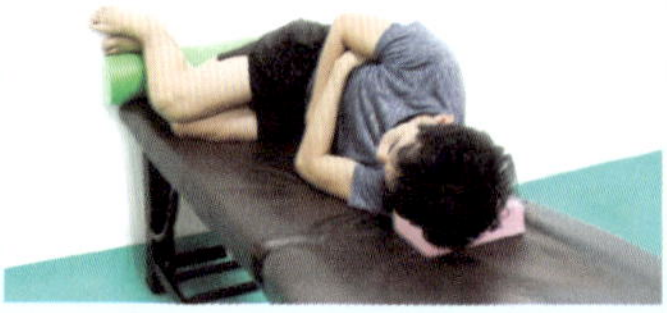

A

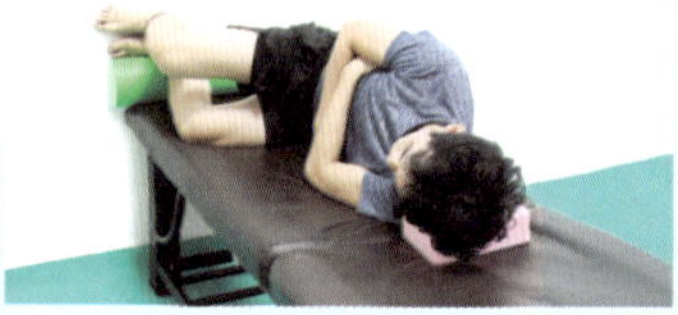

B

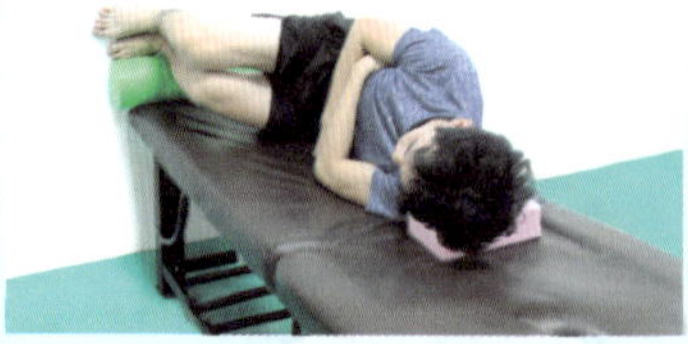

C

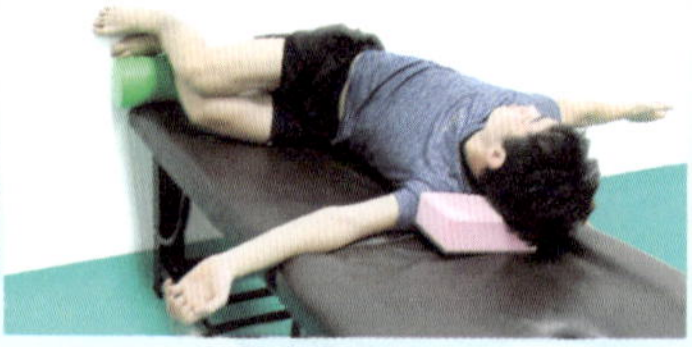

D

图 7-67 胸椎旋转对称性呼吸练习

A 右膝向前顶，超过左膝；B 右膝抬起；C 左膝抬起贴着右膝；D 打开双手胸廓向右转

7.5.1.5 辅助左肋弓内收练习

双侧肋弓不对称，通常是左侧肋弓隆起较明显。吸气时，右侧胸廓前面更容易充气，而呼气时，却不容易将气体呼出，膈肌常处于收缩状态。以下练习可以帮助练习者放松膈肌，并利于充分地呼气，还能提高肩关节的灵活性。

动作要领：仰卧位，屈膝屈髋，足平放在床面，双手置于体侧。指导者站在练习者的头端，左手放在练习者左侧肋弓部，右手放在练习者右肩上。练习者吸气时，指导者将手掌轻压在练习者左侧肋弓胸廓上，见图7-68A，以限制左侧胸廓充气，同时促进右侧胸廓更好地充气；练习者呼气时，尤其是呼气后程，指导者将其肋弓向尾端推，见图7-68B，帮助练习者将肺内的气体呼尽。然后让练习者再次呼吸，并指导他在呼气末时胸廓要下降到位。5次呼吸为一组，共做2~3组。

注意事项：不要向下压练习者的肋弓，而是向尾端的方向推；手推胸廓时，用力要轻柔。

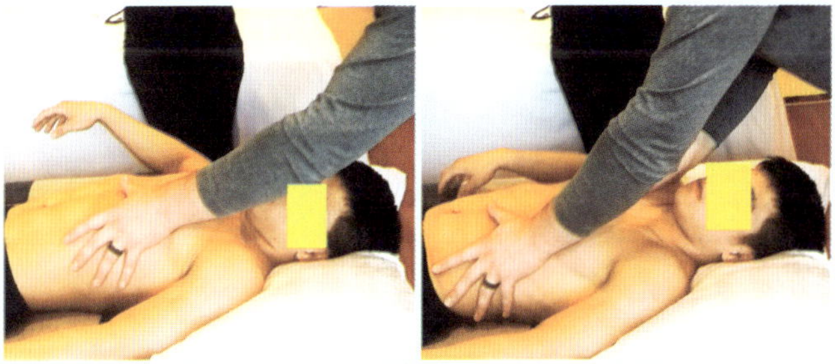

A　　　　B

图 7-68　辅助左肋弓内收练习

A 吸气时手轻压在外翻的肋弓处；B 呼气时将肋弓向尾端推

7.5.1.6 辅助右肋弓外翻练习

双侧肋弓不对称，通常是右侧肋弓处于内收状态，右膈肌常处于穹顶状态。以下练习可以帮助练习者激活膈肌，并利于右侧胸廓充分充气，还能提高肩关节的灵活性。

动作要领：仰卧位，右手高举过头放在床面上；指导者站在练习者的右侧，面向练习者的头端。指导者交叉手臂，右手掌卡住练习者的右侧肋弓，左手掌轻放在腹部和髂骨处；练习者吸气时，指导者右手向上轻推肋弓，左手跟上，见图

7-69A；练习者呼气时，指导者左手向下推，右手跟上，见图7-69B。5次呼吸为一组，共做2~3组。

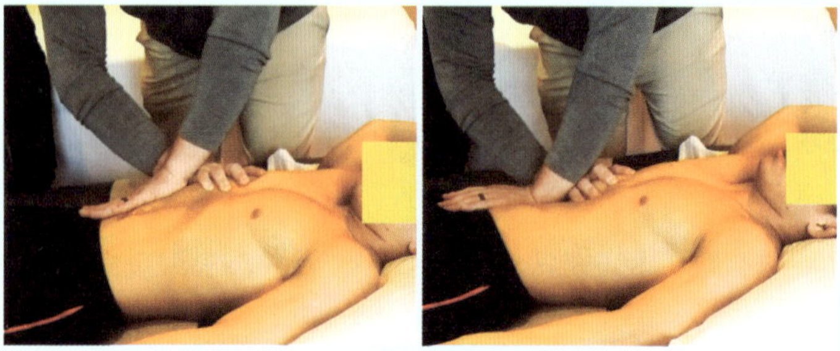

A　　B

图 7-69　辅助右肋弓外翻练习

A 吸气时右手掌向上轻推肋弓；B 呼气时向左下推腹肌

7.5.2　浅呼吸测试（+）

浅呼吸测试（+），表明呼气减少和（或）胸廓活动范围降低。其中，胸廓活动范围降低常发生在T4~T6水平，可出现胸椎后凸、头前伸或者圆肩的姿势。本书在7.4.1中介绍了提升T4~T8灵活性的练习，请参阅。呼气减少，即呼气时间较短无法达到吸气时长的2倍，常表明胸廓处于吸气状态，或称为伸展模式，此时膈肌长期收缩，无法完全放松；也常伴有肩颈部的辅助呼吸肌过度使用的情况。可以通过手法放松膈肌和肩颈部的辅助呼吸肌。更重要的是进行呼吸练习激活膈肌，如缩唇呼吸或吹气球，使气体尽量排出肺部，使肋弓下降，建立良好的对合区，也可以通过放松肩颈部肌肉的练习改善浅呼吸状态。临床上，有浅呼吸问题的人也常伴有睡眠不好，或者消化不好，为了尽快改善这一症状，常常先采用手法放松紧张的肌肉，主要包括膈肌、肋间肌的手法放松，斜角肌、枕下肌群、肩胛提肌、斜方肌上束等颈肩部肌肉以及胸肌的手法放松，再配合相应的练习以巩固手法治疗所取得的效果。只要能达到放松和激活膈肌、放松辅助呼吸肌的目的，选择哪种方式都可以。本节共介绍8个练习方法，前5个能放松肩颈部肌肉，后3个对上交叉综合征有改善作用，通常在手法放松肩颈部肌肉后练习，以强化手法的效果。

7.5.2.1　仰卧屈膝位呼吸练习

动作要领：仰卧屈髋屈膝位，骨盆后倾，腰背部始终要紧贴床面，练习者可将自己的手放在腰背下方感受持续的压力，见图7-70A，保持这个姿势进行呼吸练习；也可以将双臂举起至手指天花板，在这种姿势下吹气球，见图7-70B。对于有浅呼吸的人来说，指导者关注的重点是练习者吸气时是否出现了肋弓部上提和隆起，而在呼气时，却不能下降和内收。若出现这种情况，指导者可以将手掌放在练习者的胸廓上，在其呼气后程，将肋弓向后、向尾端推，帮助练习者将肺内的气体呼尽，练习者可屏气几秒，体会胸廓下降到这一位置时的感觉。然后让练习者再次呼吸，并指导练习者气末时胸廓要下降到位。5次呼吸为一组，共做5组。

注意事项：在呼吸时要对腰背下方的手有持续的压力。吸气时胸、腹腔均匀地扩张；呼气时要完全呼出来；练习呼吸的时候腹部应该是放松的而不是收紧的。

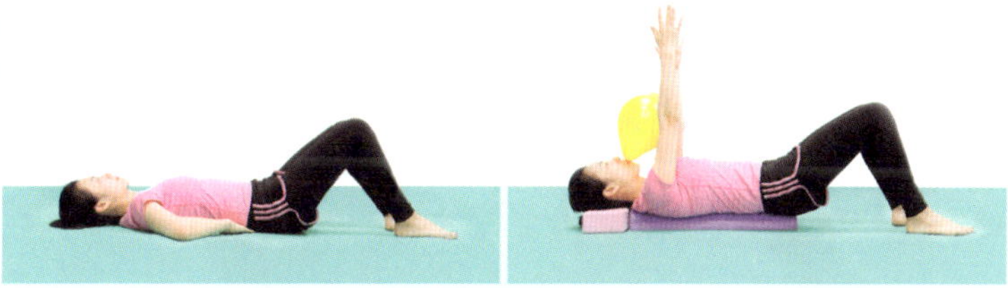

A　　　　　　B

图7-70　仰卧屈膝位呼吸练习
A基本体位；B吹气球

7.5.2.2　虫子体位呼吸练习

动作要领：仰卧在垫子上，有四个支点，头枕部、双侧肩胛骨（尤其是内侧缘）、骶骨，先感觉这四个支撑点；双臂举起至手指天花板，再抬起腿至屈膝、屈髋以及踝背屈，均为大约90度，髋微外旋外展，膝与肩同宽，也称为死虫子体位，见图7-71A。保持这个姿势进行呼吸练习。5次呼吸为一组，共做5组。关注的要点与仰卧屈膝位呼吸练习相同，均要注意练习者在吸气时肋弓部是否明显上提和隆起，在呼气时是否无法下降，若有，则需处理。

进阶：当在死虫子体位下能够很好地呼吸时，就可以通过改变四肢的动作增加难度，也称为活虫子练习，见图7-71B；还可以在虫子体位下吹气球，见图7-71C。

注意事项：注意不要挺腰，尤其在活动四肢时要保持骨盆和躯干的稳定。

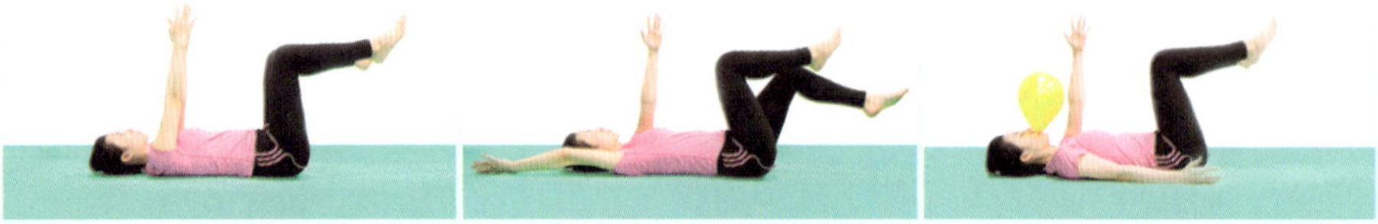

A　　B　　C

图 7-71　虫子体位呼吸练习
A 死虫子练习；B 活虫子练习；C 吹气球练习

7.5.2.3　手臂画圆胸椎扭转

这个动作可以促进胸椎的旋转，放松肩颈部的肌肉，提升肩关节的灵活性。

动作要领：以右侧卧位为例，练习者右侧手臂前屈90度，肘关节伸直，自然放在垫子上，左手放在右手上，见图7-72A；指导者在练习者的后面，手一下一下地轻推左侧肩后方，使其躯干反复、有节律、小范围地晃动，见图7-72B；当练习者整个人放松下来，保持自然呼吸时，让其手顺势从头上绕过画圆，见图7-72C；同时带动胸椎向左旋转，见图7-72D。

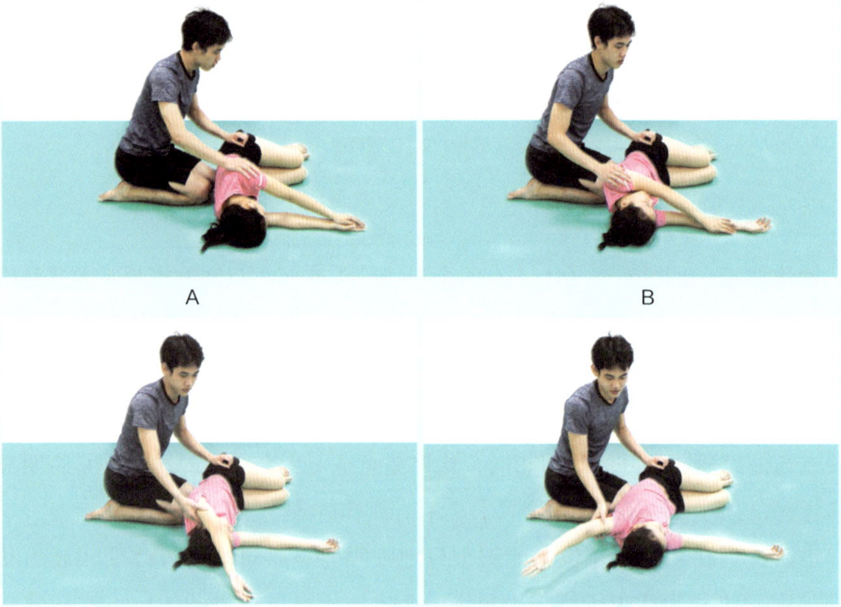

A　　B　　C　　D

图 7-72　手臂画圆胸椎扭转
A 侧卧位；B 来回轻推肩；C 手臂画圈；D 带动胸椎向左旋转

7.5.2.4 坐位下吹气球

缩唇呼吸或吹气球若能配合轻度弯腰收腹的动作，更利于膈肌抬高呼出更多的气体。

动作要领：坐位，骨盆后倾位，稍弯腰收腹，使膈肌与盆底肌相对。保持这一姿势练习吹气球，注意不要耸肩，见图7-73A。也可以在吹气球时，将双手臂向前下方伸够，见图7-73B，有左前内链模式的人，还可做左手臂向前伸够的动作，见图7-73C。吸气时保持手臂在伸够的位置不动，吹气球时继续向前下方伸够。5次呼吸为一组，共做5组。

注意事项：肩部完全放松，不要耸肩，手臂向前伸够时吸气，这时上背部扩张，练习者应感到上背部的拉伸。

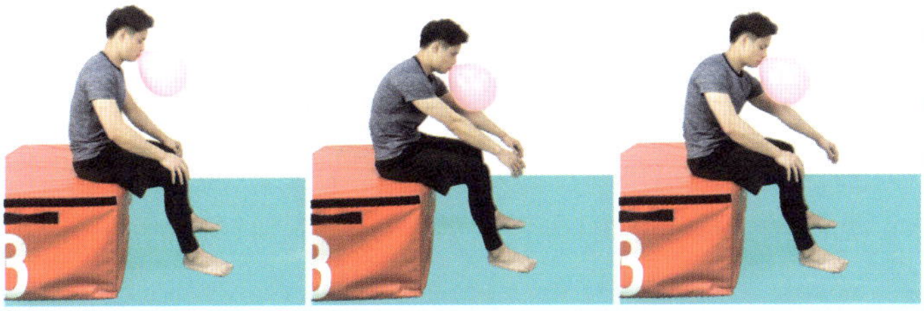

A　　B　　C

图 7-73　坐位下吹气球练习

A 手臂自然位；B 双臂前伸位；C 左臂前伸位

7.5.2.5 靠墙站立位吹气球

这是改善双侧伸展模式的练习。

动作要领：靠墙站立，双膝间夹一小球，背部紧贴墙面，骨盆后倾位，稍弯腰，使膈肌与盆底肌相对，双手向前伸，正面观见图7-74A，侧面观见图7-74B。保持这一体位练习吹气球。5次呼吸为一组，共做5组。

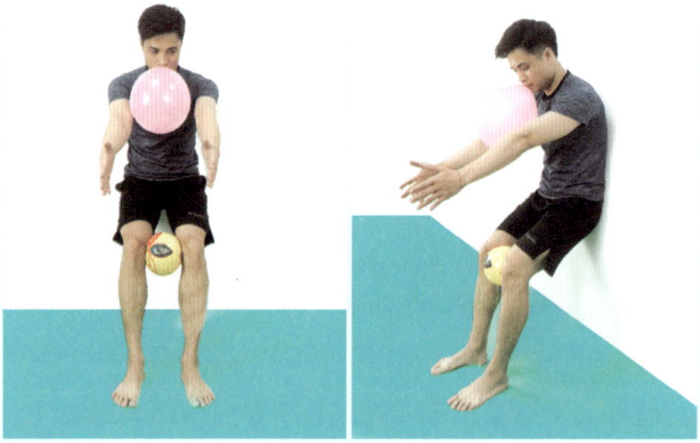

A　　B

图 7-74　靠墙站立位吹气球

A 正面观；B 侧面观

7.5.2.6　斜靠墙站立

动作要领：背靠墙，双足离开墙25~30厘米，肩背部完全放松，见图7-75A；收起下巴，后脑勺向后顶，使肩部离开墙面，见图7-75B。若有瑞士球，则可以斜靠瑞士球，见图7-75C。每次1分钟，若一次达不到1分钟，可几次累加起来共练习1分钟。

注意事项：除了颈后部有发力感觉以外，身体其他部位均要放松，不要耸肩。

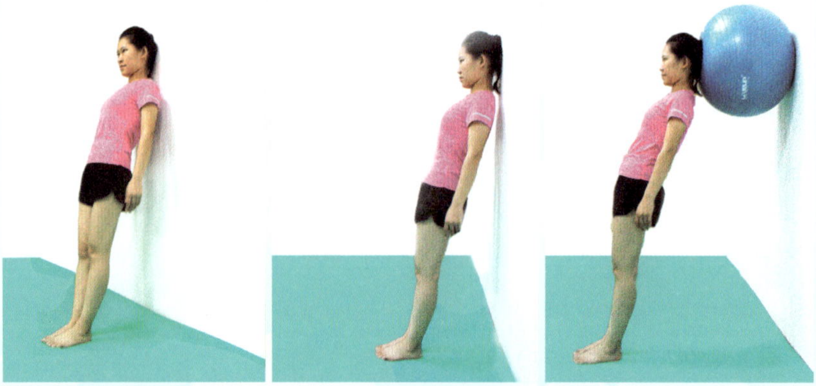

A　　B　　C

图 7-75　斜靠墙站立

A 起始位；B 肩离开墙；C 斜靠瑞士球

7.5.2.7 肩外旋练习

动作要领：双臂张开，分别在以下三个位置、有节律地做外旋动作：外展大约60度，见图7-76A；外展大约120度，见图7-76B；外展大约180度，见图7-76C。

注意事项：不要耸肩。

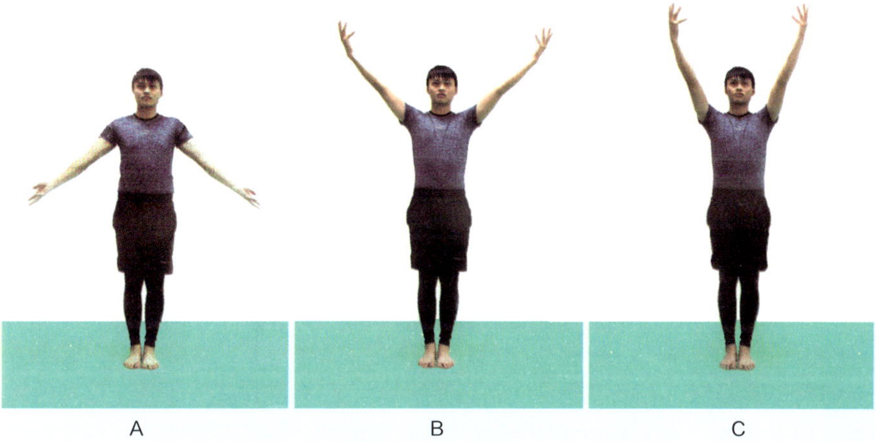

图7-76 肩外旋练习

A 双臂外展大约60度；B 双臂外展大约120度；C 双臂外展大约180度

7.5.2.8 肩胛骨外旋回缩练习

主要训练的是菱形肌。

动作要领：双手握住弹力带，双上臂置于身体两侧，屈肘大约90度，使弹力带保持一定的张力，见图7-77A；头、颈和胸椎处于中立位，沉肩、肩胛骨回缩至中立位；保持双上臂位置不动，双手拉开弹力带，使肩胛骨外旋、回缩，见图7-77B。练习者应该能感到肩胛骨内缘较强烈的发力感。每组10次，做3组。

注意事项：弹力带张力不要过大；始终保持沉肩的状态。

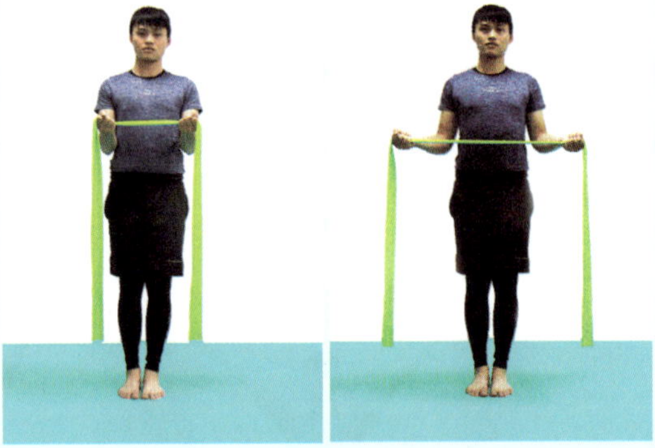

图 7-77 肩胛骨外旋回缩练习
A 起始位；B 拉弹力带

7.5.3 胸廓扩张检查（+）

胸廓扩张检查（+）时，最容易出现的问题是吸气时腹肋部不能向两侧扩张、腰肋部不能向后扩张、上部胸廓在呼气时无法下降。

7.5.3.1 弹力带阻力呼吸练习

对于吸气时，腹肋部无法向两侧扩张胸廓的人，可以选择弹力带阻力呼吸练习。

动作要领：指导者的双手分别置于练习者腹肋部两侧，并施加向内的阻力，见图7-78A；然后让练习者在吸气时将胸廓向外扩张以对抗阻力，见图7-78B。若能够引发出练习者腹肋部向两侧的扩张，就可以让练习者做弹力带阻力练习。将弹力带缠绕在练习者的下胸廓，适当拉紧，让练习者感受到一定的阻力，见图7-78C；然后练习者吸气时肋弓处向两侧扩张以抵抗弹力带的阻力，见图7-78D。

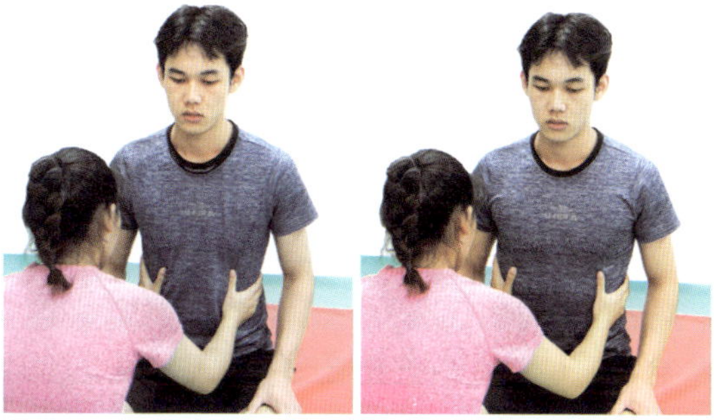

A　　　　B

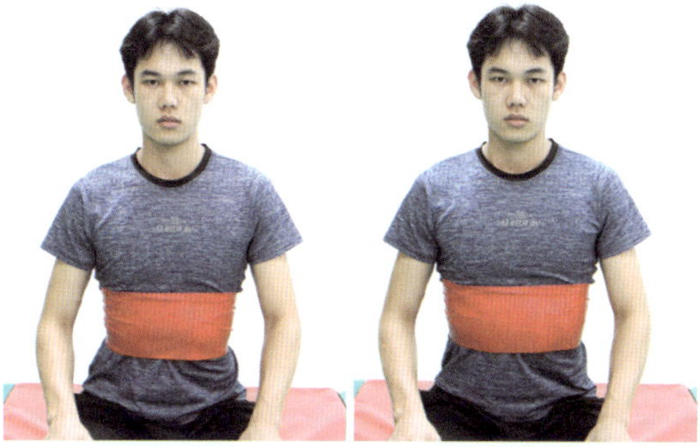

C　　　　D

图7-78　弹力带阻力呼吸练习

A 呼气状态；B 对抗手的阻力吸气；C 弹力带练习的呼气状态；D 对抗弹力带阻力吸气

7.5.3.2　促进腰肋部扩张的练习

动作要领：坐于足跟，上臂置于地板，肘触及膝，手掌向下张开，手指分开，脊柱保持中立，见图7-79。吸气时要感到腰腹部向侧后方扩展；呼气时，集中于腹部侧后方的收缩并保持腰部收缩。在这种姿势下呼吸几分钟，然后放松。

注意事项：不要耸肩。

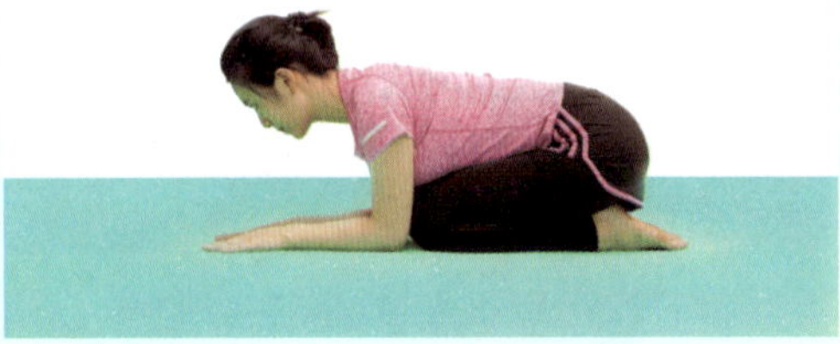

图 7-79 促进腰肋部扩张的练习

7.5.3.3 促进上部呼吸控制的训练

上部胸廓呼气更困难，因此以下练习的重点是促进呼气。

动作要领：蹲坐于足跟，脊柱直立，手指背后交叉，见图7-80A。吸气，脊柱直立；缓慢呼气，身体前弯，直至头部触及膝关节前方。此时，充分呼气、充分后伸上肢，超过头部，手指可以交叉也可以张开，见图7-80B；保持几秒钟不吸气，用力摆动上肢后充分排出剩余气体，见图7-80C；吸气，放下上肢并使用呼吸来抬高身体；返回至开始的脊柱中立位。重复6~12次，直到上胸部放松，肋弓和肩部活动达到最大的活动度。

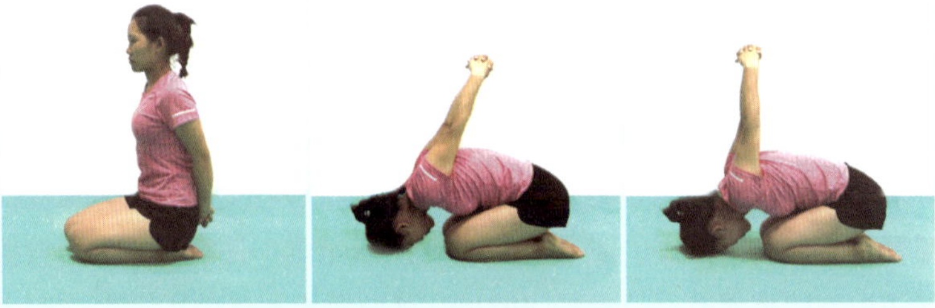

A　　B　　C

图 7-80 促进上部呼吸控制的训练

A 吸气直立位；B 充分呼气，充分后伸上肢；C 屏气摆动上肢，充分排出剩余气体

7.5.4 腹壁压力测试（+）

腹壁压力测试（+），常表明腹肌处于抑制状态，尤其是腹横肌和腹内斜

肌。本节推荐的5个动作，有静态的，也有动态的，但均是以哈气式呼吸为基础，目的就是激活腹横肌和腹内斜肌，使腹部收紧，同时放松肩颈部、腰背部及骨盆周围的肌肉。可一次完成5个动作。

7.5.4.1 仰卧位静态呼吸练习

动作要领：仰卧屈髋屈膝位，两手食指按压在下腹部，或者髂前上棘下1~2厘米处，见图7-81；保持这个状态，以哈气的方式，用7秒的时间将气吐尽，然后咳嗽一声，此时腹肌会收缩变硬；然后保持腹肌收缩的状态，用鼻子吸气3秒。重复5次。

注意事项：在呼气的过程中，手指应该感到自己的腹部在逐渐下降。

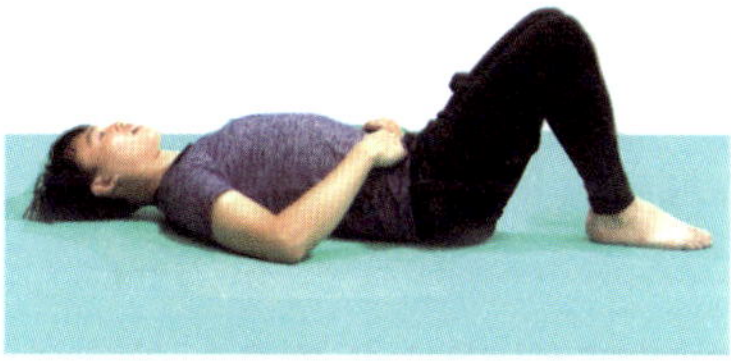

图 7-81 仰卧位静态哈气练习

7.5.4.2 手臂环绕呼吸练习

动作要领：并排放好两摞书，高度分别约为12厘米和6厘米，三条浴巾叠在一起后卷成桶状斜放在瑜伽砖上，然后练习者头高、脚低位仰躺在上面，屈膝，双臂自然放在身体两侧，见图7-82A；用鼻子吸气，同时抬起双臂高举过头，整个动作3秒完成，见图7-82B，此时，腹部隆起、肋骨伸展开；然后用嘴巴缓慢呼气，手臂向外转动扩胸，见图7-82C；手臂慢慢转回身体两侧，见图7-82D。整个动作7秒完成。反复3次。

注意事项：采用哈气式呼吸；手臂转动时，手臂和手背尽量都接触地面。

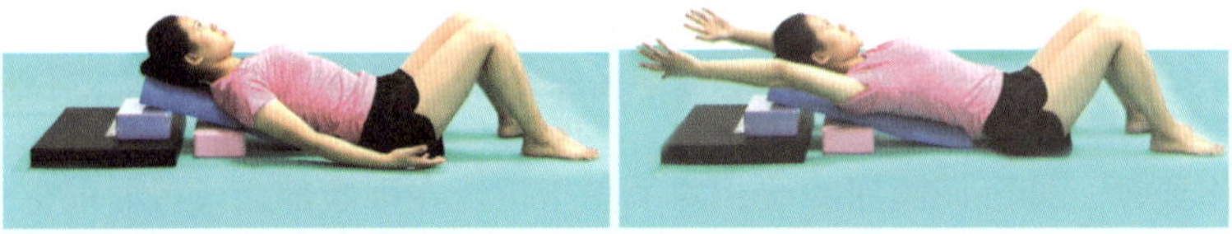

A B

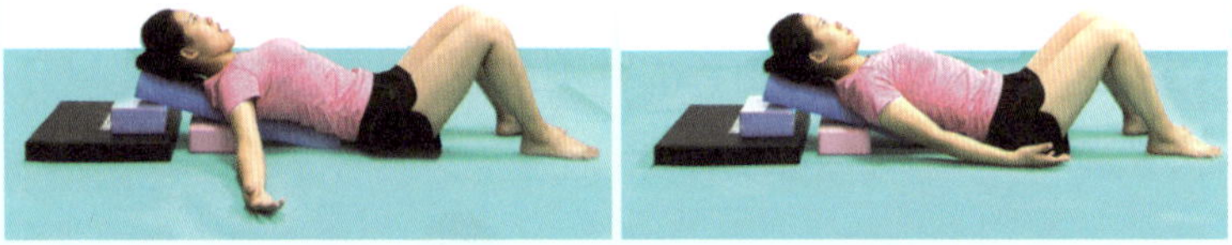

C D

图 7-82　手臂环绕呼吸练习

A 起始位；B 吸气双手上举；C 呼气手臂外转扩胸；D 在呼气末手臂回到体侧

7.5.4.3　手臂上举呼吸练习

动作要领：将卷好的浴巾横放在垫子上，练习者仰卧屈膝位躺在垫子上，浴巾卷大约在中胸段下方，双手交叉放在头上，见图7-83A；用鼻子吸气3秒，然后用嘴巴缓慢呼气7秒，同时尽量将手臂向上举，并伸展上半身，见图7-83B，整个动作7秒完成。反复3次。

注意事项：采用哈气式呼吸；呼气时不要挺起腰部。

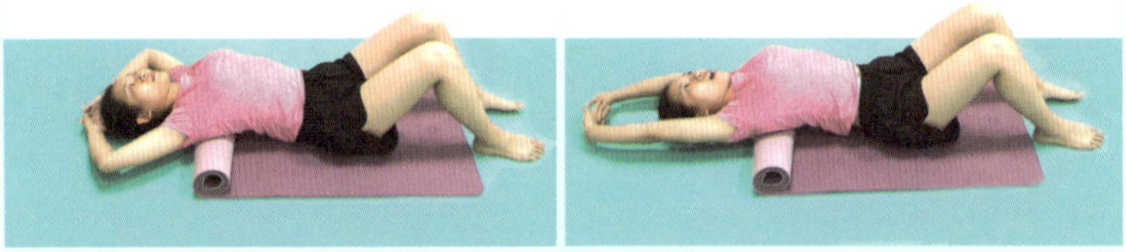

A B

图 7-83　手臂上举呼吸练习

A 吸气，双手交叉于头上；B 呼气，手臂尽量向上举

7.5.4.4　腿屈伸呼吸练习

动作要领：仰卧位，将浴巾卷放在骨盆下方，抱住双腿膝关节处，见图7-84A；鼻子吸气3秒，同时将一侧膝拉向同侧肩，见图7-84B，持续保持这一位置；然后，用嘴巴吐气7秒，同时将另一条腿缓慢地放下，见图7-84C；换另一侧腿练习，见图7-84D。左右各重复2次。

注意事项：采用哈气式呼吸；两条腿往相反方向拉伸，屈膝侧是拉伸伸髋肌，而伸腿的那一侧是拉伸屈髋肌。

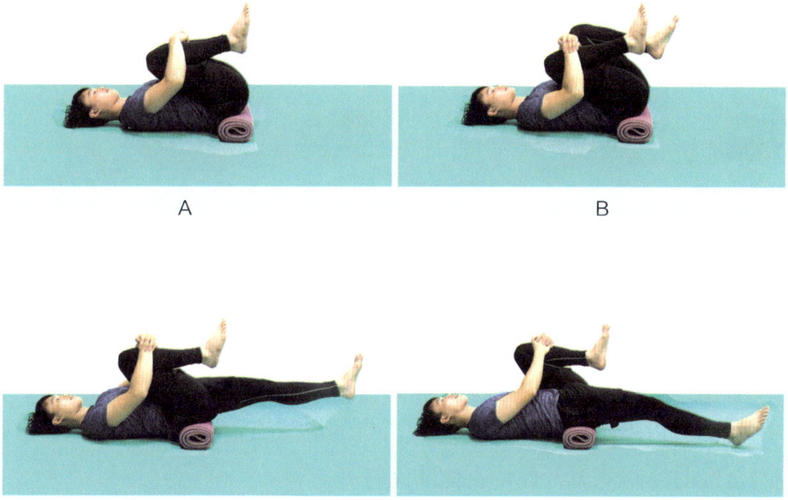

A　　B　　C　　D

图7-84　腿屈伸呼吸练习

A 抱双膝；B 吸气，抱单膝拉向肩；C 呼气，对侧腿伸展；D 换另一侧练习

7.5.4.5　髋旋转呼吸练习

动作要领：仰卧屈膝位，将浴巾卷放在骨盆下方，见图7-85A；然后让左脚搭在右腿的膝盖上，呈“4”字形，见图7-85B；右手托着右腿腘窝处，抬起右腿，使其离开地面约5厘米，见图7-85C；然后用鼻子吸气3秒，左小腿保持在水平状态；呼气7秒，同时用左手向下压左膝，见图7-85D。换另一侧腿练习。每侧各重复3次。

注意事项：采用哈气式呼吸；两条腿往相反方向拉伸，屈膝侧是拉伸伸髋肌，而伸腿的那一侧是拉伸屈髋肌。

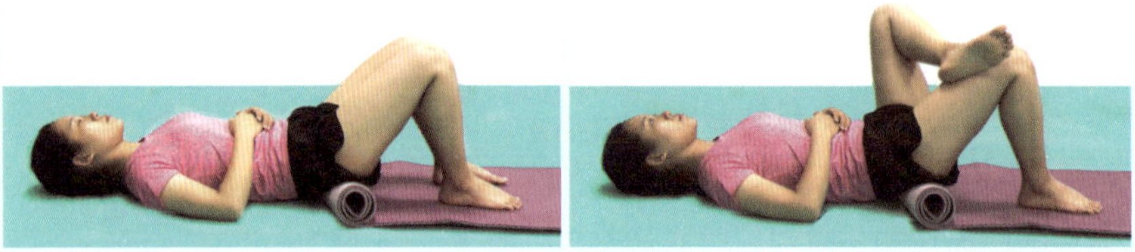

A　　　　　　　　　　　　　　　　B

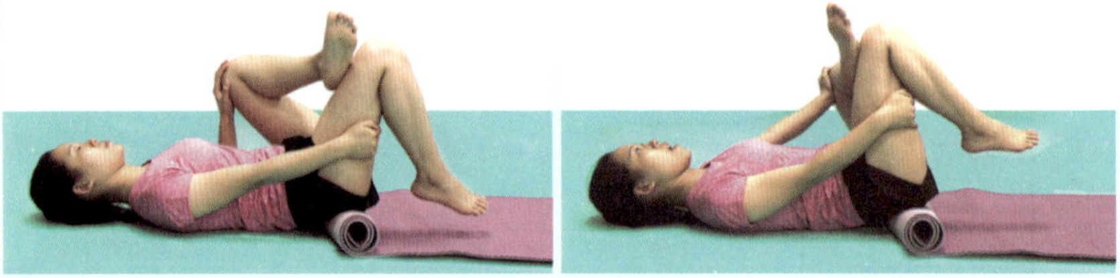

C　　　　　　　　　　　　　　　　D

图 7-85　髋旋转呼吸练习

A 起始位；B 双腿呈“4”字形；C 吸气，保持小腿水平；D 呼气，向下压膝盖

7.5.5　纵隔后出口扩张测试（+）

以下练习可以增加后纵隔和左后壁出口的空气流量，使左后背胸廓扩张，提升左侧对合区的控制能力，促使右侧肋间打开。

7.5.5.1　坐姿双侧支撑后纵隔扩张

动作要领：取合适高度的椅子，坐好后，膝关节与臀部同高或略高于臀部，将双手放在面前的桌子上，见图7-86A；伸直双臂，最大限度地拱起背部，骨盆后倾与膈肌相对，要感觉两侧的坐骨坐在椅子上；鼻子吸气，并用双臂轻推桌子，能体会到上背部有充气或扩张的感觉，维持这一姿势，用嘴巴呼气；保持这一姿势做4~5个呼吸，见图7-86B。放松，再重复4次。

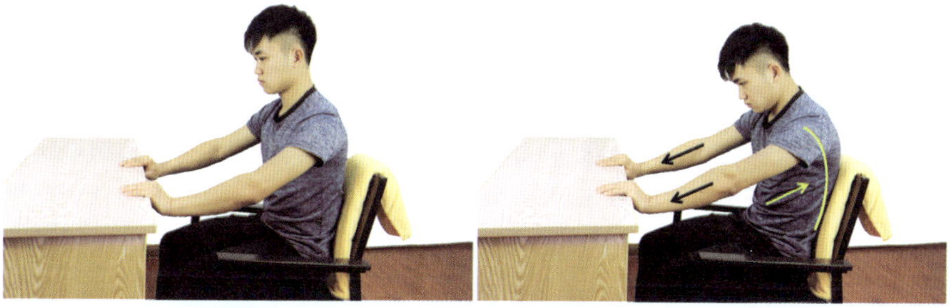

A　　　　　　　　　　B

图 7-86　坐姿双侧支撑后纵隔扩张
A 起始位；B 呼吸位

7.5.5.2　坐姿后纵隔扩张

动作要领：取合适高度的椅子，在椅背上的左侧放一块折叠的毛巾，坐好后，膝关节与臀部同高或略高于臀部，见图7-87A；靠在椅背上，左侧上背能贴着毛巾并保持这种感觉，而右上背（肩胛区域）感觉不到任何来自椅子的支撑。保持在这个位置上，用鼻子深吸一口气，试着充气到后背或推上背部到毛巾卷上，见图7-87B。可作为家庭作业，平时坐在课桌前做这一练习。

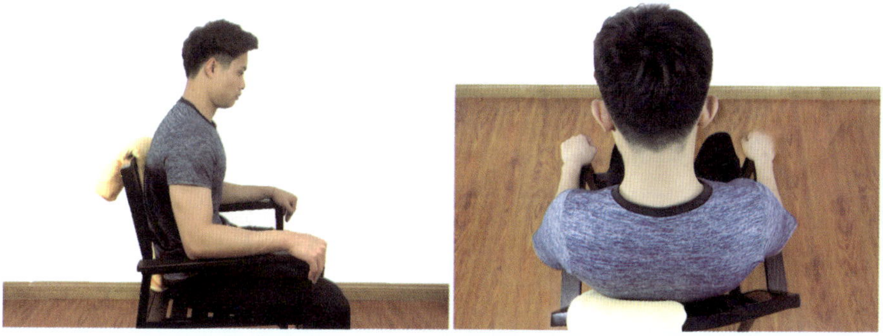

A　　　　　　　　　　B

图 7-87　坐姿后纵隔扩张
A 起始位；B 呼吸位

7.5.5.3　站姿墙壁推后纵隔扩张

动作要领：面朝墙壁站立，双手放在墙壁上，左手下垫一个2.5~5厘米的毛巾卷或垫子，双脚与肩同宽，双膝微屈，见图7-88A；伸直双臂，最大限度地拱起背部，使骨盆后倾与膈肌相对；鼻子吸气，并用双臂轻推墙壁，能体会到上背部有充气或扩张的感觉，维持这一姿势，用嘴呼气；保持这一姿势做4～5个呼吸，见图7-86B。放松，再重复4次。

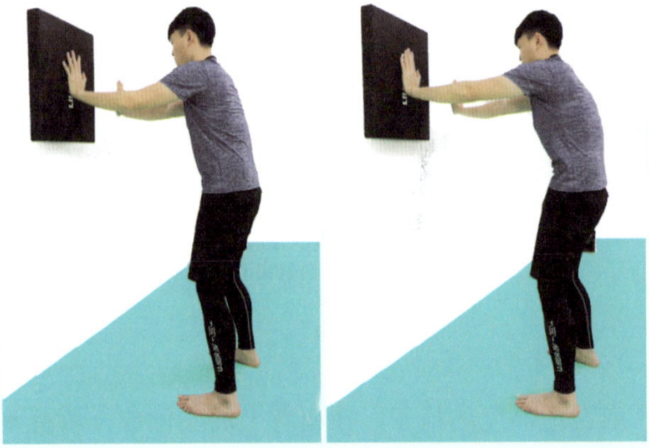

A　　B

图 7-88　站姿墙壁推后纵隔扩张

A 起始位；B 呼吸位

7.5.6　顶端扩张测试（+）

对合区常常在左侧丢失，导致左侧肋弓高度膨胀，限制右侧胸腔壁顶端扩张。膈肌对应的结构性因素和受限的左侧腹肌肌力也会导致左侧对合的减少。可以使用手法或练习引导左侧肋骨笼和膈肌达到正确的位置，使左侧对合区重新获得适当的机械优势，从而有效收缩并允许右侧胸腔壁扩张。一旦左侧对合区良好，右侧顶端胸腔壁将发生扩张（左侧肋骨内旋，右侧肋骨外旋）。

7.5.6.1　左前内链手法

意义：增加右前和左后胸腔偏移量。当发现受试者不能实现右侧胸廓顶端扩张，且左侧对合区不良时，就可以使用此手法。接着就可以应用左前内链非手法技术及其他臂链技术。

动作要领：练习者仰卧屈膝屈髋90度位，指导者在练习者的头部位置，右手放在练习者右背中心的下方，让其脊柱最前凸的顶点置于中指、无名指之间，见图7-89A；指导者左手置于练习者左侧胸骨，中指应放在剑突之下或周围，见图7-89B。练习者用鼻子吸气，同时指导者的右手（放在后背下的手）向头端拉练习者的背部；当指导者用右手轻拉整个胸腔时，用左手引导、旋转和保持练习者的左侧上胸腔；练习者呼气时，指导者右手保持拉背部的姿势，左手向下推，引导练习者左侧肋骨下降。反复几次，指导者有时会感觉左手在练习者呼气末有突然的落空感。做完以后可以测试右肩内旋灵活性。

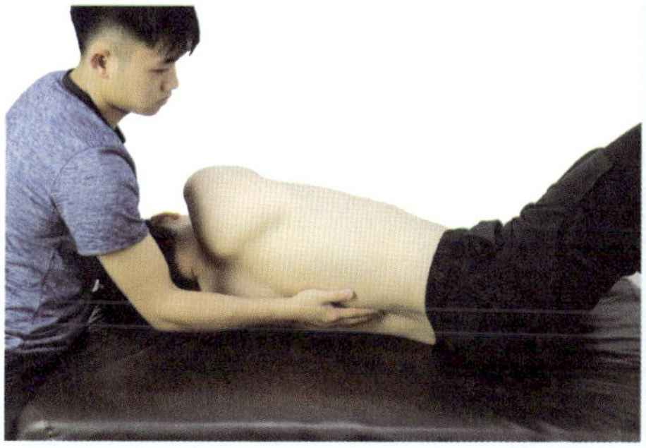

A

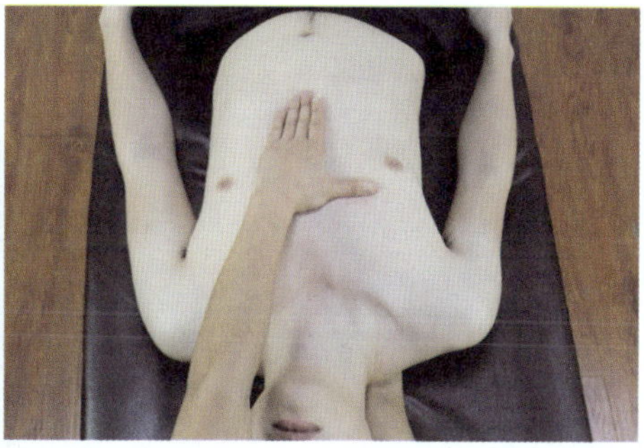

B

图 7-89　左前内链手法

A 右手放置的位置；B 左手放置的位置

7.5.6.2　左前内链对合区练习

意义：改善左侧对合区对合不良，改善右肩内旋灵活性。

动作要领：仰卧屈膝屈髋位，先让练习者躯干向左侧屈，见图7-90A；头尽力向右旋转（面朝右），同时左手向脚的方向够；指导者压住练习者的左侧肋弓部，让其做深吸气，然后再使劲咳嗽两声，见图7-90B；做完以后可以测试右肩内旋灵活性。

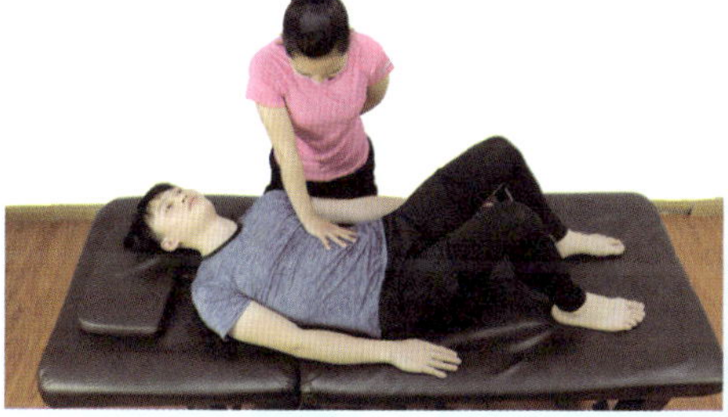

A

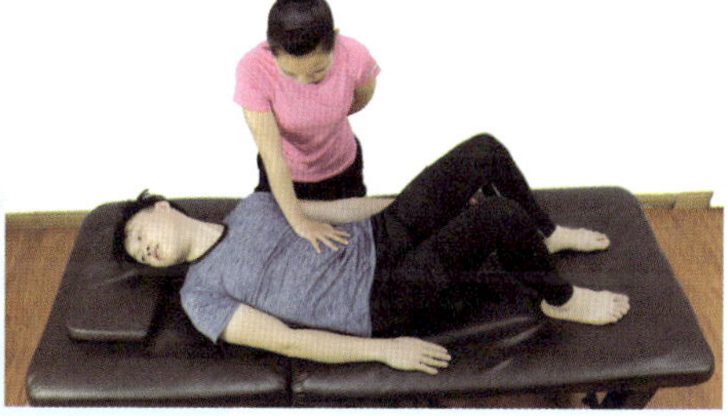

B

图 7-90　左前内链对合区练习

A 躯干左侧屈；B 头向右转

7.5.6.3 上胸“4”手法

意义：能抑制颈部辅助呼吸肌，如斜角肌、胸锁乳突肌、锁骨下肌等。在呼气的后段，整合膈肌和腹肌（左侧腹内斜肌、腹横肌）。改善肩关节内旋灵活性。

动作要领：练习者仰卧位。指导者站在练习者头部床侧，左手放在练习者左侧上胸腔，将小指放在胸骨的左侧。右手放在其右侧上胸腔，拇指平行锁骨。如有需要，将右手掌移至腋窝上方或靠近腋窝。练习者吸气时，指导者用右手向上、向后拉右侧胸腔，用左手稳定左侧胸腔，见图7-91A；练习者呼气时，指导者右手稳定住右侧胸腔，同时用左手向下推左侧胸腔，见图7-91B。

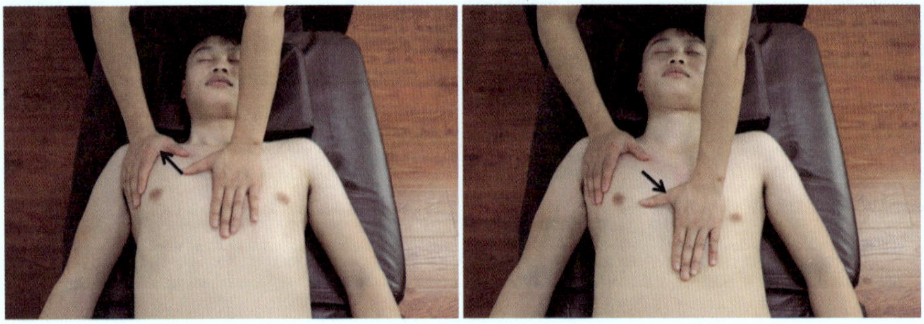

A　　　　B

图7-91　上胸“4”手法

A 练习者吸气时，指导者右手向上向后拉练习者右侧胸腔；B 练习者呼气时，指导者左手向下推练习者左侧胸腔

7.5.6.4 锁骨下肌技术

意义：当使用上胸“4”手法后，若练习者左侧顶端扩张反而减弱，可能存在右上胸4综合征，此时就可以使用锁骨下肌技术。

动作要领：仰卧位，屈膝屈髋90度。指导者站在练习者右侧，用右手握住练习者的右侧手臂近端腋窝下，将其夹在右侧外躯干和右前臂之间，左手放在练习者右胸第2~4肋骨上，左侧尺侧缘和豌豆骨直接放在右锁骨下方。练习者吸气时，指导者右上肢和躯干将练习者右手臂向斜上方拉，见图7-92A；练习者呼气时，指导者下压练习者右侧肋骨，使练习者上方的胸廓内旋，见图7-92B。

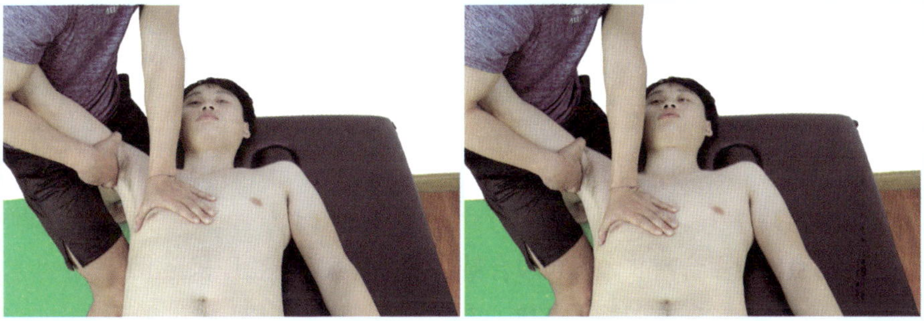

A B

图 7-92 锁骨下肌技术

A 练习者吸气时，指导者右手向斜上拉练习者右臂；B 练习者呼气时，指导者左手向下压练习者右侧肋骨

7.5.6.5 靠墙短坐姿吹气球前伸左臂

意义： 靠墙短坐姿可以重置呼吸姿势，促进左侧对合区的对合，使左后纵隔扩张。对于身体处于伸展位难放松的人，采用这个体位吹气球可以获得更好的躯干屈曲。

动作要领： 屈膝屈髋坐在地板上，尽可能让膝盖靠近胸部。中下背部平靠在墙上，右手拿一个气球；吸气，同时用左手向前伸展，保持右侧中背部平靠在墙面上，左侧中背部向前一点，见图7-93A；保持这个姿势，缓慢吹气球，见图7-93B。吹完气，暂停3秒，舌顶上腭，防止气从气球漏出；不要用手捏住气球口，再次用鼻子吸气同时左手伸得更远，集中精力让空气充满胸腔后壁；保持这个姿势，再次缓慢吸气，吹5次为一组。放松，再重复4组。

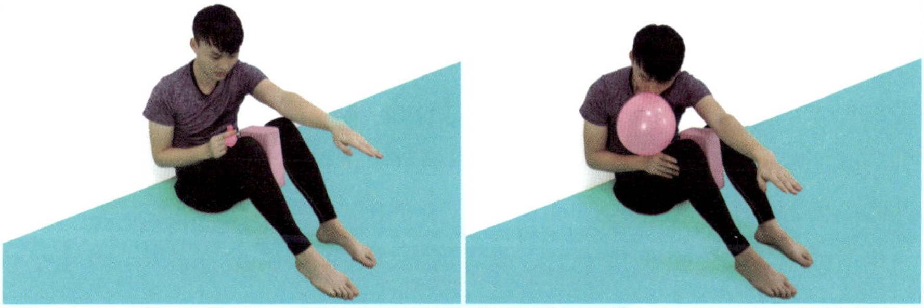

A B

图 7-93 靠墙短坐姿吹气球前伸左臂

A 起始位；B 吹气球

7.5.6.6 仰卧右肱三头肌练习

动作要领：仰卧屈膝位，双手持一条弹力带，肩水平外展90度，肘屈曲90度，可在双侧上臂下各放一毛巾卷，使其水平，见图7-94A；肩胛骨下拉内收；保持左手稳定，右手掌心朝向身体，保持肩胛骨下降和内收位，伸直右肘拉长弹力带。应该能感到右侧肩胛骨后侧和右手臂肌肉的参与。保持这个姿势，4~5个深呼吸为一组，鼻子吸气，嘴巴呼气；放松，再重复4组。

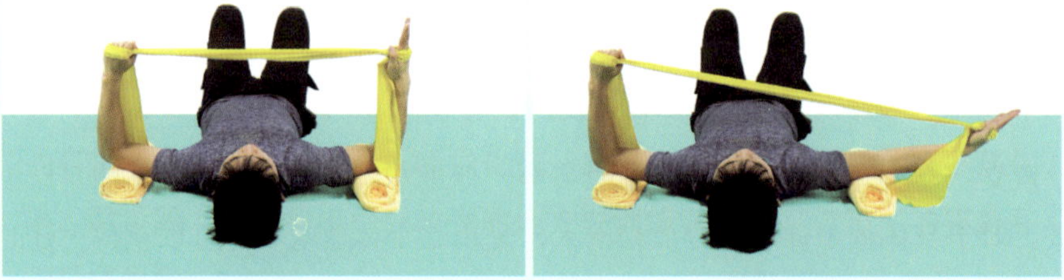

A　　　　B

图 7-94　仰卧右肱三头肌练习
A 起始位；B 伸肘位

7.5.6.7 站立肱三头肌交替抗阻下拉

动作要领：将弹力带固定在墙上，面朝墙站立，手臂在身体两侧，双手各执弹力带的一端，双肘屈曲，圆背，骨盆后倾，见图7-95A；肩胛骨下沉内收，右肘伸直下拉弹力带，应能感到右臂肌肉的参与；此时，左肘屈曲90度，使弹力带保持一定的张力，这样左臂后侧的肌肉也在发力；保持姿势，做4~5次深呼吸，鼻子吸气，嘴巴呼气，见图7-95B。缓慢屈曲右肘关节放松弹力带，同时伸直左肘关节拉伸弹力带，应该感到左手臂后侧肌肉的参与；此时，右手肘屈曲90度，使弹力带保持一定的张力，这样右臂后侧的肌肉也在发力；保持姿势，做4~5次深呼吸，鼻子吸气，嘴巴呼气，见图7-95C。放松，同样动作再重复4次。

进阶或降阶：可坐在凳子上，或者用靠墙蹲的姿势做交替抗阻下拉，见图7-95D。

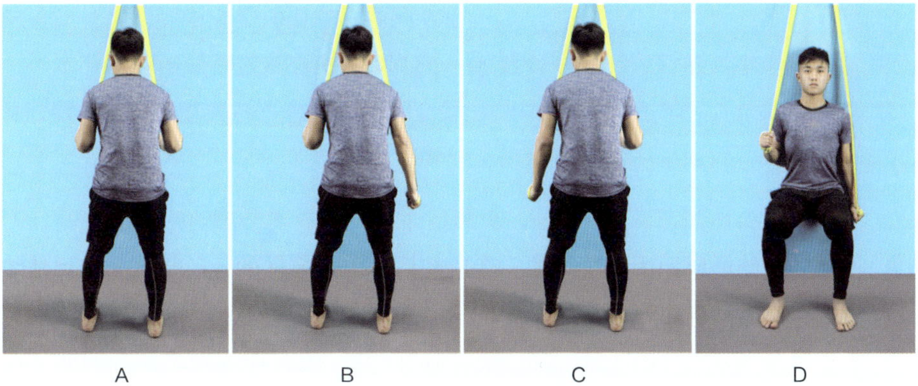

图 7-95 肱三头肌交替抗阻下拉
A 站立位起始动作；B 站立位右臂下拉；C 站立位左臂下拉；D 靠墙蹲位左臂下拉

7.5.6.8 站立位前锯肌练习

动作要领：面朝墙站立，双脚与肩同宽，脚尖朝前；双肘与肩同高，双臂屈曲90度，掌心相对，前臂压在墙壁上，见图7-96A；保持前臂压在墙壁上，圆背、骨盆后倾，然后屈膝下蹲，膝盖碰到墙面，见图7-96B。脚跟不要离开地面。应该感到肩胛骨下方和大腿前侧的肌肉在用力；保持这个姿势，做4~5次深呼吸，鼻子吸气、嘴巴呼气；尝试在每次吸气时使空气充满上背部。放松，再重复4次。

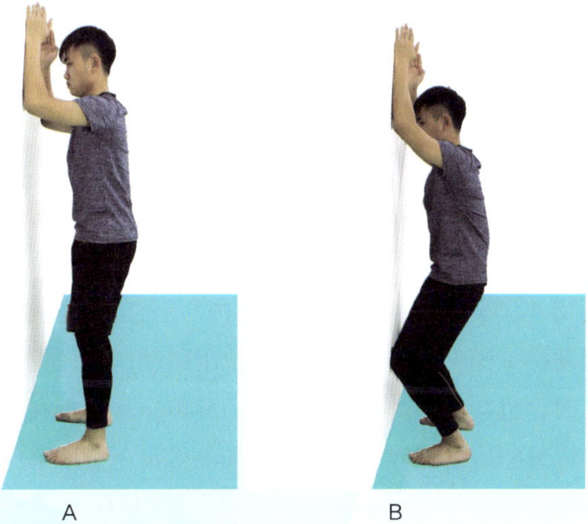

图 7-96 站立位前锯肌练习
A 起始位；B 下蹲呼吸

8 纠正性练习

不良姿势的形成原因是复杂的，造成的后果也是多样的，还是要整体评估才能确定运动方案，本部分的练习只是训练计划中的一部分。

不良姿势和动作不仅仅是关节或肌肉的问题，还有神经系统控制问题。这也是最难改变的。要让儿童能自己意识到自己的动作是不对的，可以拍张照片给他看，可以设定环境让他适应。当经过一段时间的纠正，儿童已经知道并能维持正确的姿势和动作时，就需要不断强化这一成果，可以在不同的体位下强化，从爬、坐、站、跑、跳中找出可以改变的地方去训练，并最终将正确的姿势和动作应用于日常生活。

8.1 扁平足和高弓足

扁平足常伴有跗外翻、外八字脚、踝背屈受限，也可能与膝外翻或骨盆的旋前、外展、外旋有关。高弓足可能与内八字脚、足旋后受限、膝内翻及骨盆的旋后、内收、内旋等有关。因此，首先要进行整体的测评，根据实际情况给予完整的方案。骨盆的调整，请参阅7.4.2的内容；膝外翻的纠正，请参阅8.4的内容；踝背屈受限的干预，请参阅7.1.4的内容。从调节足弓来说，扁平足者可进行旋后训练，请参阅7.1.2的内容。高弓足者可进行旋前训练，请参阅7.1.1。在膝关节上套上弹力带，保持弹性张力做下蹲、微蹲侧方走等动作，均有利于纠正扁平足，如弹力带阻力半蹲侧跨步（详见6.3.1的内容）、分腿后伸动作（详见6.5.5的内容）、单腿硬拉（详见6.5.6的内容）、抗阻蹲动作（详见6.5.8的内容）；而身体做同侧旋转时，也会以髋的旋转带动足的旋后，从而有利于扁平足的恢复，如髋部飞机式（详见6.5.7的内容）。扁平足和高弓足还可以采用手法或者关节松动的方式进行干预。

在进行扁平足或高弓足的纠正性练习前，练习者首先要提高自身对足稳定性的认识，可通过按摩、踩球、走石子路等方式进行刺激。本部分共有6种练习方法，均是针对扁平足的。

8.1.1 被动缩足练习

动作要领：练习者取坐位，一只脚向前，足趾和膝关节指向前方，小腿与地面垂直。指导者一只手抓住练习者的足跟，另一只手握住前足，见图8-1A；轻柔地将该足的第一跖骨和第五跖骨向一起挤压，见图8-1B；然后用振动手法，交替缩短和拉长足底。重复3~4次，然后放松。通过这项训练，肌肉得到刺激，足底纵弓和横弓得到塑形。治疗的同时，指导者要向练习者说明治疗手法及感受。

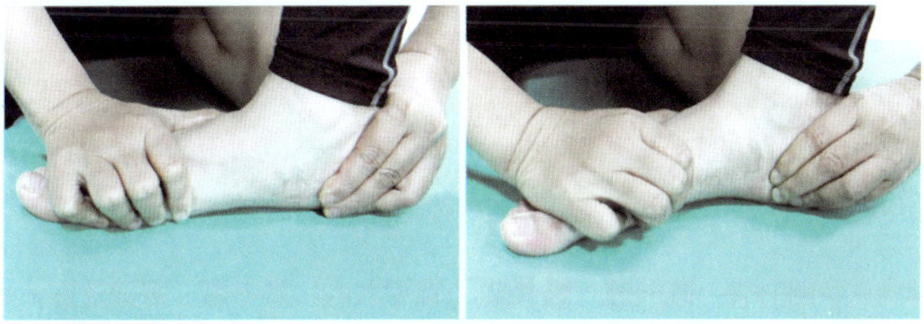

A B

图 8-1 被动缩足练习

A 起始位；B 缩足

8.1.2 主动缩足练习

主动缩足练习时，足趾紧贴地板和跖骨头一起被牵拉向足跟，这样足底纵弓和横弓都得到加强。

动作要领：坐在合适高度的凳子上，足踩在地面上，见图8-2A；练习者轻轻地让足趾跖面对抗地面，尝试做紧缩前足动作，同时将前足牵拉向足跟，见图8-2B。指导者把手指压在练习者足趾上方，防止足趾屈曲。主动通过前足窄化和向足跟牵拉，达到训练目的。每次运动后，放松肌肉。

降阶或进阶：先在非负重姿势下训练，然后到负重姿势。可在屈膝70~100度不同角度下练习，角度越大练习越困难。练习者还可以自己维持缩足姿势，做下肢内旋和外旋动作，但需避免膝关节侧方运动。

注意事项：训练时出现的屈曲足趾、提起第一跖骨头及足的内旋都是错误动作。

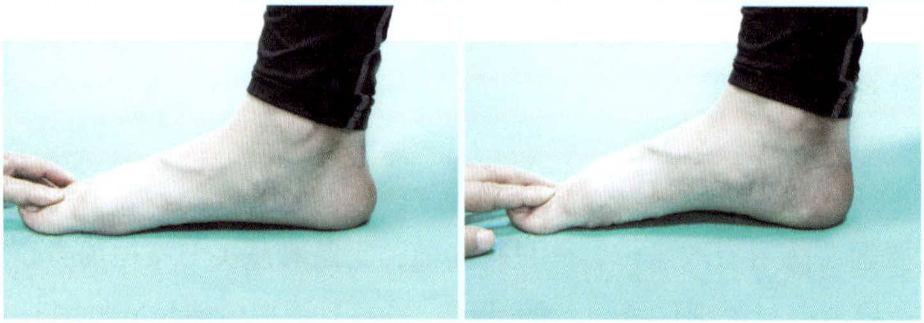

A　　　　B

图 8-2　主动缩足练习
A 起始位；B 缩足

8.1.3　拖硬币

动作要领： 将硬币置于踇趾的跖趾关节下面，见图8-3A，让练习者用缩足的方式，将硬币向足跟的方向拖，见图8-3B。也可以拖毛巾，但记住不是用足趾屈曲来夹毛巾，而是用跖趾关节下方将毛巾拖向足跟的方向。

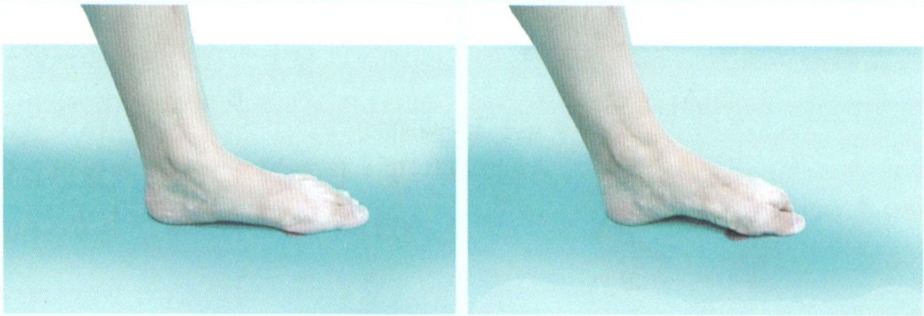

A　　　　B

图 8-3　拖硬币
A 踩着硬币；B 拖硬币

8.1.4　缩足屈膝身体前倾

动作要领： 首先，自主形成缩足姿势，然后轻微屈膝，随后外旋髋关节，见图8-4A；从踝关节开始身体前倾，见图8-4B；使体重均匀分配到足的3个主要承重点上（足跟、第一跖骨头、第五跖骨头）。让练习者足底（包括足趾）用力贴向地面，垂直方向上尽量伸展身体。

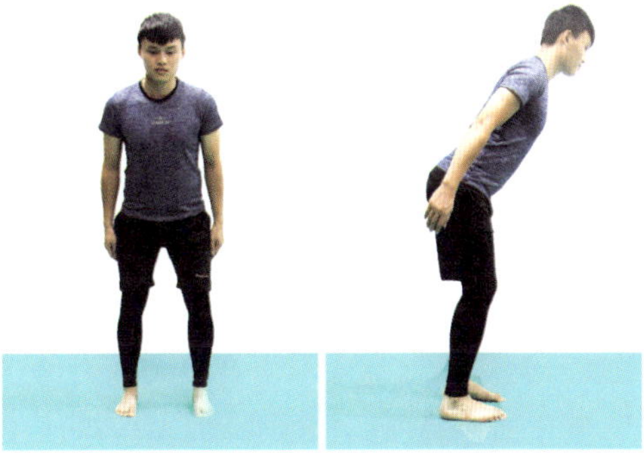

A　　B

图 8-4　缩足屈膝身体前倾

A 缩足；B 身体前倾

主动缩足可以在任何足支撑的练习中使用，如单膝跪位时，保持前足主动缩足位；弓步走时，保持双足在主动缩足状态下再走等。可先从坐姿、跪姿练习开始，再到站姿练习。

8.1.5　侧方抛飞镖游戏

对于扁平足患者来说，可以做些让股骨或者胫骨外旋的练习，以从上向下带动足的旋后运动，如使用对侧拾物的动作。侧方抛飞镖是一个趣味性较强的游戏，可以用于比赛，看在一定时间内谁投的次数最多、最准。

动作要领：以练习左足为例，将飞镖靶放在身体左侧，左腿单足站立，将粘贴式小球放在左足的前面，屈膝弯腰用右手拾起小球，见图8-5A；然后，向左侧的靶子上投掷，见图8-5B。

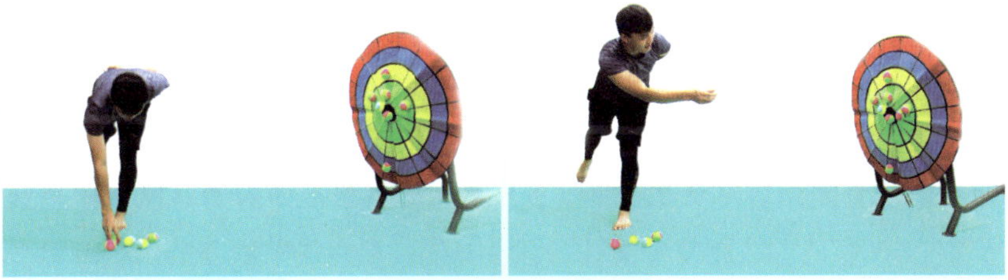

A　　B

图 8-5　侧方抛飞镖游戏

A 拾物；B 向对侧抛飞镖

8.2 内八字脚

内八字脚可能源于骨盆、股骨或胫骨的旋转，或是足本身的问题，需要仔细分析和评估。骨盆如何调整，请参阅本书7.4.2的内容。本节主要介绍内八字脚的儿童在各种动作下容易犯的错误、观察的要点，在反应性神经肌肉训练中，应该如何给阻力。

8.2.1 仰桥

仰桥通常是第一阶段的运动处方，要仔细观察练习者的肢体处于什么状态，包括骨盆、膝、足踝。

8.2.1.1 常见错误姿势

在做仰桥时，内八字脚的儿童最易出现的错误姿势是足在支撑时仍然处于内八字状态，见图8-6。另外还需要观察儿童起桥时骨盆是否旋转、倾斜，膝关节是否内扣；要问儿童做仰桥时，是哪里感到有压力，是臀部还是腰部。

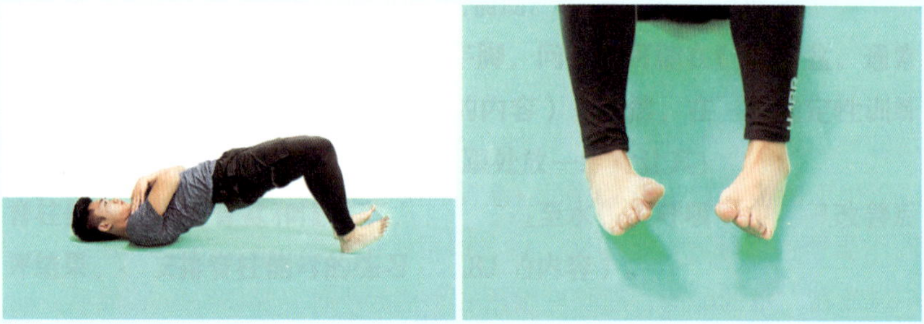

A　　B

图 8-6　内八字脚练习者仰桥常见错误姿势
A 整体动作图；B 局部图

8.2.1.2 纠正练习

动作要领：做仰桥时，可以利用手或者弹力带给予阻力，促进错误动作的纠正。用手给阻力：在第五跖趾关节外缘或第三至五跖趾关节背面给予阻力，见图8-7A和图8-7B。用弹力带给予阻力：在前足套一条弹力带，保持张力并做动作，见图8-7C和图8-7D。

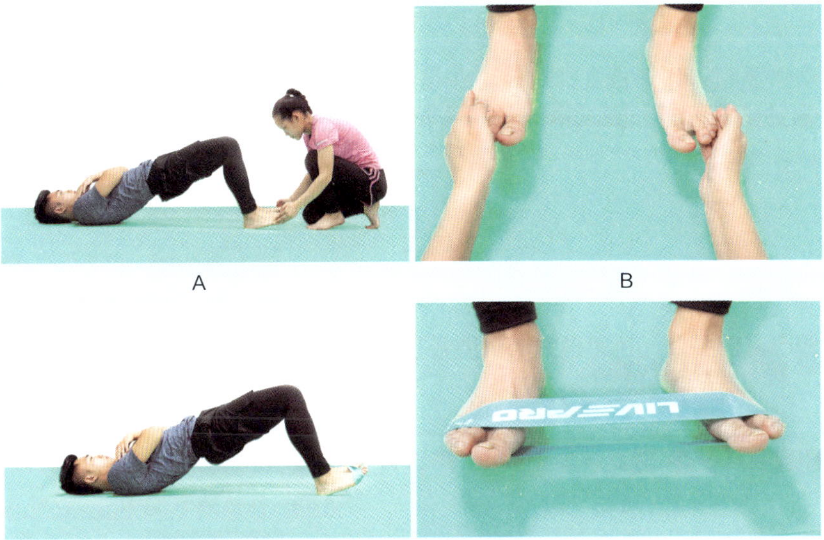

A B C D

图 8-7 内八字脚仰桥纠正练习

A 用手给予阻力整体动作图；B 用手给予阻力局部图；

C 用弹力带给予阻力整体动作图；D 用弹力带给予阻力局部图

8.2.2 平板支撑

平板支撑通常是第一阶段的运动处方，要仔细观察练习者的肢体处于什么状态，包括骨盆、膝、足踝。

8.2.2.1 常见错误姿势

在做平板支撑时，内八字脚的儿童易出现的错误姿势是足支撑时仍然处于内八字状态，见图8–8。

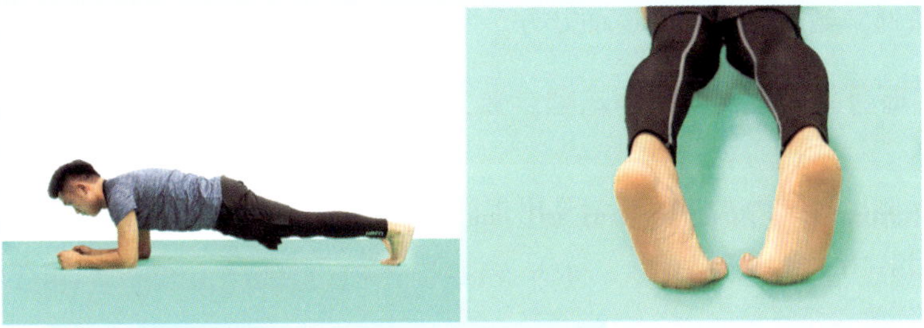

A B

图 8-8 内八字脚练习者平板支撑常见错误姿势

A 整体动作图；B 局部图

8.2.2.2 纠正练习

动作要领：做平板支撑时，可在足跟间夹一张卡片，见图8-9A和图8-9B；或者夹一个球，见图8-9C和图8-9D，让练习者保持此姿势，做起落的动作或者静力性练习。

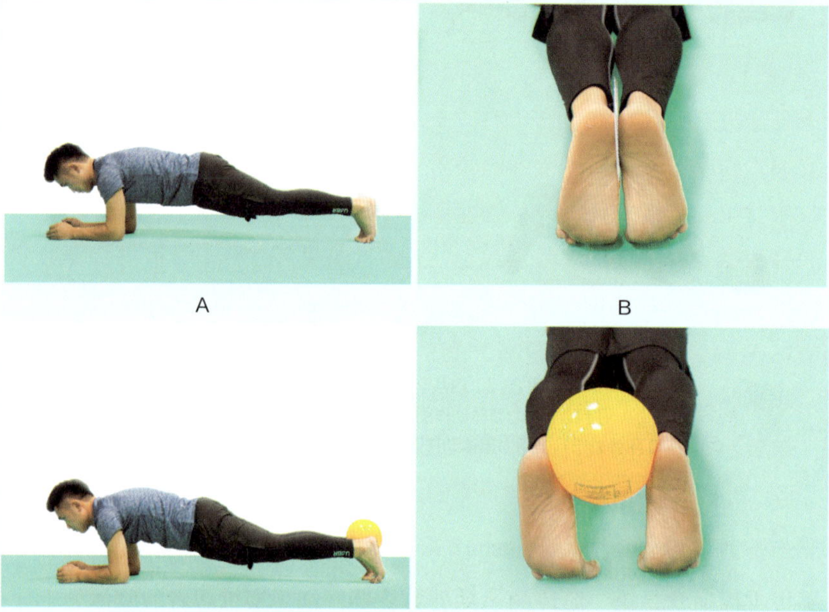

A B C D

图 8-9 内八字脚平板支撑纠正练习

A 夹卡片整体动作图；B 夹卡片局部图；C 夹球整体动作图；D 夹球局部图

8.2.3 侧桥

侧桥通常是第一阶段的运动处方，要仔细观察练习者的肢体处于什么状态，包括骨盆、膝、足踝。

8.2.3.1 常见错误姿势

在做侧桥时，内八字的儿童易出现的错误姿势是足支撑时仍然处于内八字状态，见图8-10。

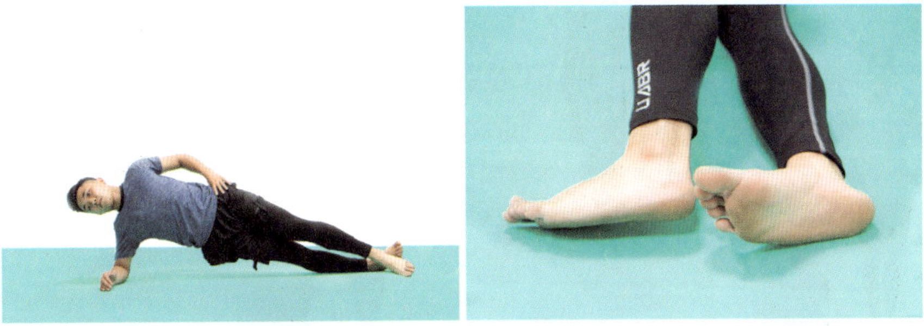

A B

图 8-10 内八字脚练习者侧桥常见错误姿势

A 整体动作图；B 局部图

8.2.3.2 纠正练习

动作要领：针对练习者前面的足（左足），指导者在足跟内缘施加一个向上的力，让练习者抵抗这个力不要被抬起，见图8-11A。针对练习者后面的足（右足），指导者在足前部外缘施加一个向上的力，让练习者抵抗这个力，不要被抬起，见图8-11B。练习者保持此姿势，做起落的动作或者静力性练习。

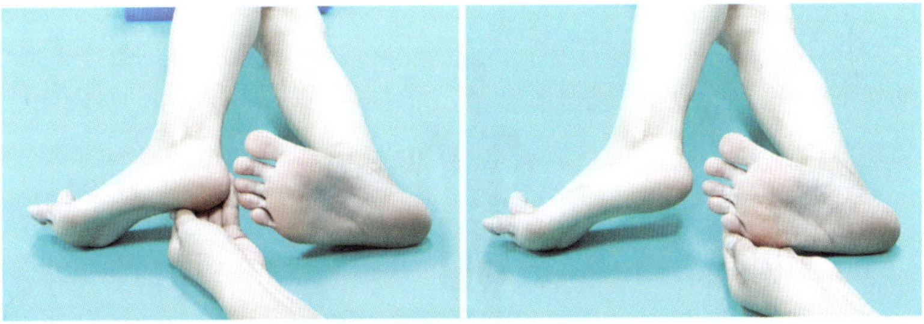

A B

图 8-11 内八字脚侧桥纠正练习

A 给前足足跟施加向上的力；B 给后足前部外缘施加向上的力

8.2.4 股骨抗阻外旋练习

此练习针对的是评估中股骨外旋灵活性受限的儿童。

动作要领：站立位，在前足外缘套一条弹力带，保持一定的张力，见图8-12A和图8-12B；然后做足的外旋，见图8-12C和图8-12D。注意骨盆、躯干保持不动。

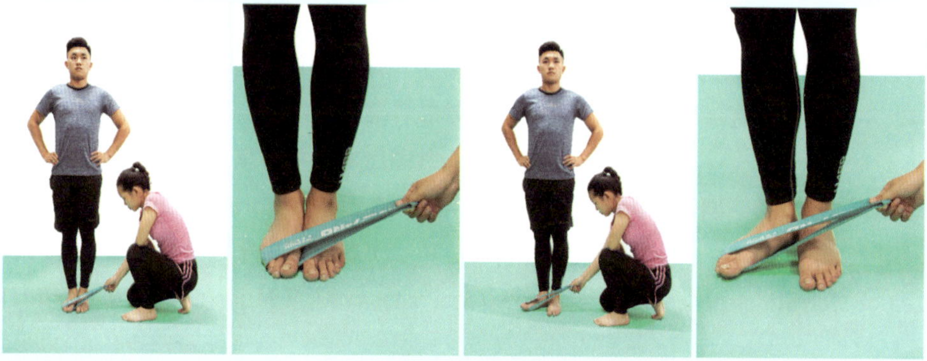

A　　B　　C　　D

图 8-12　股骨外旋抗阻练习

A 起始位整体动作图；B 起始位局部图；C 外旋抗阻整体动作图；D 外旋抗阻局部图

8.2.5　抗阻力足跟走

动作要领：弹力带套在前足外侧，见图8-13A；始终保持弹力带张力，用足跟走路，见图8-13B；可向前走、向后退，也可向左、右侧走，可直膝走、屈膝走，见图8-13C。

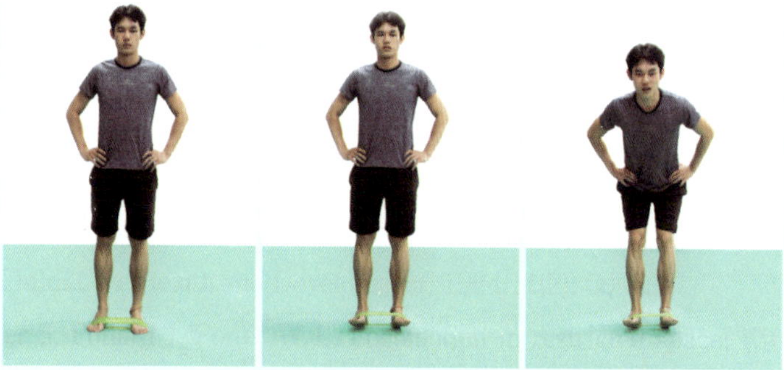

A　　B　　C

图 8-13　抗阻力足跟走

A 加弹力带；B 直膝足跟走；C 屈膝足跟走

8.2.6　定点迈步练习

动作要领：双足站立，指定一个合适距离的点，比如瑞士球，见图8-14A；让练习者摆动腿向前迈步时，用足跟内侧碰这个点，见图8-14B。观察练习者是否能在不看的情况下碰到该点，可反复做。再换另一只脚练习。

进阶：当能够做好定点迈步练习时，就可以给练习者一个足球让其用足内侧缘传球。

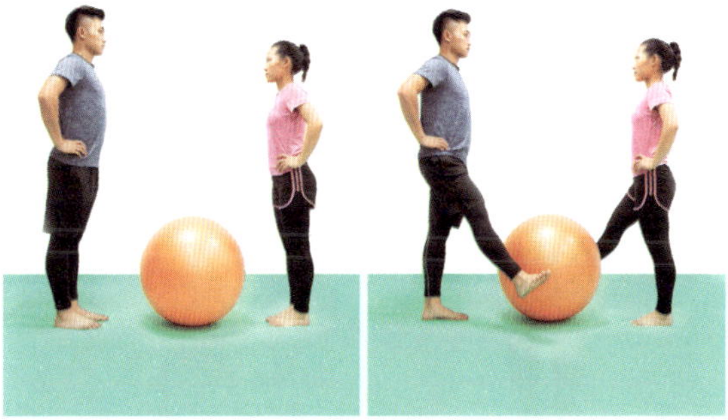

A　　B

图 8-14　定点迈步练习

A 起始位；B 迈步

8.2.7　阻力弓步走

此练习针对的是评估中有膝内扣的儿童。

动作要领：在膝关节上方套一条弹力带，微屈膝，见图8-15A。向前、后、左、右走。弹力带始终保持张力。

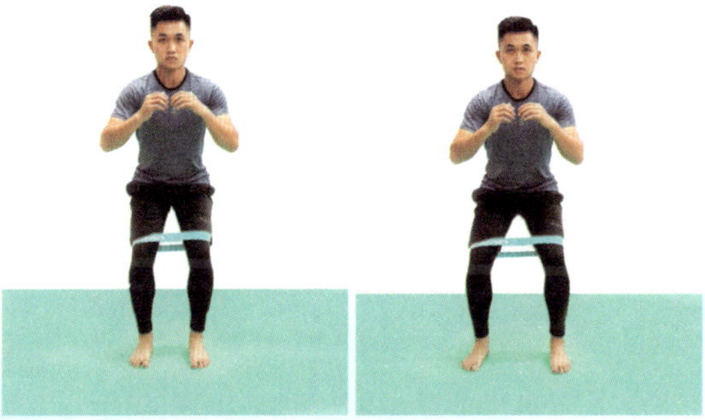

A　　B

图 8-15　阻力弓步走

A 起始位；B 向侧方走

8.2.8 荡秋千足跟夹卡片

动作要领： 儿童都喜欢荡秋千，可在足跟之间夹一张卡片（或者类似的物体），见图8-16；让其在保持不掉的情况下荡秋千，若掉了就换别的小朋友。也可以记数，看能坚持多少次不掉下来。

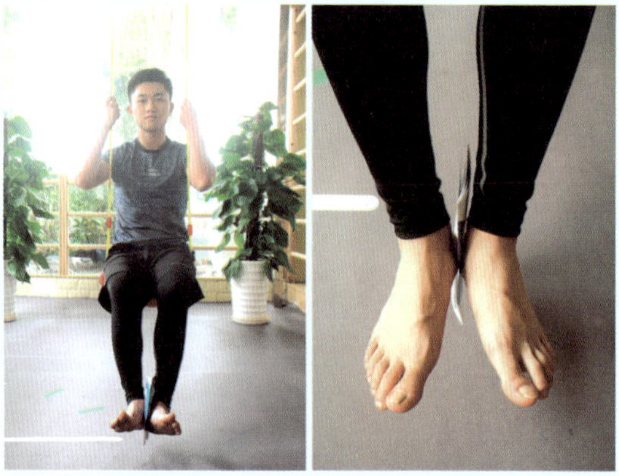

A　　　　B

图 8-16　荡秋千足跟夹卡片

A 整体动作图；B 局部图

胫骨外旋练习和蚌式练习分别针对胫骨外旋受限和髋关节外旋受限造成的内八字脚，这两个练习分别在本书7.2.2和7.3.2.4中介绍过。

8.3 外八字脚

外八字脚可能源于髋或骨盆的旋转，外八字脚患者，若双侧骨盆均旋前，很可能存在耻骨分离，此时外八字脚就会比较明显，只有将骨盆调到中立位才能纠正。骨盆如何调整，请参阅本书7.4.2的内容。外八字脚也可能源于扁平足，或者踝背屈不足，这都需要进行相应的检查与评估。

8.3.1 仰桥

本节主要介绍外八字脚的儿童在做仰桥时易出现的错误及其纠正方法。

8.3.1.1 常见错误姿势

在做仰桥时，外八字脚的儿童易出现的错误姿势就是足在支撑时仍处于外八字状态，见图8-17。膝关节处也常常是分开的。

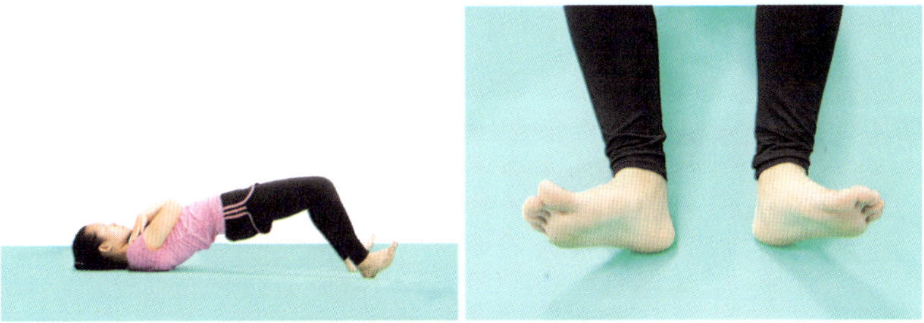

A　　　　　　　　B

图 8-17　外八字脚练习者仰桥常见错误姿势
A 整体动作图；B 局部图

8.3.1.2　纠正练习

动作要领：做仰桥时，可以利用手施加阻力，也可以让儿童用足尖夹球，并保持住，见图8-18，再做动作。

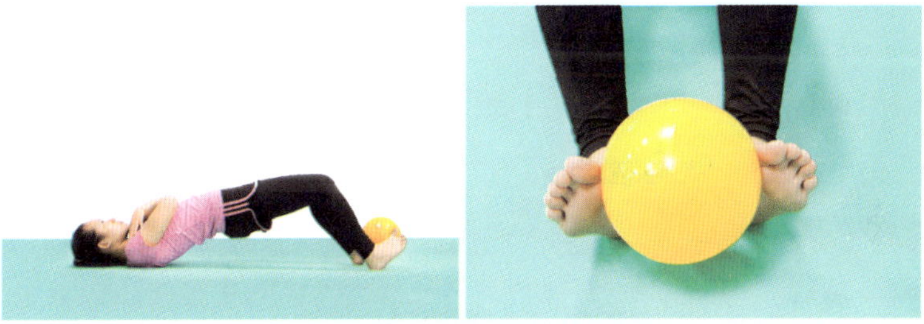

A　　　　　　　　B

图 8-18　外八字脚仰桥纠正练习
A 足尖夹球整体动作图；B 足尖夹球局部图

8.3.2　平板支撑

8.3.2.1　常见错误姿势

在做平板支撑时，外八字脚的儿童易出现的错误姿势是足在支撑时仍处于外八字状态，见图8-19。

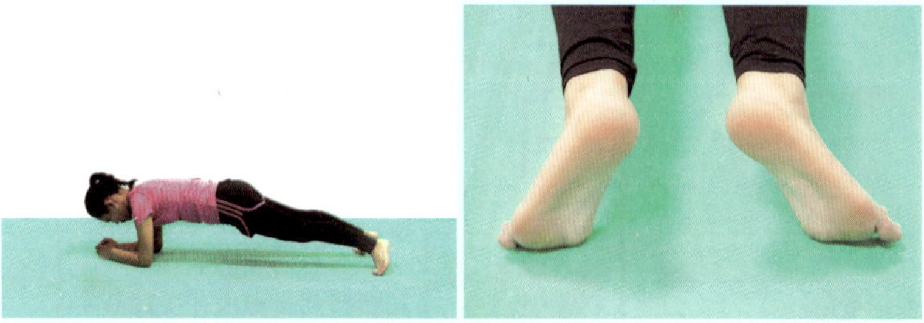

A　　　　　　　　　　　　　　B

图 8-19　外八字脚练习者平板支撑常见错误姿势

A 整体动作图；B 局部图

8.3.2.2　纠正练习

动作要领：在踝关节处套一条弹力带，让练习者在保持弹力带张力的情况下做动作，见图8-20。

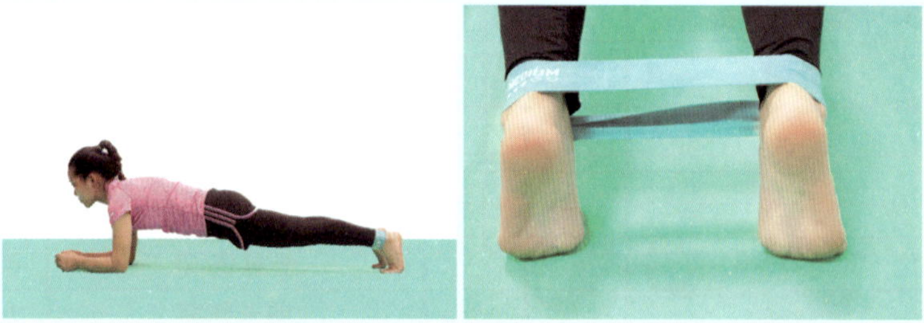

A　　　　　　　　　　　　　　B

图 8-20　外八字脚平板支撑纠正练习

A 弹力带阻力整体动作图；B 弹力带阻力局部图

8.3.3　侧桥

本节主要介绍外八字脚的儿童在做侧桥时容易出现的错误及如何纠正。

8.3.3.1　常见错误姿势

在做侧桥时，外八字的儿童易出现的错误姿势是足在支撑时仍处于外八字状态，见图8-21。

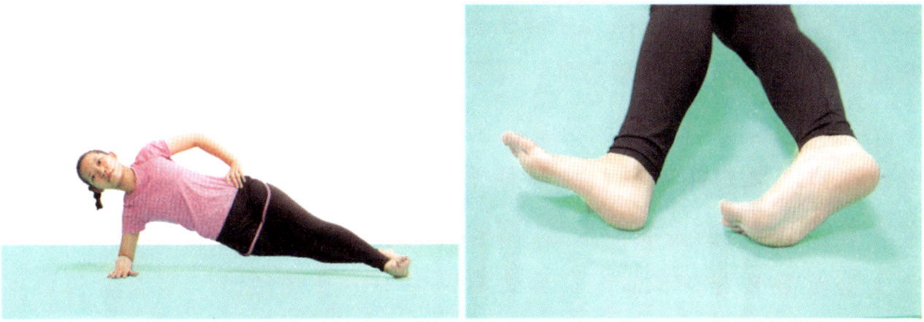

A　　B

图 8-21　外八字脚练习者侧桥常见错误姿势
A 整体动作图；B 局部图

8.3.3.2　纠正练习

动作要领：侧桥时，针对前面的足（左足），指导者给练习者足前部内缘施加一个向上的力，让练习者抵抗这个力，使足前部不要被抬起，见图8-22A；针对后面的足（右足），指导者给足跟外缘施加一个向上的力，让练习者抵抗这个力，使足跟不要被抬起，见图8-22B。

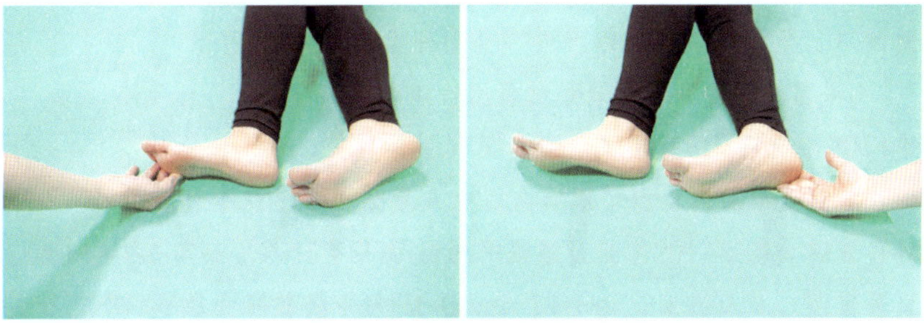

A　　B

图 8-22　外八字脚侧桥纠正练习
A 给前足前部内缘施加向上的力；B 给后足足跟外缘施加向上的力

8.3.4　夹球走或夹球抛远比赛

动作要领：在两足之间夹一网球，见图8-23A；用足跟走，看谁不掉球走得更远，见图8-23B；或者看谁在最短的时间内到达目的地，谁掉球的次数最少；可向前、向后、向左、向右移动；或者用脚夹球抛向远方，看谁抛得远，见图8-23 C。

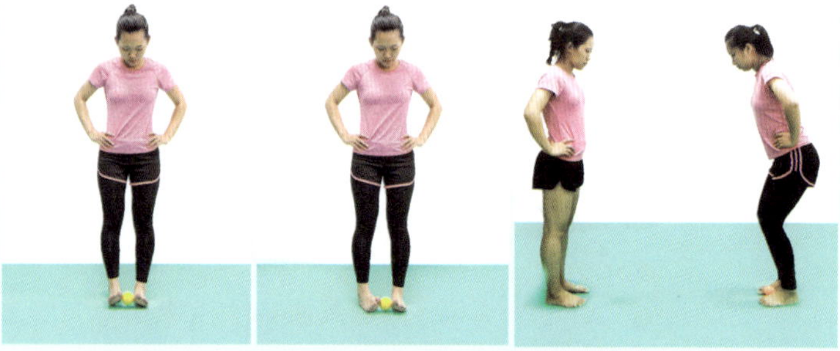

A　　　　　　B　　　　　　C

图 8-23　夹球走或夹球抛远比赛

A 起始位；B 脚夹球走；C 脚抛球

8.3.5　定点迈步练习

动作要领：双足站立，指定一个合适距离的点，如瑞士球，见图8-24A；让练习者摆动腿向前迈步时，用足尖外缘碰那个点，见图8-24B。观察练习者是否能在不看的情况下碰到该点，可反复做。再换另一只脚练习。

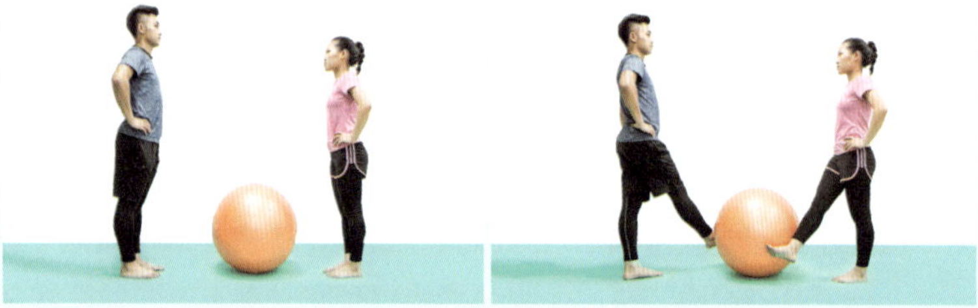

A　　　　　　B

图 8-24　定点迈步练习

A 起始位；B 迈步

8.3.6　股骨抗阻内旋练习

动作要领：站立位，在练习者前足内缘套一条弹力带，并让弹力带保持一定的张力，见图8-25A；然后练习者做股骨和足的内旋，见图8-25B。注意骨盆、躯干保持不动。

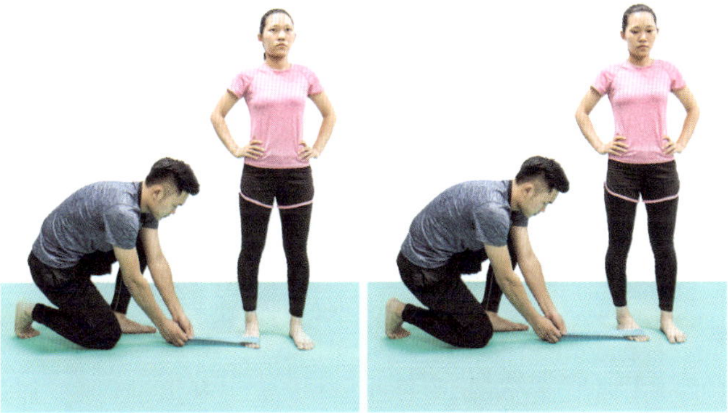

A　　　　B

图 8-25　股骨抗阻内旋练习
A 起始位；B 抗阻内旋

8.3.7 股二头肌拉伸

若胫骨内旋受限，可以拉伸股二头肌。

动作要领：股二头肌短头拉伸，以右侧为例，以站立的姿势拉伸右侧股二头肌的短头。右腿向前一步，伸直腿，将双手放在右膝上方，小心地将膝盖向外推，见图8-26A。

股二头肌长头拉伸，以左侧为例，将左脚跟放在凳子上或其他高度合适的物体上（应该能够保持脊柱直立，如果不能，请选择一个较低的平面），确保髋部朝前，躯干稍微向左转，身体前倾（不是向前弯曲），见图8-26B。感到大腿后外侧有拉伸感。

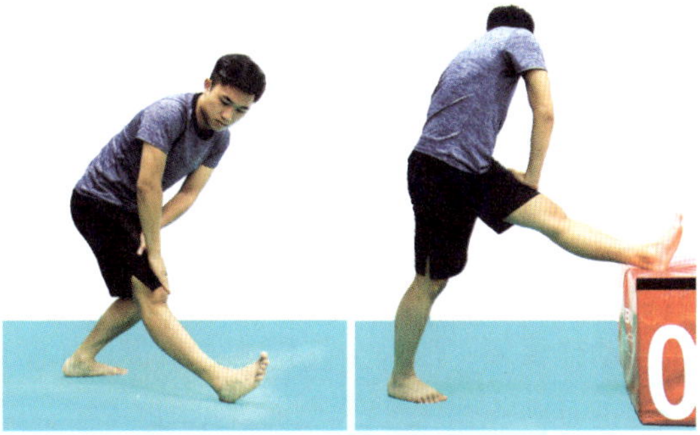

A　　　　B

图 8-26　股二头肌拉伸
A 股二头肌短头拉伸；B 股二头肌长头拉伸

注意事项：应该通过站立腿的屈髋来完成身体前倾，而不是弯曲腰椎。

8.3.8 荡秋千足尖夹卡片

动作要领：儿童都喜欢荡秋千，可在足前部之间夹一张卡片（或者类似的物体），见图8-27；让其在保持不掉的情况下荡秋千，若掉了就换别的小朋友。也可以记数，看能坚持多少次不掉下来。

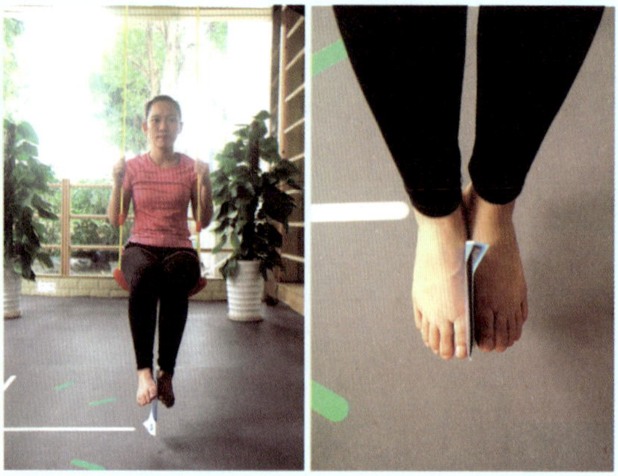

A　　　　B

图 8-27　荡秋千足尖夹卡片
A 整体动作图；B 局部图

8.4 膝外翻

在矢状面上，腘绳肌和股四头肌稳定膝关节，鹅足的肌肉（内收肌、缝匠肌、半腱半膜肌）阻止膝关节外翻，阔筋膜张肌阻止髋关节内收，因此膝外翻时髂胫束是紧张的。纠正膝外翻可以做髂胫束的拉伸，加强内收肌、缝匠肌、半腱半膜肌的练习。阔筋膜张肌拉伸见7.3.4.5的内容。

8.4.1 靠墙弹力带阻力蹲起

动作要领：取一个气排球，用背顶住靠墙站立；在膝关节上方套一条弹力带，正面观见图8-28A，侧面观见图8-28C；保持弹力带张力，下蹲至屈膝屈髋90度位，正面观见图8-28B，侧面观见图8-28D；然后再站起至伸膝位。蹲起10次为一组。每次练习2~3组。

注意事项：蹲起过程中，始终保持弹力带张力。

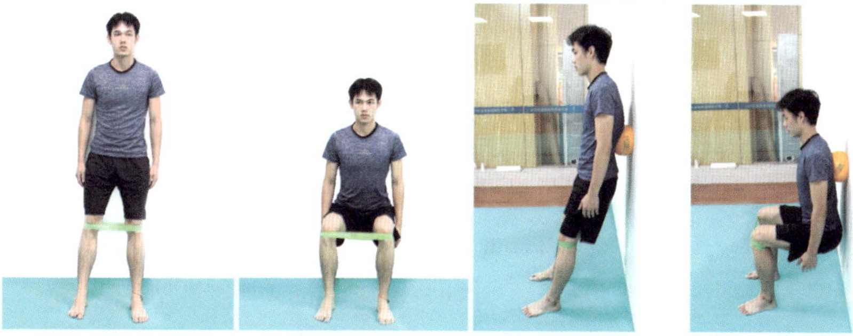

A B C D

图 8-28 靠墙弹力带阻力蹲起

A 靠墙站正面观；B 下蹲正面观；C 靠墙站侧面观；D 下蹲侧面观

8.4.2 单膝跪位抗阻

动作要领：对有膝内扣的人来说，这个动作是一个很好的练习。半跪位，手向前伸，见图8-29A；同伴或指导者去推练习者的手，或者去勾他的拇指让其对抗所施加的力，要求其保持在原地不动，见图8-29B。注意呼吸。

进阶：可在膝关节上方套一弹力带做RNT训练（反应性神经肌肉训练），向内拉，让练习者抗阻并保持小腿垂直于地面，见图8-29C。

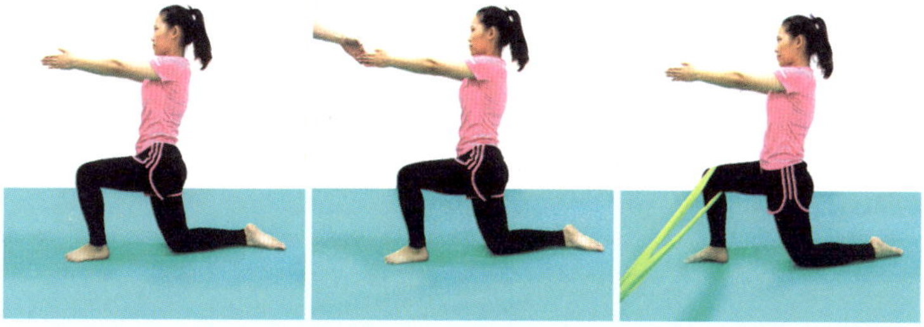

A B C

图 8-29 单膝跪位抗阻

A 起始位；B 抗干预；C 弹力带 RNT 训练

8.4.3 辅助抗阻单腿硬拉

动作要领：这是硬拉反应性神经肌肉训练。指导者在练习者支撑腿的膝关节处向侧方拉一条弹力带，练习者双手扶一根棍子，膝微屈位，指导者拉弹力带给予向内的弹性张力，见图8-30A；练习者保持膝关节稳定做硬拉，见图8-30B。

进阶或降阶：进阶，可不用棍子辅助做硬拉。降阶，使弹力带拉力朝向前方，见图8-30C；引导膝关节朝第二足趾的方向移动，见图8-30D。

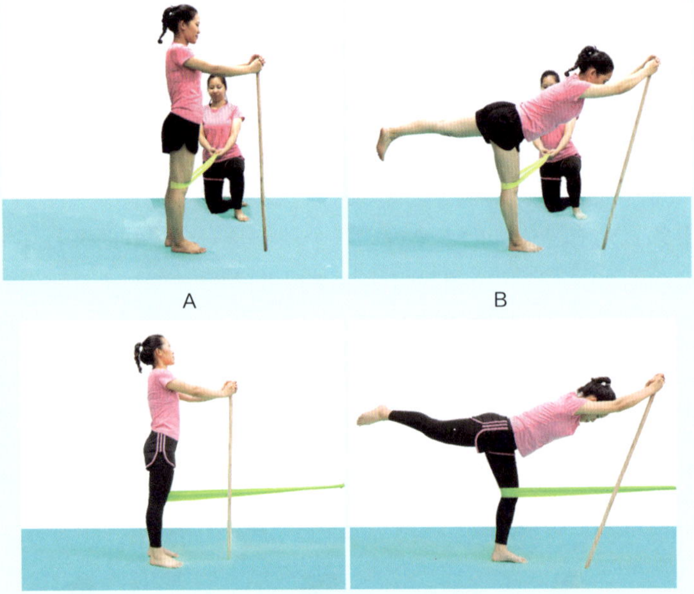

图 8-30　辅助抗阻单腿硬拉

A 侧向弹力带起始位；B 向内弹性阻力硬拉；C 前向弹力带起始位；D 向前弹性助力硬拉

8.5 膝内翻

在矢状面上，腘绳肌和股四头肌稳定膝关节。纠正膝内翻可以放松鹅足的肌肉，也可以使用筋膜手法。

8.5.1 靠墙夹球蹲起

动作要领：取一个气排球，用背顶住靠墙站立；在膝关节之间夹一个球，正面观见图8-31A，侧面观见图8-31C；下蹲至屈膝屈髋90度位，正面观见图8-31B，侧面观见图8-31D；然后站起至伸膝位。蹲起10次为一组，每次练习2~3组。

注意事项：下蹲过程中，夹紧球。

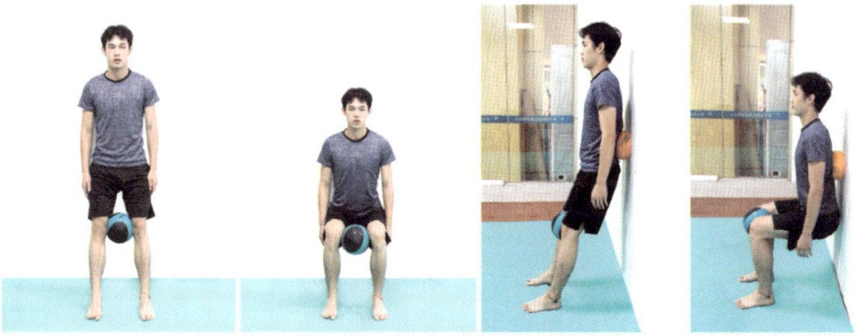

A B C D

图 8-31 靠墙夹球蹲起

A 靠墙站正面观；B 下蹲正面观；C 靠墙站侧面观；D 下蹲侧面观

8.5.2 股薄肌拉伸

动作要领：仰卧位，臀部靠墙，双腿伸直靠墙。臀部弯曲到90度。小心地将双腿放低、外展，让重力来完成伸展，见图8-32。

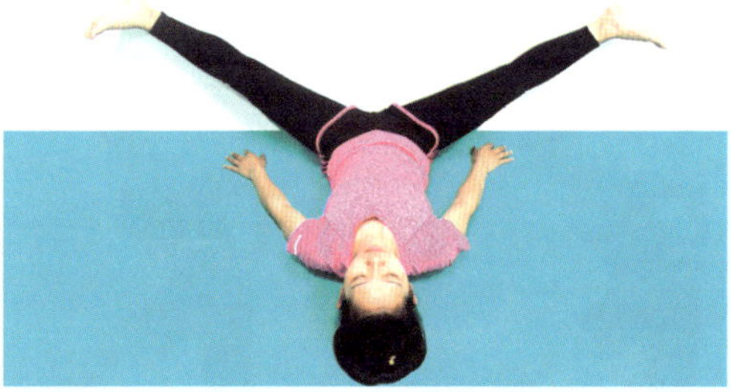

图 8-32 股薄肌拉伸

8.5.3 缝匠肌拉伸

动作要领：以右侧缝匠肌为例，左脚向前迈步约5厘米，同时保持右膝伸直。左侧腿屈膝，身体重心向前移。确保右膝关节伸直，同时抬起右脚的脚跟。右脚跟向外侧转动，右大腿内旋，见图8-33。

注意事项：收紧腹部，防止脊柱伸展。

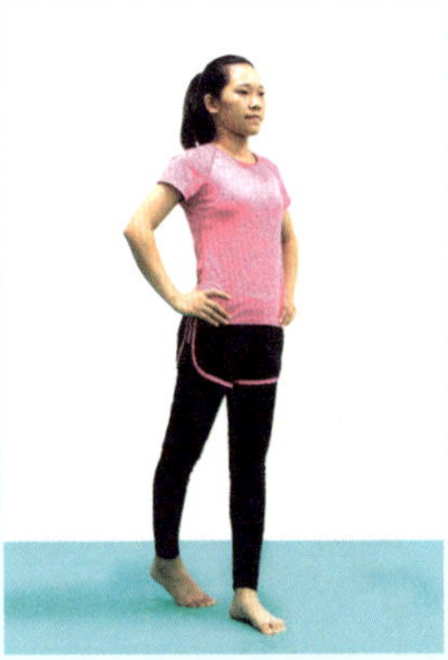

图 8-33　缝匠肌拉伸

8.5.4　半膜肌和半腱肌拉伸

动作要领：半膜肌拉伸，以左侧为例，将左脚跟放在凳子上或其他高度合适的物体上（应该能够保持脊柱直立，如果不能，请选择一个较低的平面）。确保髋部朝前。躯干稍微向右转，身体前倾，见图8-34A。应感到大腿后内侧有拉伸感。半腱肌拉伸，以左侧为例，将左脚跟放在凳子上或任何高度合适的物体上，从髋部朝向前方开始，躯干向右旋转20~30度，左下肢向外旋转15~20度。身体前倾，而不是向前弯曲，见图8-34B。应感到大腿后内侧有拉伸感。

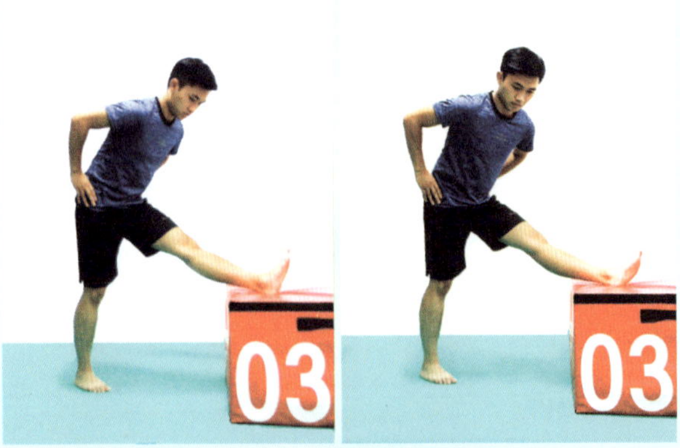

A　　　　　　　　B

图 8-34　半膜肌和半腱肌拉伸

A 半膜肌拉伸；B 半腱肌拉伸

8.6 膝过伸

首先要判断膝过伸是否为全身韧带松弛的一个表现，如果是，就以膝关节稳定性练习为主，这种情况使用膝过伸复位手法效果不佳。若是后表线过紧引起的膝过伸，就需要向下检查，看是否有跟骨短缩、踝背屈受限。若伴有跟骨短缩、踝背屈受限，一定要同时进行纠正，否则膝过伸复位的效果难以持久；还要向上检查是否有骨盆的前移或骨盆前倾、腰椎过伸、胸椎后凸增加、头前伸等，若伴有这些问题，纠正了膝过伸，这些问题就可能被改善甚至被解决。膝过伸也可以通过筋膜手法来调整。本节主要介绍膝过伸复位的手法和膝关节稳定性练习。

8.6.1 膝过伸复位手法

动作要领：俯卧位，将泡沫轴置于小腿的下方，指导者将手固定在练习者腘窝处胫骨上端，沿着股胫关节的切面向下有节律地按压，见图8-35。有弹性后，按压20次左右即可。

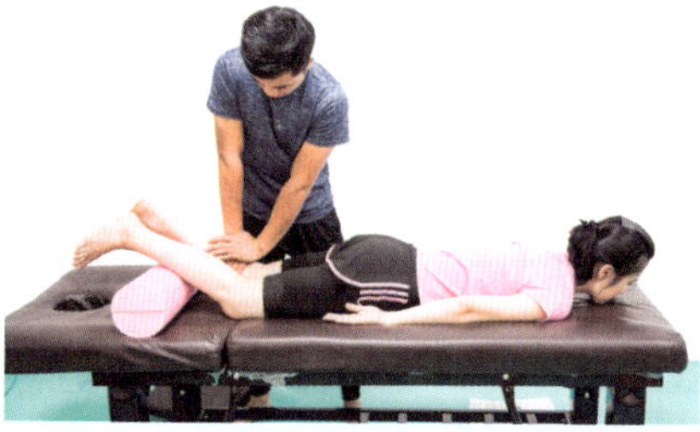

图 8-35 膝过伸复位手法

注意事项：先按压4/5的距离，固定好胫骨上端，再用轻柔的力向下按压最后1/5。

8.6.2 膝关节稳定性训练

前文已经介绍了许多可以提高膝关节稳定性的练习，如6.3、6.5、8.4.1、8.5.1等。各种四点支撑的爬行均能增强膝关节稳定性，改善膝过伸状态。爬行比赛是儿童比较喜欢的，这里就介绍一些关于爬行的练习。

8.6.2.1 背物爬行比赛

动作要领：人数较多时，先进行分组，每组人数相等。每个组在赛道的两端各有一部分人。背上背物（如泡沫轴等）用膝跪位爬行，见图8-36A；爬至另一端后，下一个人接上，依此类推。爬行过程中泡沫轴不能掉，否则从起点重新开始爬行。也可以采用手足支撑爬行的方式，见图8-36B。

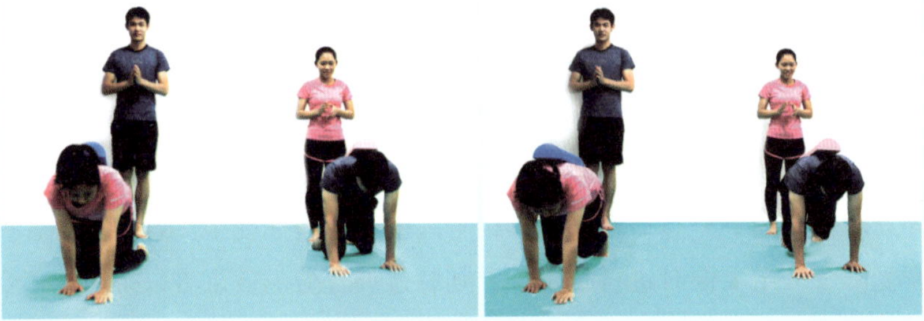

A　　B

图 8-36　背物爬行比赛
A 手膝爬行；B 手足爬行

8.6.2.2　半泡轴上爬行比赛

动作要领：将半泡轴拼在一起组成赛道，既可以双人比赛，也可以集体比赛。人数较多时，先进行分组，每组人数相等；每个组在赛道的两端各有一部分人。第一个人在泡沫轴上向前爬行到另一端，爬行过程中手和足均要在赛道上，见图8-37A；可以采用膝跪位爬行，也可以采用手足支撑爬行。不能从泡沫轴上掉下来，否则就从起点重新开始爬行，爬到另一端后，站在此端的同组成员接上，依此类推。为了增加难度，可以将半泡沫轴反过来，即平面朝上组成赛道，见图8-37B。

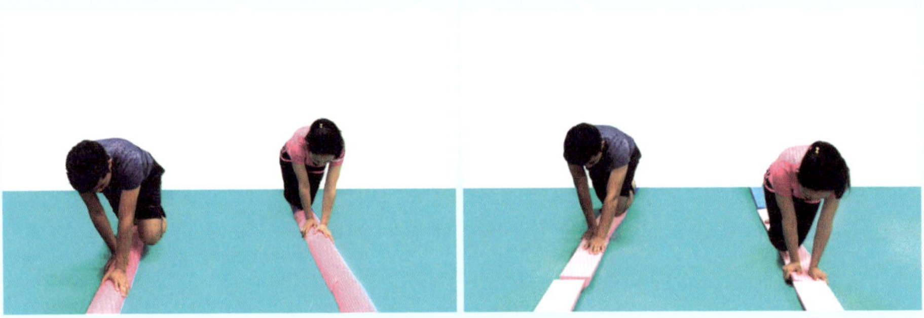

A　　B

图 8-37　半泡轴上爬行比赛
A 弧面赛道爬行；B 平面赛道爬行

8.6.2.3　两人爬行打手游戏

动作要领：四点撑地位，比赛的两个人面面相对，见图8-38A；听到“开始”的指令后，看是否能拍到对方的手，拍一次加一分，见图8-38B。记录在一定时间内成功拍中对方的次数，次数多者获胜。

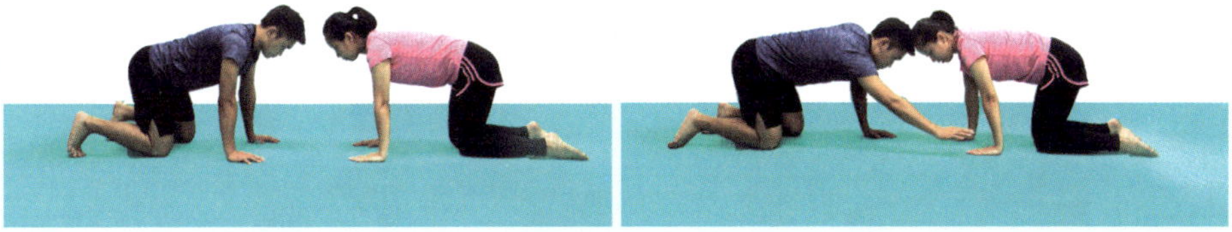

A　　B

图 8-38　两人爬行打手游戏
A 起始位；B 拍手

8.7　长短腿和骨盆前、后倾

假性长短腿和骨盆位置关系密切，一般情况下骨盆前倾一侧腿会变长，而骨盆后倾一侧的腿会变短。本节主要介绍如何调整由骨盆位置变化引起的长短腿。

骨盆前倾，首先从呼吸与姿势关系的角度去调整，注重膈肌与盆底肌的对位，关注身体不对称的调整。这些方面的练习在7.4.2、7.5.2等节中已经有较多介绍；骨盆前倾是下交叉综合征的一个表现，常伴有腰椎前突增加、腰椎侧移和腿部旋转。腹肌和臀大肌常受抑制、腘绳肌被拉长，而胸腰伸肌和屈髋肌群常处于紧张状态。干预的原则就是激活薄弱的肌群，抑制紧张的肌群；骨盆前倾还应该注意是否伴有膝过伸、足跟短缩等。

通常情况下，左侧骨盆多为前倾，在俯卧位检查长短腿时，右侧腿常为短腿。可以采用激活左侧腘绳肌、内收肌以及腹肌，激活右侧臀大肌，抑制背部伸展肌群和屈髋肌群来纠正骨盆前倾。

8.7.1　仰卧位腘绳肌激活

动作要领： 仰卧位，屈膝屈髋90度，双膝间夹一泡沫轴，双足搭在凳子上，足跟用力下压，使骨盆离开垫子，举起左手，见图8-39A；下背部始终贴着垫子，腹肌放松，然后抬起右脚，见图8-39B；保持这个姿势做呼吸练习，呼气时左手向上够，吸气时保持手的位置。5次呼吸为一组，做5组，以吸气结束。做完3~5组后可重新测试。此时，长短腿应该被纠正，内收下落测试转为阴性，练习侧髋关节的内旋角度应得到改善。

注意事项：呼气过程中，骨盆可能会下降。指导者可将手放在练习者下背部以确保整个背部是贴着垫子的。动作过程中，凳子不应被移动位置。

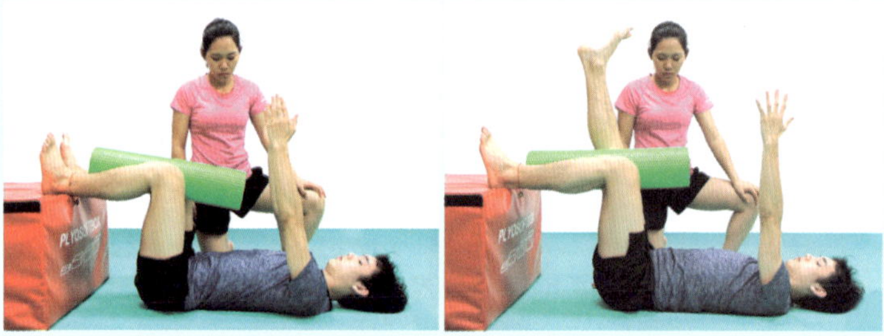

A B

图 8-39 腘绳肌激活身体对称性练习

A 起始位；B 抬起右腿

8.7.2 站立位身体对称性练习

此练习可改善左前内链模式，使身体更对称。

动作要领：站立靠墙，背部紧贴墙面，骨盆后倾位，稍弯腰，使膈肌与盆底肌相对，见图8-40A；双膝间夹一小球或泡沫轴，右膝稍向前使骨盆向左旋转，感到左侧腘绳肌、左侧内收肌在发力，左手向斜下方够，见图8-40B。保持这一体位练习缩唇呼吸或吹气球。5次呼吸为一组，做5组。

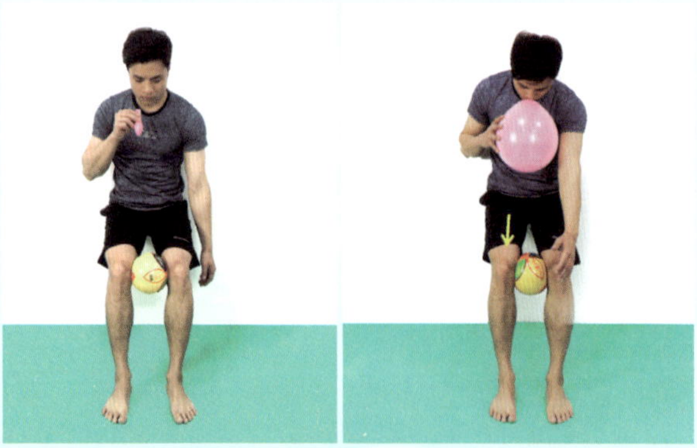

A B

图 8-40 站立位身体对称性练习

A 起始位；B 吹气球

8.7.3 腘绳肌桥

动作要领：仰卧位，双膝间夹一球，双足搭在一个泡沫轴上，膝关节角度为120度，见图8-41A；将右侧腿抬起，臀部抬离垫子，右手高举过头，这能更明显地激活左侧腘绳肌，见图8-41B。保持这个姿势做呼吸练习，吸气时右手向上顶，呼气时保持手的位置。5次呼吸为一组，做5组。做2~3组后可重新测试。此时，长短腿应该被纠正，内收下落测试转为阴性，练习侧髋关节的内旋角度应可得到改善。

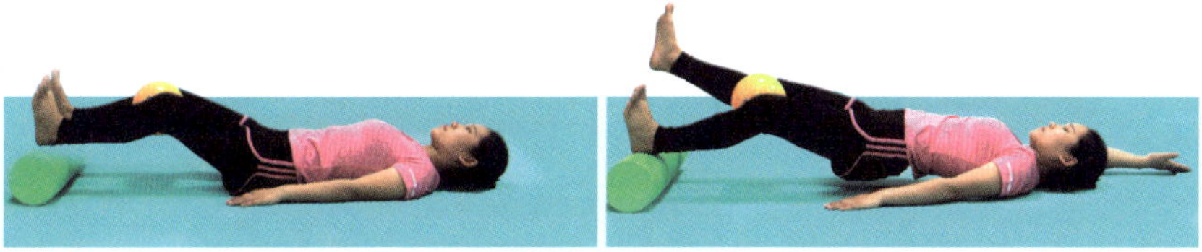

A　　B

图 8-41　腘绳肌桥

A 起始位；B 抬起臀部

8.7.4 仰卧位右侧臀肌激活

本练习可激活右侧臀肌，抑制右侧内收肌。

动作要领：仰卧位，屈膝屈髋，右腿旁放一泡沫轴，见图8-42A；右髋外旋，用右腿压泡沫轴，见图8-42B；保持这个姿势做呼吸练习。5次呼吸为一组，做5组。

A　　B

图 8-42　仰卧位身体对称性练习

A 起始位；B 右髋外旋压泡沫轴

8.7.5 右侧卧位左内收肌激活

本练习可激活左侧内收肌，抑制右侧臀部外旋肌。

动作要领：右侧卧位，骨盆后倾，背稍拱起，右下肢屈髋屈膝90度，右足踩墙，左侧屈膝90度，左膝垫高，左髋中立位，见图8-43A；然后，呼气时，左侧大腿尽量内旋，见图8-43B，吸气时腿放回原处。5次呼吸为一组，共做3~5组。

注意事项：练习中始终保持骨盆稳定。

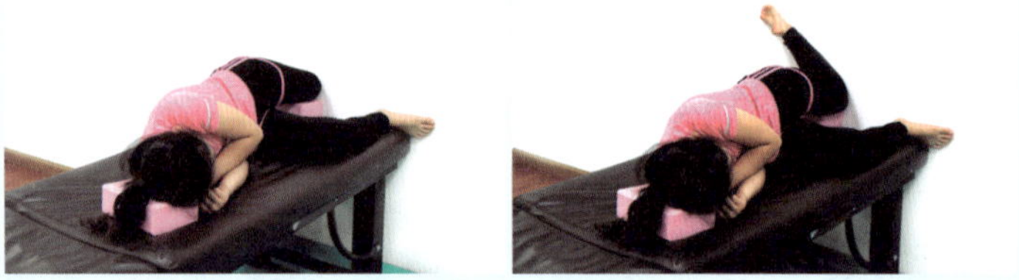

A　　B

图 8-43　右侧卧位身体对称性练习

A 起始位；B 左髋内旋位

8.7.6 左侧卧位左内收肌激活

动作要领：左侧卧位，骨盆后倾，腹肌收紧，以保持膈肌与骨盆的对位，腰下垫一个毛巾卷，将右腿置于左膝关节前方，见图8-44A；呼气时，左腿内收抬离垫子，见图8-44B；吸气时放回原处。5次呼吸为一组，共做3~5组。

注意事项：练习中始终保持躯干稳定。

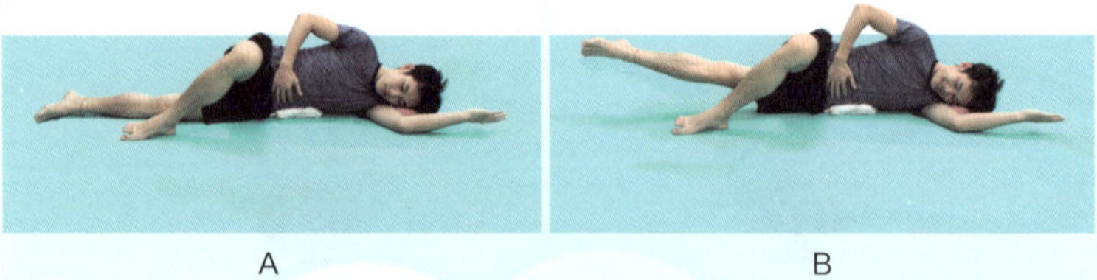

A　　B

图 8-44　左侧卧位左内收肌激活

A 起始位；B 左髋内收位

8.7.7 坐位左侧内收肌激活

动作要领：坐在高度合适的凳子上，骨盆后倾，腹肌收紧，双腿悬空，双膝间夹一个小球，小腿外侧套一条弹力带，见图8-45A；然后，在吹气球的同时，左小腿向外拉弹力带，使股骨内旋，见图8-45B。吸气时，左腿放回原处。5次呼吸为一组，共做3~5组。

注意事项：拉开弹力带时，注意保持右腿的位置和躯干的稳定。

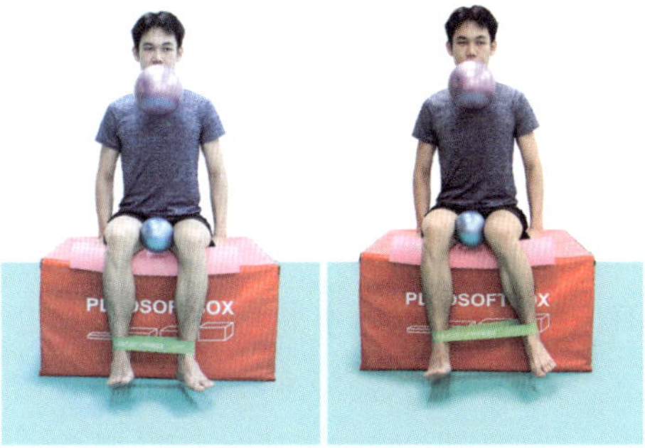

A　　B

图 8-45　坐位左侧内收肌激活

A 起始位；B 左髋内旋位

8.7.8 站立位右侧臀肌激活

动作要领：背对墙站立，离墙大约一个小腿长的距离，双膝关节上方套一条弹力带，右足踩在墙上，保持弹性张力，微屈膝，收紧腹部，保持骨盆后倾，见图8-46A；然后以右脚为支点，在呼气的同时做髋的外旋，见图8-46B。吸气时，右腿放回原处。5次呼吸为一组，共做3~5组。

注意事项：拉开弹力带时，注意保持躯干的姿势与稳定。

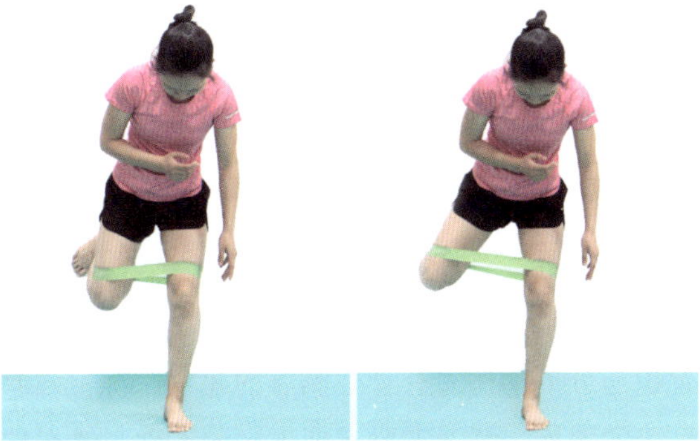

A　　B

图 8-46　站立位右侧臀肌激活

A 起始位；B 右髋外旋位

8.8 脊柱侧弯

治疗脊柱侧弯，要先通过X射线摄影了解侧弯的部位、类型、严重程度等。再进行平衡稳定能力及各关节功能的评估，需要关注整个身体系统，头部、肩胛骨、胸椎、肋骨、胸腰结合部、骨盆，根据结果确定最终方案。设计动作时，要有矢状面、额状面和水平面三个平面的练习。可按以下顺序练习。

第一，呼吸姿势练习。评估身体的不对称情况，确定骨盆、脊柱、胸廓的位置、腿的长短及与呼吸的关系。若因真性长短腿造成骶骨倾斜，要先通过鞋垫来纠正；左前内链模式所引起的长短腿、骨盆不对称、骶骨倾斜和旋转问题，请参阅7.4.2和8.7的内容；右臂链模式下，左右肋骨笼不对称、左后纵隔充气不足、肩胛骨位置不良等问题，请参阅7.5.1、7.5.3、7.5.5、7.5.6的内容。

第二，矢状面的稳定性练习。保持良好的腹内压能增强脊柱的稳定性，相关练习请参阅7.5.2、7.5.4的内容；腹背部肌群的协调运动、腹肌的协同激活和脊柱稳定肌群的练习，请参阅6.5、6.6、6.7及7.5的内容。

第三，肩部与骨盆的稳定性练习。肩部与骨盆的稳定性直接影响脊柱的位置及稳定性。支撑练习可以增强肩部和骨盆的稳定性，练习时要保持所有关节处在共轴位置上，然而，很多时候练习者自己不知道自己的身体姿势是错误的，这就需要更多的指导。

第四，脊柱延长练习。脊柱直立延长是纠正脊柱侧弯时重点关注的内容，无论练习什么动作都要注意保持脊柱直立及轴向延长的姿势。在闭链练习中，拉力的方向是朝向关节远端的，可以通过影响起于脊柱止于肩带和骨盆的肌肉，如菱形肌、斜方肌等，达到拉长脊柱、提高脊柱灵活性的目的。

第五，躯干灵活性练习。脊柱侧弯的儿童，躯干灵活性受限或不对称，相关练习参见7.4.1、7.4.3的内容。

第六，身体意识与分离动作。有脊柱侧弯的儿童，练习强调的不是练肌肉，而是对中枢神经系统的锻炼。练习者要有能力区分正确与错误的运动表现，也要确保中枢神经系统能向下发出正确的信号。因此做动作要缓慢、流畅，重点在于对动作的感知，增强对所做练习的注意力。达到矢状面稳定后，就要在此基础上做分离的动作。脊柱侧弯的儿童对侧模式受损，因此可以做对侧模式的练习，如爬行等。

第七，其他部分的干预。脊柱上受头部的影响，下受四肢功能影响。如，95%的人蝶枕关节向右扭转、向左侧移，在体态上会表现出不对称，如左肩高、右髂骨低、右髂后上棘低、右侧臀肌较无力，右腿短、右跟腱紧，上颈椎左边的活动度大于右边等，这一体态与PRI技术中描述的左前内链模式和右臂链模式的体态非常相似。可通过颅骶技术或整颅术纠正。

8.8.1 上肢支撑时肩关节共轴的指导

练习者觉得上肢支撑的动作难做，肩部容易感觉累，这与手支撑能力差，肩部没有好的关节共轴密切相关。本练习主要是针对上肢支撑易出现的错误进行指导。

错误模式：四点撑地练习时，最容易出现的错误模式是肩胛骨翘起和内收、盂肱关节内旋，肘不能很好地伸直，掌根或小鱼际侧支撑过多，手指屈曲、内收。脊柱不共轴，胸椎后凸，腰椎和颈椎过伸等，见图8-47A。

动作要领：指导者引导练习者上臂外旋、前臂旋前，手掌打开，使负荷均匀分布在大小鱼际之间，见图8-47B；指导者一手将练习者的肩胛骨压向胸廓，一手从前面引导胸腔上段往上提，让练习者向下撑，使胸腔贴向肩胛骨，见图8-47C；保持以上姿势，指导者的手放在练习者的头顶处（头为中立位），引导其向上顶以延长脊柱。

进阶或降阶：可先从俯卧位支撑开始练习，再到低跪位（肘支撑）、四点撑地位，对肩部的共轴和脊柱延长的指导方法是相似的。

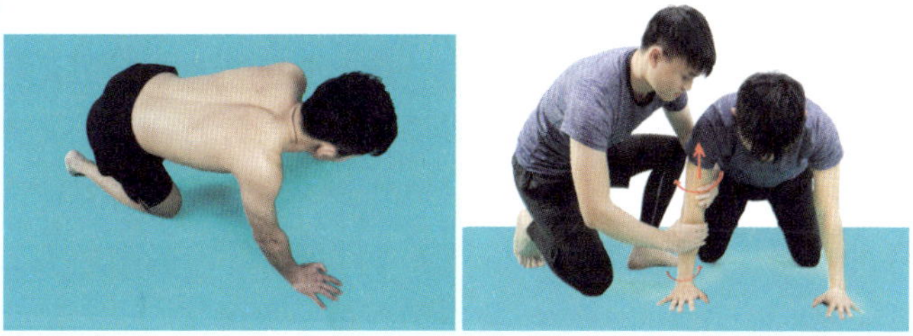

A　　B

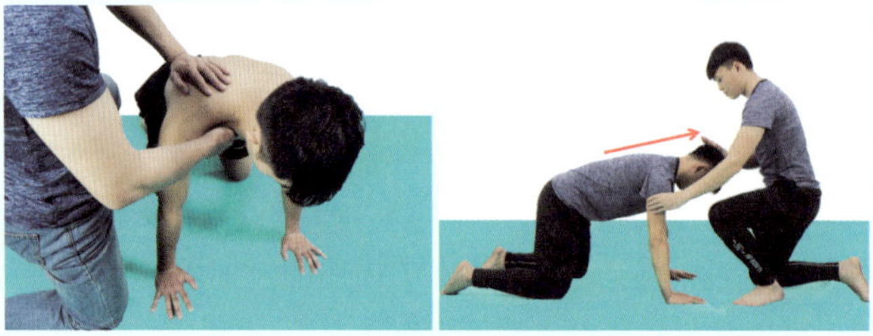

图 8-47　上肢支撑时肩关节共轴的指导

A 错误模式；B 引导练习者上臂外旋、前臂旋前、全手掌支撑；
C 引导练习者的肩胛骨贴着胸廓；D 指导练习者的脊柱直立延长

8.8.2　爬行练习时髋与腰椎共轴的指导

错误动作：爬行等俯卧位练习时容易出现塌腰（腰椎过伸）的现象，这与练习者骨盆前倾有关。从发育学角度来说，骨盆前倾又与髋关节内旋有关，骨盆越前倾，则髋关节内旋越明显，反之，髋关节内旋明显时，若再做髋关节的屈曲动作，就会造成髋的对位不良，从而影响骨盆的稳定性。

动作要领：练习者手膝爬行时出现腰椎过伸，见图8-48A，指导者可以拍照给他看，或者在腰过伸的部位给予一定的压力（如加一个较轻的球），提醒他让腰椎回到中立位，若仍然无法做到，指导者就可以将他的骨盆向后旋，然后让其保持住，并体会纠正前和纠正后的区别，记住正确位置下的感觉，见图8-48B；手膝爬行通常是腹部发力，练习者若出现腰背部的发力感，甚至出现疼痛就是错误的。对于有内八字脚的人来说，爬行时要注意将髋关节放在稍外旋的位置上再练习；骨盆前倾还与股骨的内旋受限有关，脊柱侧弯的人内收肌常常是缩短受限的，匍匐爬行时屈髋角度越多，受限越明显。匍匐爬行时前腿的髋关节屈曲、外展，若内收肌受限明显，髋关节无法很好地外旋，就会造成骨盆的前倾和侧倾，也会出现踢腰的现象，见图8-48C；指导者可以帮助练习者做髋关节外旋，见图8-48D；然后再调整练习者骨盆的位置至中立位，见图8-48E；让其保持在这一位置，体会与错误动作的区别，然后再换另一侧腿向前爬行。若由于股骨内收肌过紧造成骨盆不稳定，刚开始训练时迈步不要太大，还可以拉伸内收肌，训练外展、外旋肌以改善内收肌紧张造成的髋关节受限。

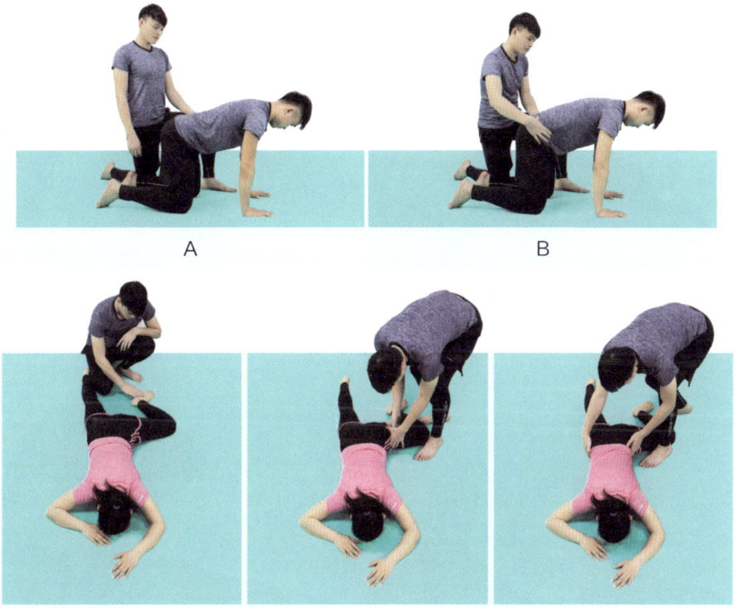

A B C D E

图 8-48 爬行练习时髋与腰椎共轴的指导

A 手膝爬行时的蹋腰现象；B 手膝爬行时，调整练习者骨盆向后倾；C 匍匐爬行时的蹋腰现象；

D 匍匐爬行时，指导练习者髋外旋；E 匍匐爬行时，调整练习者骨盆向后倾

8.8.3 侧卧位下肩部共轴的引导

在侧卧位下，使盂肱关节在发挥支撑功能时，能产生独立运动，并使外旋肌离心激活。

错误模式：侧卧位时，肩胛骨翘起、内收，见图8-49A。

动作要领：首先，指导者辅助练习者的肩胛骨回到中立位，引导胸腔随肩胛骨运动，让肩胛骨在肱骨上向前滚动，见图8-49B；引导练习者过渡到低斜坐位，让肱骨远端侧去负重，同时胸腔相对肩关节旋转90度，一直保持相同的角度直到肘支撑，见图8-49C；引导练习者从低斜坐位转向侧卧位，保持肩部、胸部、脊柱和骨盆在中立位，引导肱骨向后移动，并让练习者胸部微微向前倾斜（肩部水平内收），这是肩外旋肌的离心活动，见图8-49D。

注意事项：当负重向肱骨远端移动时，提醒练习者前臂旋前。始终保持脊柱的中立位。

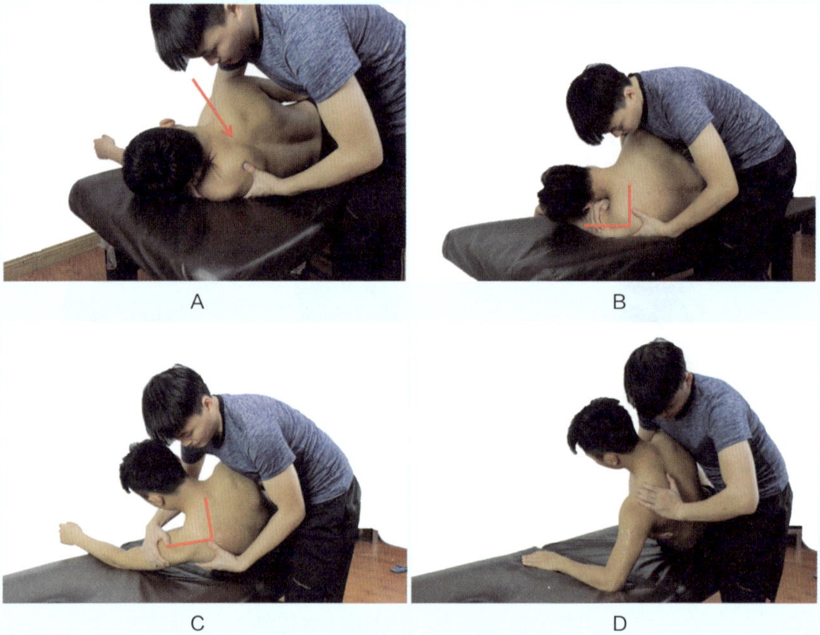

图 8-49　侧卧位下肩部共轴的引导
A 侧卧位时，肩胛骨翘起、内收；B 辅助练习者的肩胛骨回到中立位；
C 引导练习者过渡到低斜坐位；D 引导练习者从低斜坐位转向侧卧位

8.8.4　弹性阻力熊爬练习时脊柱延长的指导

脊柱侧弯的形变不仅出现在骨骼上，还会出现在韧带和肌肉上，尤其是胸椎区域的韧带会非常紧，熊爬是一种很好的延长这一区域的方式。最好是在良好的上肢支撑及骨盆稳定的条件下再用熊爬姿势促进脊柱（胸椎）的延长。

动作要领：从四点支撑位开始，将弹力带绕过坐骨下方，见图8-50A；抬起膝部，臀部向后顶，肩的屈曲角度大于90度，此时脊柱是向下延长的，见图8-50B；要同时确保腹内压分布到腹股沟，见图8-50C，因为当这个姿势向下至四点跪位时，易丢失与骨盆的联系；肩关节保持外旋姿势能很好地延长僵硬的胸椎，见图8-50D；保持骨盆向后顶的姿势，头向上顶，使脊柱轴向延长，见图8-50E。

进阶或降阶：进阶时可逐渐增加弹力带的阻力。降阶时可不使用弹力带。

注意事项：维持正确的脊柱位置；动作缓慢，保证动作质量；保持躯干稳定，使运动更多发生在盂肱关节和髋关节；脊柱必须保持轴向伸展与延长。

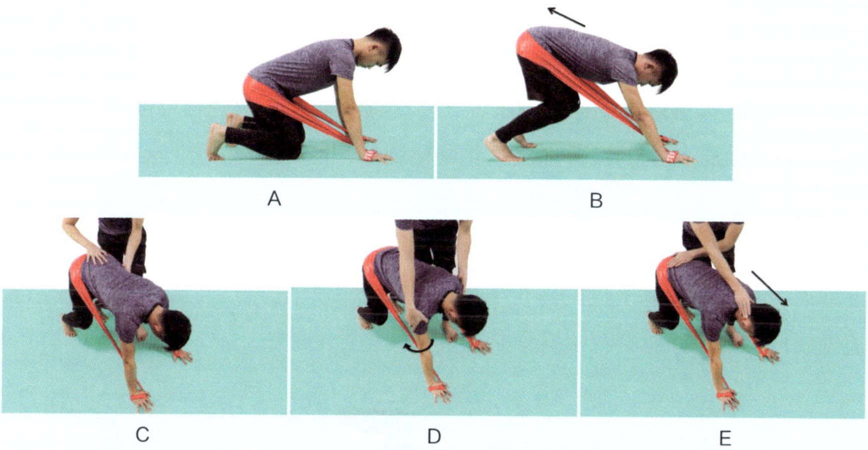

图 8-50 弹性阻力熊爬练习时脊柱延长的指导
A 起始位；B 臀部向后顶；C 指导者检查练习者腹股沟处腹内压；D 肩外旋；E 头向上订，使脊柱轴向延长

8.8.5 双肘支撑下的轴向旋转的指导

动作要领：练习者从左斜坐位开始，见图8-51A；身体旋转，前臂互相平行地放在治疗床上；下方髋与膝屈曲90度；下方膝关节向下推，同时身体尝试向前移动1厘米以增加脊柱旋转与延长。指导者可以用引导动作来帮助练习者旋转胸部与脊柱，可用手引导其右侧背部胸廓最突起的区域打开，同时引导左侧腹部最凹陷的地方抬起，见图8-51B；指导者将手放在练习者的头顶部位，让其向上顶，并体会脊柱延长时的舒适感，见图8-51C。

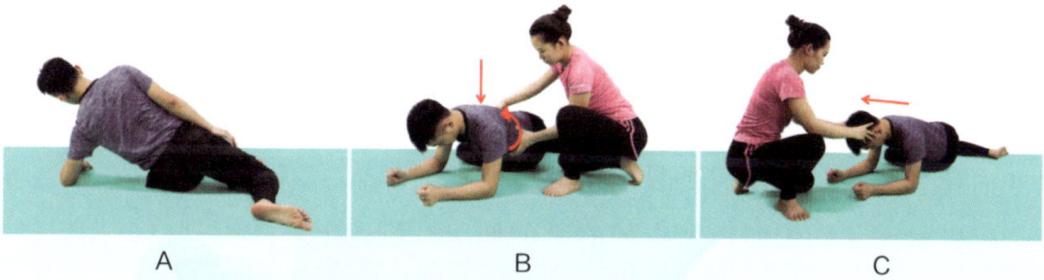

图 8-51 双肘支撑下的轴向旋转的指导
A 斜坐位；B 练习者双肘支撑，指导者引导练习者脊柱旋转；C 指导者引导练习者脊柱轴向延长

8.8.6 仰卧位呼吸练习

动作要领：仰卧位，自然地让脊柱伸直。仰卧屈髋屈膝位，双脚平放在垫子上，骨盆中立位，腰背部始终紧贴垫子，一手放在腹部一手放在胸腔部，吸气时，胸腹部均扩张，但腹肌是有控制地离心收缩，不能鼓得太高，呼气时胸部和腹部同时回缩，见图8-52A；对于脊柱侧弯者，要让其感受左右两侧腰背部是否能均匀接触垫子，对于无法碰到的腰背部位，要调整姿势，使其能靠紧垫子，同时在吸气时要感到这个部位在充气，很多脊柱侧弯的人可以看到右侧胸部变小，因此也要注意这个部位的充气。保持这个姿势进行缩唇呼吸或吹气球。5个一组，共做5组。双脚离开地面，在屈髋屈膝90度的体位下做呼吸练习，见图8-52B；配合呼吸，左右腿轮流做屈伸运动，注意腰背始终紧贴着垫子，见图8-52C。

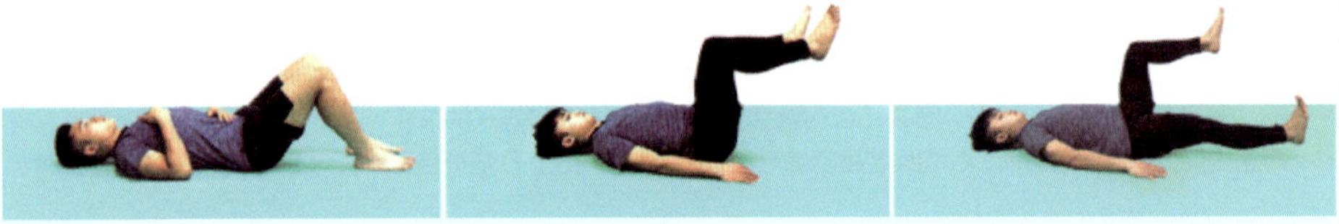

A　　B　　C

图 8-52　仰卧位呼吸练习

A 基本体位；B 屈髋屈膝 90 度；C 下肢屈伸运动

进阶：①仰卧位时，脊柱侧弯者肩胛骨之间的区域容易离开垫子（胸椎变平），不能支撑负重，将足向上抬到更高的位置会使胸椎后突，见图8-53A，此时肩胛骨负重，内收肩胛骨的肌群被向外拉伸，将胸椎拉起。②由于脊柱侧弯者存在不对称问题，因此他们的肩胛骨的稳定性差，最常见的问题是无法将肩胛骨与盂肱关节分离运动，一旦运动，就会习惯性地肩胛骨前伸。前文已说明如何在俯卧位和侧卧位、四点支撑位做肩胛骨的稳定性练习。在仰卧位下，也可以练习肩部的稳定性。给肩胛骨一定的压力，如手持壶铃，练习者将手向上伸够，同时肩胛骨向地面顶，上肢的肌肉被延长，见图8-53B，上肢才能相对于躯干有较好的独立活动。此时要确保肩胛骨能贴紧地面，肘伸直（不能过伸或屈曲），胸大肌处于放松状态（胸大肌过紧会使肩胛前伸）。练习者要能感到自己用肩胛骨做了很好的支撑。即使撤去压力，还应该能保持这一姿势做呼吸练习。③也可以用类似的方法增加髋关节的稳定性。仰卧屈膝屈髋位，确保髋在中立位，从足或膝通过股骨长轴给近端一个压力，避免骨盆过度前倾或过度后倾，使骶骨获得更好的稳定。如果压力的角度和方向正确，指导者应该能感到练习者将其股骨向髋臼的方向压，而且会感到练习者在用骶骨支撑，见图8-53C；在这个姿势下呼吸，正确的反应是练习者能够感到吸气时可以吸到腹股沟了。这种近端给压力的方式（无论是肩部还是髋部），用于脊柱侧弯者的不对称现象，可以帮助练习者很好地体验对称的压力感。

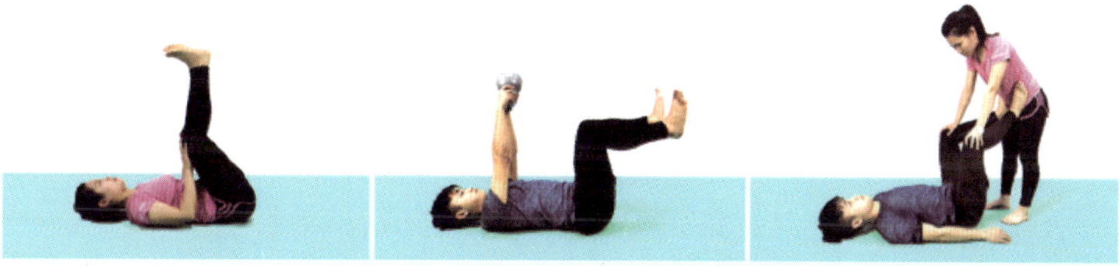

A B C

图8-53 仰卧位呼吸进阶练习（肩与髋稳定性练习）
A 足向上抬至高位；B 肩负重支撑；C 髋负重支撑

在仰卧位已建立矢状面稳定的情况下，再进阶到上、下肢单独的活动，这是更大的挑战。仰卧屈膝屈髋90度，双手举过头，见图8-54A；然后右手臂缓慢外展，见图8-54B，换另一侧手臂重复动作；仰卧屈膝屈髋90度，手臂放松地放在身体两侧，如图8-54C，然后右腿外展，如图8-54D，换左腿重复练习。在运动过程中始终保持腹内压。

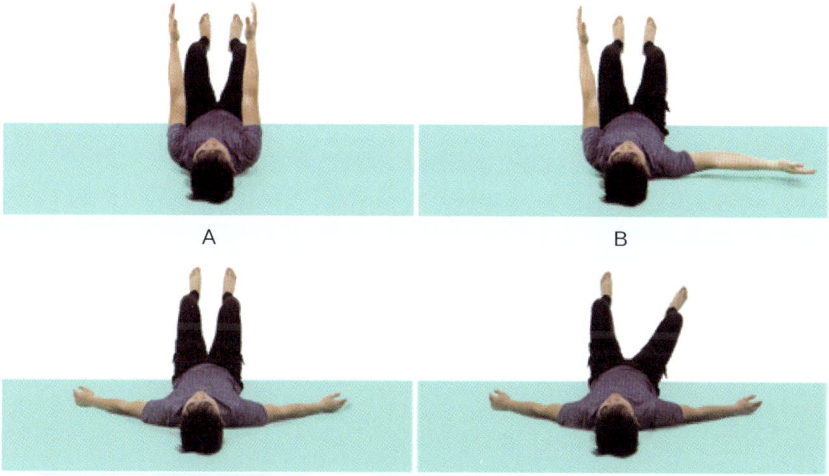

A B C D

图8-54 仰卧位呼吸进阶练习（上、下肢单独的活动）
A 上肢活动起始位；B 上肢外展位；C 下肢活动起始位；D 下肢外展位

注意事项：要在较硬的平面上做这一练习。对于有脊柱侧弯者，可能会有一侧腰背部无法贴紧垫子的现象，要尽可能让双侧的腰背部均匀贴在垫子上，尤其要注意腰背凹陷部位（无法碰到垫子的部位），这个部位要尽力向下压垫子，吸气时也要有意识地将气体向这个部位引导。循序渐进的进阶，不要求快，要体会正确的呼吸、对称的负重，以及在身体矢状面稳定的前提下，上下肢独立、对称活动的感觉。

9 方案制订

本部分主要介绍如何根据不良姿势的整体评价和测量结果，制订纠正方案，尤其是面对复杂病例时该如何思考。当然，这并不代表只能用这种思路去解决不良姿势问题。

9.1 目标

纠正不良姿势，要达成以下目标：

第一，从根本上改变儿童对不良姿势的认知，并愿意积极主动地参与不良姿势的康复训练。

第二，创造身体条件使肢体的各部分有能力回到正确位置上。创造姿势与动作所需要的关节活动度，如在行走和下蹲时，因踝背屈受限而不得不采用对踝背屈活动度要求更小的足外旋状态（即外八字脚）来完成动作，要改善这种情况引起的外八字脚，首先要改善踝背屈活动度；改善肌肉失衡状态以矫正各平面上的姿势异常，如矢状面上的脊柱前后凸、冠状面和水平面上的脊柱侧弯（脊柱的侧弯均伴有脊柱旋转）等。

第三，改善影响姿势或被姿势影响的特定动作功能，例如平衡、协调能力和呼吸功能。创造出“自然”身体功能的状态，让身体的能量平均分布，使系统各部位能够协调运作。这便是正常姿势模式的实际意义。

第四，运动感觉训练，调整足底及重心的正确分布，建立正确的本体感觉。通过反射性神经肌肉训练，改变不良姿势和动作模式，创造与维持新的身体形态。若要真实改变，必须找到问题的根源，针对特定的原因予以纠正。

第五，使正确的姿势和动作模式固化。这就需要在日常生活中经常使用已经习得的正确姿势，不仅需要在设计运动方案时将正确的姿势与动作设计在坐、站、跑、跳等日常活动中，还需要家长常常提醒儿童，以达到最佳的效果。

总之，治疗时必须包含各种有助于改善身体姿势的运动，包括可降低肌肉张力的放松运动、静态与动态的平衡运动、改善呼吸功能的运动，以及能发展运动感觉的运动。

纠正不良姿势一定要有针对性和遵循个性化原则。

9.2 各阶段的内容

本书将诊疗的过程分为以下六个阶段：

第一，了解病史。先了解家长的主诉，即是什么原因来看医生的，什么时候发现这些问题对儿童的生活有影响，是什么影响，以及其填写的日常生活调查问卷等。临床上，家长带儿童来找医生的原因各不相同。比如，儿童有内八字脚或X形腿，很容易跌倒；高低肩；O形腿或X形腿；肩胛骨翘起；驼背；肚子是突出来的；姿势看起来很别扭，但也不知道是怎么回事；脸不对称；不能走直线；脊柱侧弯等。

第二，对不良姿势做出整体和全面的评价。确定儿童到底有哪种或哪些不良姿势。作者发现，很少有儿童只有一种不良姿势，往往是多种问题同时存在，而且这些问题之间还存在密切的联系。

第三，对儿童的身体结构和功能进行全面检查与评估。根据评估的结果，选择适当的测评指标，包括平衡稳定能力、各关节结构与功能、呼吸等的测量与评估；根据病情需要做影像学的检查。

第四，制订和实施计划。根据测评结果选择练习动作，制订切实可行的康复计划；要让儿童主动参与计划，增加儿童开始与继续治疗的渴望与动力，进行特定治疗，改善姿势与动作模式。

第五，再评估与强化。方案实施一段时间后，要再评估，若有效可逐渐增加难度，若效果一般就要查找原因，并重新制订计划。

第六，让儿童在日常生活中形成很好的运动模式。实现在不同姿势情况下对习得的直立姿势（站、坐、前屈等）的自动控制。日常活动中训练的比重会逐渐增加，最终占到整个训练项目的绝大部分。

9.3 纠正顺序

本节是按照作者临床实践的习惯，确定不良姿势的纠正顺序。首先，根据问卷调查结果，给予日常生活中的建议；其次，根据儿童的不良姿势评价结果进行分析，确定下一步测评的指标；再次，根据问题解决的难易程度和测评指标的结果确定纠正的顺序；最后根据不同年龄段的特点选择合适的练习方法。

9.3.1 问卷调查结果分析及建议

要注意生活习惯和呼吸对姿势的影响。蓝色块中的三个问题均是为了了解儿童是否存在呼吸问题，见图9-1。以唐××为例，通过儿童生活习惯调查问卷，可以了解以下信息：唐××日常有W形坐姿，因此在生活中要提醒家长让他采用盘坐的方式；他患有的鼻窦炎需要得到重视和治疗，这会影响呼吸功能；从小容易跌跤，可能与内八字脚或者平衡稳定能力较弱有关；婴儿时期较少爬行，可能也会影响核心稳定性。

姓名 唐×× 性别：男 年龄 7 岁
主诉：发现走路内八字脚4年，跑步时明显

附表1 问卷调查结果表

序号	指标	有	备注
1	坐姿、卧姿有问题吗	√	W坐
2	用嘴呼吸吗？		
3	打呼噜吗？	√	偶尔
4	有鼻炎吗？	√	
5	有运动习惯吗？	喜欢玩耍	
6	有疼痛吗？		
7	易跌跤吗？	√	
8	婴儿期爬行情况	很少爬行	

图9-1 基本信息与问卷调查结果表

另外，还有些儿童不爱运动，喜欢看手机、电视，或因为学习任务重，而成为“低头一族”，这种久坐的生活方式是引起头前伸、驼背等不良姿势的重要因素；没有运动的刺激也会影响足弓的建立，而成为扁平足；若出现疼痛应该注意是哪里疼痛，是运动后出现的，还是长期久坐不动引起的。

因此，有不良姿势的儿童若在日常生活中出现以上情况，首先要从改变生活习惯，改善呼吸、坐姿等开始。

9.3.2 常见不良姿势评价

要对不良姿势做出整体和全面的评价。如有左右不对称的情况，就在双侧不对称一栏打“√”，见图9-2。

常见不良姿势评价表

问题		身体两侧		双侧不对称
		左	右	
扁平足		+		√
高弓足			√++	√
内八字脚		+	++	√
外八字脚				
踻外翻		+	++	√
膝外翻		+	+	
膝内翻				
膝过伸				
长短腿	测量	左短	右短	
	俯卧位	左短	√右短	√
骨盆前后倾		√前倾	后倾	
腰椎前凸		前凸增加	变平	
胸椎后凸		√后凸增加	变平	
头前伸		有	无	
胸段侧凸		向左	向右	
胸腰段侧凸		向左	向右	
腰段侧凸		√向左	向右	√
骨盆侧倾		左低	√右低	√
双肩高度		√左低	右低	√

图 9-2　唐 × × 不良姿势评价表

9.3.3 平衡稳定能力测评及干预

相对而言，儿童的关节活动度受限多与动作控制能力有关，而平衡稳定问题可能是产生不良姿势的重要因素，不良姿势反过来也会影响平衡稳定性。因此在全面了解儿童存在哪些不良姿势后，紧接着就是针对平衡稳定能力进行测评，测试指标见图9-3。平衡稳定能力较容易改善，一般经过几次训练就能明显提高，因此是第一阶段的重点训练内容，而且平衡稳定训练将会贯穿整个训练周期。

这8个指标并非需要一次性全部测试完。所有人都必测的指标有3个：睁眼单足站立、窄距单膝跪地和四点撑地对侧伸展，即图9-3中红色块的指标；对于有膝过伸、膝内外翻的儿童，还要做动态平衡测试，即图9-3中蓝色块的指标；对于有脊椎侧弯、长短腿、骨盆倾斜等问题的儿童，则需要做单腿臀桥和侧桥，即图9-3中白色块的指标；对于容易跌倒的儿童，要做身体前倾测试，即图9-3中橙色块的指标；而坐起测试则是一个较综合的测试，可以增加练习的趣味性，可穿插在训练课中做，即图9-3中绿色块的指标。

平衡稳定测试结果

序号	指标	左	右	左右不对称
1	睁眼单足站立	5″	5″	
2	身体前倾测试	+		
3	动态平衡测试	+	+	
4	窄距单膝跪地	+	+	
5	单腿臀桥	+	+	
6	四点撑地对侧伸展			
7	侧桥	+	+	
8	坐起测试	+	+	

图 9-3　平衡稳定测试色块图及唐 ×× 测试结果

在进行平衡稳定测试后，除了睁眼单足站立（+）还需要进一步的测评外，其他阳性指标均可以在第6部分中找到相应的练习动作，直接纳入训练计划中。

单足站立能反映全身的平衡稳定性，同时与足部的结构、功能密切相关，因此，这一指标阳性时，需要再测评足踝的结构与功能（详见5.1的内容）。以唐××为例，第一次测试睁眼单足站立双侧均为5秒。对他足部的结构和功能进行检查，发现其右足旋前测试为（+），左足旋后测试为（+），见图9-4。采用7.1.1和7.1.2的方法进行训练。经过一次训练，其单足站立测试就提高至10秒，不过仍然晃动较大。另外，对于有跟骨短缩的人来说也是如此，除非将跟骨拔出，将膝过伸纠正，不然很难提升平衡稳定能力。

功能性检查总表

	序号	测试与评价	阳性（+）		左右不对称
			左	右	
足	1	旋前测试		+	
	2	旋后测试	+		
	3	提踵测试	+	+	
	4	踝背屈灵活性测试			
	5	足跟短缩测试			
	6	蹈背屈灵活性测试	+	+	
	7	足趾背屈测试	+	+	
膝	1	落地技巧测试	+		
	2	胫骨外旋测试			
	3	胫骨内旋则试			
髋	1	主动髋关节内旋灵活性则试			
		被动髋关节内旋灵活性则试			
	2	主动髋关节外旋灵活性测试			
		被动髋关节外旋灵活性测试			
	3	FABER测试			
		稳定FABER测试			
	4	髋关节伸展灵活性测试	+	+	
	5	直腿抬高试验			
	6	双90度坐			
骨盆躯干	1	靠墙天使	+		
	2	内收下落测试	+	+	
	3	腰部锁定旋转测试			

图 9-4　唐 ×× 各部分结构与功能测评结果

9.3.4　结构与功能能力测评及干预

根据对不良姿势评价表的分析，确定下一步需要测评的指标。通常会有以下两种情况：一是只存在一种不良姿势或某个局部的问题。这种情况通常比较少见，也较容易处理，如只有扁平足、X或O形腿或长短腿等，可根据纠正性训练的相关内容选择练习动作，结合平衡稳定性测试的结果制订康复训练方案。二是多种问题或者多个部位同时存在问题，需要整体评估。本节主要介绍第二种情况。

骨盆和呼吸的重要性：骨盆作为承上启下的结构，无论哪个部位有问题都可能与其相关，见图9-5红色块；而呼吸也与姿势关系密切。因此，在绝大多数的案例中都会评价骨盆与呼吸的状态，并根据结果做出干预。

在临床上，能快速解决的问题是膝过伸、长短腿。因此我们常常先从这两个问题入手。

①膝过伸和脊柱矢状面的问题，见图9-5中蓝色块的内容。若有膝过伸，首先，需要检查是否存在全身韧带松弛综合征，请参阅2.5中的小知识，如果有全身韧带松弛综合征，手法复位效果通常不佳，最重要的是膝关节的稳定性练习。若没有全身韧带松弛综合征，就要考虑是否有后表线的紧张。可以向下检查是否有踝背屈灵活性受限（见5.1.4的内容）、跟骨短缩（见5.1.5的内容）、骨盆前倾（被动内收下落测试，见5.4.3.1的内容）；向上检查是否有胸椎后凸、腰椎前凸和头前伸，除了体态的评价，还可以测试靠墙天使（见5.4.1的内容），并进行呼吸评估（见7.5的内容）。干预时，首先要用手法复位膝过伸；其次，要提高膝关节的平衡稳定性；最后，根据上述检查的阳性结果，直接在第7部分找到相对应的练习，纳入训练计划。本书8.6也有相关内容。

②长短腿和双侧不对称，见图9-5中黄色块的内容。这常常表明身体存在左右不对称问题。首先要确定是真性长短腿还是假性长短腿。若为真性长短腿，往往伴随着脊柱侧弯，可以用鞋垫逐渐使两侧肢体一样长，最主要的目的是使骶骨能达到水平。在此期间可用手法或练习的方法调整脊柱周围肌肉的不平衡。若为假性长短腿，最关键的指标是内收下落测试，它可以确定是否有骨盆左右不对称。假性长短腿用8.7.1和 7.4.2.1介绍的练习方法，即时纠正效果都非常好，但最重要的是要使身体长期保持在正确的位置上，因此，还需要进行髋关节内、

常见不良姿势评价表

问题		身体两侧 左	身体两侧 右	双侧明显不对称
扁平足				
高弓足				
内八字脚				
外八字脚				
跟外翻				
膝外翻				
膝内翻				
膝过伸				
长短腿	测量	左短	右短	
长短腿	俯卧位	左短	右短	
骨盆前后倾		前倾	后倾	
胸椎后凸		后凸增加	变平	
腰椎前凸		前凸增加	变平	
头前伸		有	无	
胸段侧凸		向左	向右	
胸腰段侧凸		向左	向右	
腰段侧凸		向左	向右	
骨盆侧倾		左低	右低	
双肩高度		左低	右低	

图9-5 常见不良姿势分析关注点色块表

外旋灵活性测试（见5.3.1和5.3.2的内容）、髋关节伸展灵活性测试（见5.3.4的内容）、直腿抬高试验（见5.3.5的内容）及呼吸评估（见5.5的内容）。根据上述测试的阳性结果，直接在第7部分找到相对应的练习，纳入训练计划。8.7中也有相关内容。

③足和膝的问题，见图9-5绿色块的内容。扁平足、高弓足、踇外翻、八字脚、膝内外翻是排在第三类需要解决的问题。如扁平足可能伴有踝背屈受限、外八字脚、胫骨相对足内旋、股骨外旋以及骨盆前旋、外旋、外展等。因此，从足至骨盆每一个部位均要测评，以确定真正的问题。以唐××为例，他的踝背屈不受限，但从足部看双侧不对称，左足扁平足、右足高弓足，右足内八字更明显，双侧内收下落测试阳性且左侧更明显，表明与骨盆的位置密切相关。因此，可以在第7部分中找到练习动作，结合纠正性练习中内八字脚、扁平足等相关内容，制订训练计划。

④脊柱额状面和水平面的问题，见图9-5中紫色块中的内容。首先要关注是否有长短腿，其次是骨盆与呼吸评估。如对唐××的呼吸评估，医生发现很多问题，见图9-6。可在7.5、8.7、8.8相应的内容中找到练习动作，纳入训练计划。

呼吸评估表

序号	测试与评价	阳性（+）	备注
1	浅呼吸测试	+	
2	肋骨角测量	+	左侧肋弓隆起
3	胸廓扩张测试	+	腹肋部无扩张，腰肋部扩张不对称
4	腹壁压力测试	+	

图9-6　唐××呼吸评估结果

9.3.5　将纠正性训练融入每个动作

参见第8部分的内容，根据儿童的具体情况安排训练动作，将纠正性训练融入每个动作。每次训练课后，都要给儿童留家庭作业，让其将获得的运动模式用于日常生活中。

9.4 干预的年龄

3~4岁的儿童，由于姿势并未固定，随着年龄的增长不良姿势会明显改善，因此不做过多的干预，一般以游戏的方式练习爬行，提升稳定性、协调性、灵活性等。对于非常严重的问题，可增加手法治疗。

5~6岁的儿童采用游戏和康复训练相结合的方式，并结合手法治疗。

7岁以上的儿童可以采用康复训练为主，游戏为辅的方式。

10 开始运动

本部分按准备活动、平衡稳定性训练、纠正性练习、游戏和整理活动的顺序安排一节训练课。

10.1 准备活动：针对所有人

唤醒足底感觉：踩球（见7.1.6.1的内容）、走石子路或者做足趾拉伸（见7.1.6.2和7.1.6.3的内容）。踩球时，每个痛点至少压20秒，2分钟之内完成。建议所有的练习都光着脚进行。

支持带的激活：支持带中机械力的本体感受器的比例较高，可通过一定深度的按揉来激活。如在以下部位轻轻按揉，内踝和外踝处的支持带，见图10-1A和图10-1B；膝关节处的支持带，见图10-1C；髋关节处的支持带，见图10-1D。按揉要有一定的深度，要带着皮肤上下揉，用1秒两次的速度做大约1分钟，再站起来，看平衡稳定性是否提高。这是给神经一些刺激，效果较短暂。

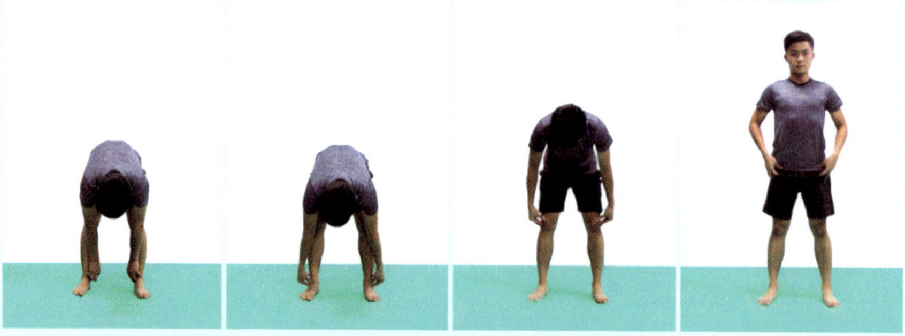

A　　B　　C　　D

图 10-1　支持带的激活

A 内踝；B 外踝；C 膝关节；D 髋关节

唤醒长链筋膜弹性：筋膜是弹性组织，0.8~1秒一次（或每秒1.5~2次）的节律性动作可使用其弹性势能。每次可选取3~4个长链作为练习，每个动作30秒，共1.5分钟。徒手或使用体操棒、弹力带、小哑铃等均可。以下仅是举例。

唤醒长键筋膜弹性练习1：双人配合动作，练习者在前面弓步姿势，双手握住弹力带高举过头，见图10-2A；保持弹性张力的情况下以0.8~1秒/次的节奏在小范围内摆动，做4个8拍后，换另一侧腿在前练习。指导者在后面，给予不同方向和角度的阻力，见图10-2B。注意不是手臂振荡，而是躯干在振荡。

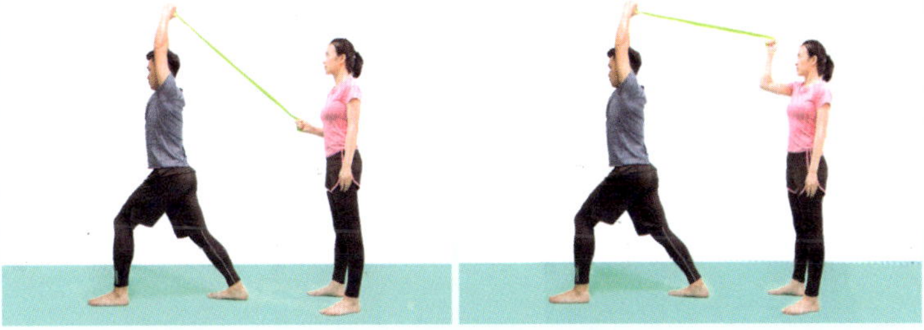

A　　　　B

图10-2　唤醒长链筋膜弹性练习1

A 起始位；B 换拉力方向

唤醒长链筋膜弹性练习2：将一根弹力带打结呈“8”字形，一端套在右肩上，另一端套在右脚上，右腿向后伸的同时，左手高举过头，见图10-3A；然后，左手向前摆动，同时右腿也向前摆动，见图10-3B。保持弹力带张力的情况下以0.8~1秒/次的节奏反复摆动，做4个8拍。换另一侧练习。每侧各做30秒。

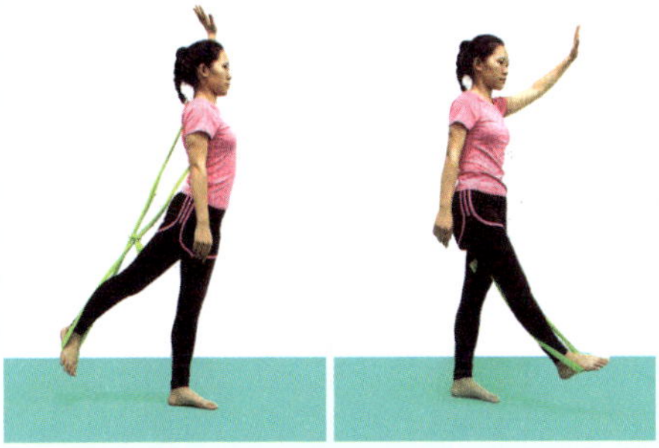

A　　　　B

图10-3　唤醒长链筋膜弹性练习2

A 腿向后伸；B 向前摆动

唤醒长链筋膜弹性练习3：右脚在前、左脚在后站立，抬起左上臂，肩外展90度，肘屈曲约90度，躯干转向左侧拉长腹斜肌，见图10-4A；然后，借助腹肌弹性由躯干带动手臂一起向右转，见图10-4B；以0.8~1秒/次的节奏反复转动，做4个8拍。换另一侧练习。右脚在前，左脚在后，抬起左上臂，肩外展90度，肘屈曲约90度，见图10-4C；然后，借助腹肌弹性身体向左后转动，见图10-4D。以0.8~1秒/次的节奏反复转动，做4个8拍。换另一侧练习。

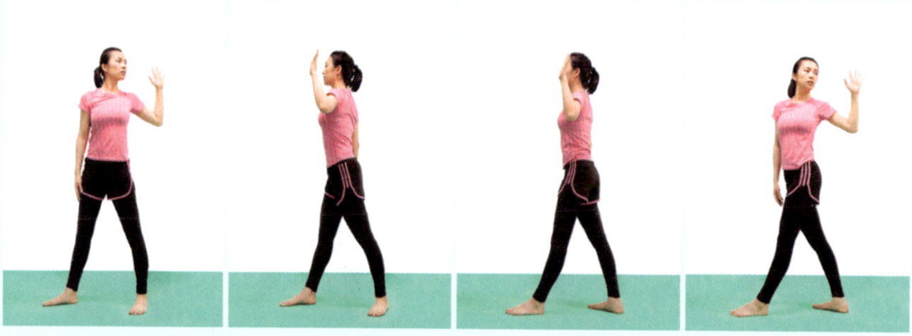

A　　B　　C　　D

图10-4　唤醒长链筋膜弹性练习3

A 右转起始位；B 向右转体；C 左转起始位；D 向左转体

唤醒长链筋膜弹性练习4：可以使用体操棒做唤醒长链的练习。双腿分开与肩同宽，微蹲位，双手持棒，低头弓背，双臂在体前交叉，见图10-5A；然后挺髋，身体展开，双臂向外上打开，见图10-5B。按一定的节奏做，10个为一组，做3组。

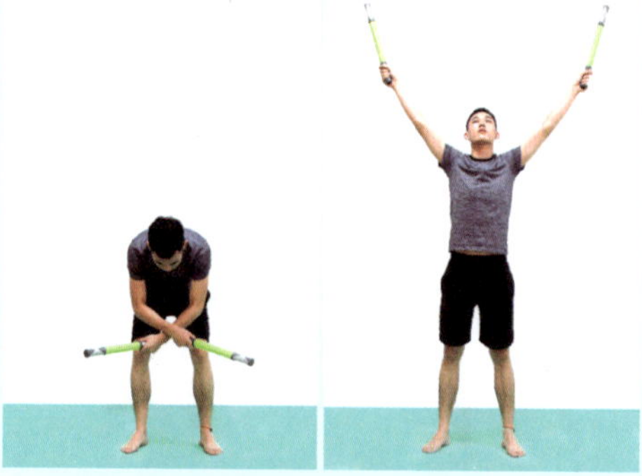

A　　B

图10-5　唤醒长链筋膜弹性练习

A 起始位；B 打开位

最伟大拉伸（The Greatest Stretch）：以迈左腿为例。两脚并拢站立位，见图10-6A；左脚向前跨步，两手撑地，见图10-6B；左侧肘尽量去碰左脚内侧，见图

10-6C；左侧手抬起，身体向左旋转，见图10-6D；回到双手撑地位，左膝关节伸展，让腘绳肌有拉伸感，若拉伸感不强，可增加左踝背屈角度，见图10-6E；屈左膝，起身，双手高举过头，见图10-6F；身体向左侧旋转，让右侧髂腰肌有拉伸感，见图10-6G；回到站立位，见图10-6H。每一步进行两次呼吸，之后进行下一步。换另一侧练习。

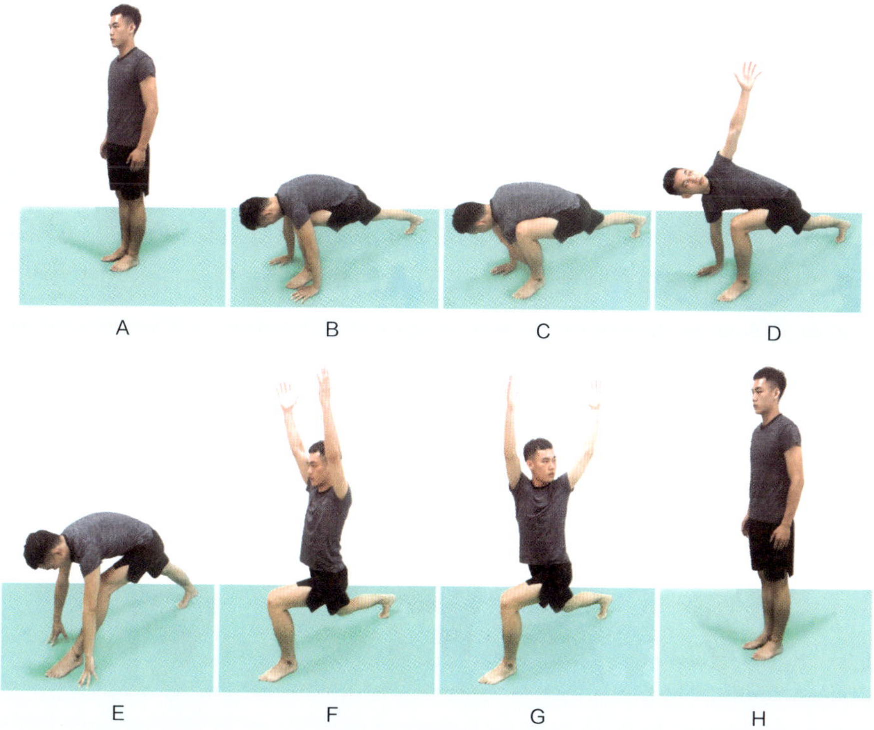

图10-6 最伟大拉伸

A站立位；B向前跨步，双手撑地；C左肘尽量去碰左脚内侧；D左手抬起，身体向左旋转；E左膝伸直，拉伸腘绳肌；F屈左膝，同时起身，双手高举过头；G向左侧转体，拉伸右侧髂腰肌；H回到站立位

10.2 平衡稳定性训练

每次课程都会安排平衡稳定性训练，这一训练贯穿训练的每个阶段。根据儿童的阳性测试结果，所有的练习方法均可以在第6部分找到。先从核心稳定性练习开始，可从仰卧位、俯卧位、跪位、站立位各选择一个简单的动作进行练习。如唐××，第一堂训练课可按以下选择。

滚动练习：详见6.6.12和6.6.13的内容；每个动作重复5~10次，看动作质量决定最终个数。

单膝跪地抗干扰练习：详见6.4.1的内容。因其左足为扁平足，在左足在前的姿势下，需注意保持左足缩足状态做练习动作。10秒为一组，左右各做3组。

平板支撑：详见6.6.4的内容。因儿童的双侧有内八字脚，要注意他在做平板支撑时易出现的错误动作，并给予纠正，详见8.2.2的内容。1分钟1组，无法完成者，可累积进行。

站立位双人推游戏：详见6.2.3的内容。30秒为一组，做2~3组。

当这些动作掌握较好时，就可以增加难度了。可选择较高难度的核心稳定性练习，或者难度更大的站立位练习，且练习的动作数量也可逐渐增加。

泡沫轴提踵练习：泡沫轴上做提踵练习，可先从双足提踵开始，见图10-7A；能轻松地进行双足提踵练习后，就进阶到单足直膝提踵练习，见图10-7B；再到屈膝提踵练习，见图10-7C。10个为1组，每次2~3组。注意不要耸肩，身体不要过于紧张。

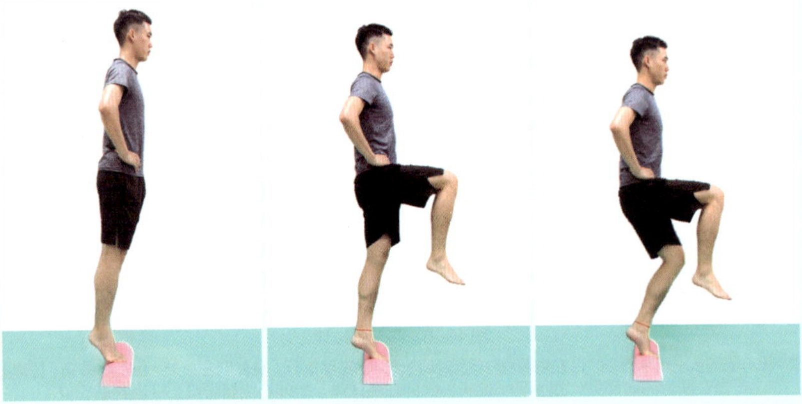

A　　B　　C

图10-7　提踵练习

A 双足提踵；B 单足直膝提踵；C 单足屈膝提踵

泡沫轴障碍行走：当平衡稳定性达到一定程度后，如果睁眼单足站立能轻松达到10秒，且没有明显的内八字脚，就可以增加难度，可在泡沫轴组成的小道上设置高低不同的障碍，让练习者在上面向前走，见图10-8A；跨过障碍物，见图10-8B；钻过障碍物，见图10-8C。还可以向后退，在后退中跨过或钻过障碍物。

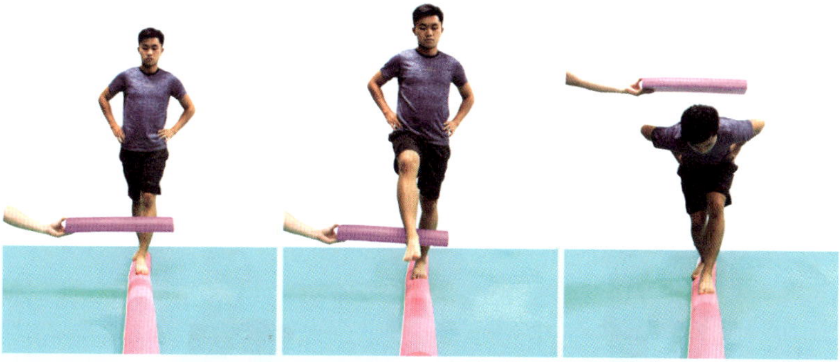

图 10-8　泡沫轴障碍行走
A 向前行走；B 跨过障碍物；C 钻过障碍物

10.3　纠正性练习

唐××有长短腿、扁平足、内八字脚、踇外翻、膝外翻、脊柱侧弯及呼吸问题。

呼吸问题：通常，第一堂课教他吹气球（见7.5.1.2的内容）或者缩唇呼吸（见7.5.1.1的内容）；学会吹气球或者缩唇呼吸后就会安排仰卧屈膝位呼吸练习（见7.5.2.1的内容）和辅助左肋弓内收练习（见7.5.1.5的内容）。

调整骨盆，纠正长短腿：因骨盆旋前引起的长短腿纠正能即刻见效，通常也是在第一堂课安排，可采用仰卧位腘绳肌激活（见8.7.1的内容）或仰卧位身体对称性练习（见7.4.2.1的内容），即时纠正效果都非常好。

扁平足：根据测试结果，唐××左足需要做旋后训练，而右足需要做旋前练习。详见7.1.1和7.1.2的内容，每个动作大约30秒。并在平衡稳定性训练的单膝跪地抗干扰练习中，让其保持左足缩足状态。后续的训练课程可专门安排缩足练习（见8.1.1和8.1.2的内容）、拖硬币练习（见8.1.3的内容），并在动态中练习缩足；针对较严重的儿童还要留家庭作业，并用贴扎的方法稳固训练效果。

对于有扁平足的人来说，如果存在踝背屈灵活性受限，就必须先改善这一问题，练习的方法很多，比如在日常生活中，让儿童多做下蹲的动作，但一定注意下蹲时脚尖要朝前，不能呈外八字状态。本书在7.1.4中也推荐了单膝跪地抛掷和运壶铃两个动作。这里再介绍一个练习方法——单膝跪地踝背屈，即单膝跪位，前足脚尖朝前，双手持一木棍垂直于地面，下端置于第二足趾前，见图10-9A；然后膝关节从木棍的外面向前移，直到踝关节无法再折叠，见图10-9B。保持5秒，再回到起始位。5次为一组，换另一侧腿练习。每次3~5组。注意足跟始终不能离开地面。

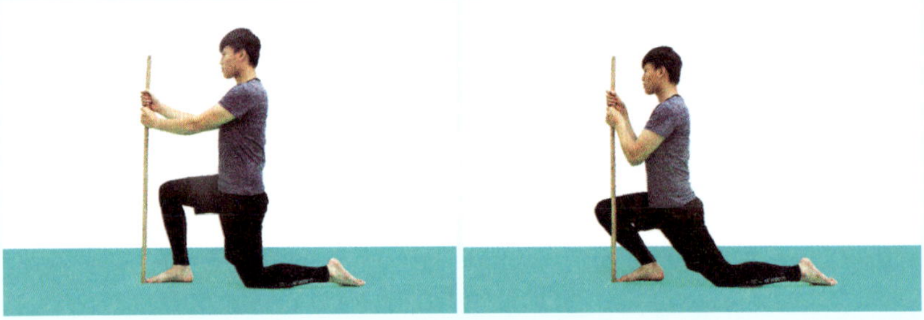

A　　B

图 10-9　单腿跪地踝背屈

A 起始位；B 踝背屈增加

踇外翻常与扁平足伴发，唐××为功能性的踇外翻，足趾的拉伸和跪坐练习能够改善这一问题，较严重时，可用贴扎辅助。

内八字脚：唐××为不对称的内八字脚，问题很可能在髋与骨盆，通常在调整好骨盆位置后开始纠正性练习（见8.2的内容）；当然，在平衡稳定性训练（见10.2的内容）中，做平板支撑时可以在足跟处放一纸片让其夹紧。

脊柱侧弯：在将骨盆和髋关节、骶骨调整至水平，呼吸得到明显改善后，根据测评结果，再安排脊柱侧弯的练习（见8.8的内容）。

10.4　游戏

每节课可安排15~20分钟的游戏，如多人脚传球游戏（见6.6.14的内容）、半泡轴上爬行比赛（见8.6.2.2的内容）、侧桥多人游戏（见6.7.3的内容）、双人互助爬行（见6.6.9的内容）、吹气球比赛、坐起练习、荡秋千、投飞镖等。游戏最好放在一节课的后半段做，不然玩累了就不想做其他练习了。

10.5 能量储存与释放的动作

建议在儿童的平衡稳定性基本具备的条件下，增加跑、跳、落地技术等的练习。

10.6 放松

结束训练后不要让儿童急着回去，可做些拉伸放松练习。让他们从小就养成训练后放松的习惯。

后 记

首先，要感谢广西体育医院原院长曹彦彬先生长期以来对我工作的大力支持和帮助，并为本书的撰写提供了专业的、有建设性的意见和建议。感谢南宁市体育局领导、南宁市体育管理培训中心主任唐洪先生和科研部部长陶启英女士，是他们促成了“南宁市全民健身和全民健康指导中心教材调研和编写”项目，并组织人手、提供场地和器材的帮助。感谢摄影师和模特冼玉娜、张金龙、韦娇娇、项海明、赵静、文友权和李夏明，本书采用的图片和照片约740张，但为了达到更好的效果，实际拍摄照片超过5000张，他们用同龄人的玩乐时间来加班拍摄。

我要特别感谢我的父母和家人对我的爱和包容。每次去看望父母都是匆匆忙忙的，很少有时间带儿子出去玩，也没有时间陪伴爱人，但他们从来没有怨言。

感谢与我共同完成本书的徐晖主任、St é phane Gregory博士、许叶、冼玉娜、徐久兰、邹金辉、秦伦和董慧，共同的目标使我们聚在一起，本书也是汇聚了大家的智慧和知识才得以圆满地完成。

最后，要感谢北京体育大学出版社孙宇辉编辑，他相信这是一本很有意义的书，愿意帮助此书完成出版。

参考文献

[1]Gill Solberg. 姿势异常和肌肉骨骼功能失调[M]. 杨瑞祺, 赵子杰, 译. 台北: 台湾爱思唯尔有限公司, 2008.

[2]Pavel Kolá, et al. Clinical Rehabilitation[M]. Prague: Rehabilitation Prague School, 2013.

[3]Florence P K, Elizabeth K M, Patricia G P, 等. 肌肉测试与功能: 姿势与疼痛[M]. 韩甲, 译.北京: 北京科技出版社, 2019.

[4]Thomas Myers. 解剖列车[M]. 关玲, 周维全, 瓮长水, 等, 译. 北京: 北京科学技术出版社, 2015.

[5]Craig Liebenson. 功能性训练手册[M]. 林瀛洲, 林正常, 等, 译. 新北: 艺轩图书出版社, 2017.

[6]Craig Liebenson. 脊柱康复医学——高级理论与临床实践[M].关骅, 等, 译. 北京: 人民军医出版社, 2016.

[7]理查德・施米西科. 肌肉链: 脊柱的螺旋稳定[M]. 隋鸿锦, 等, 译. 北京: 电子工业出版社, 2018.

[8]理查德・施米西科. 螺旋肌肉链训练: 治疗椎间盘突出和脊柱侧弯[M]. 隋鸿锦, 等, 译. 北京: 电子工业出版社, 2019.

[9]菲尔・佩治, 等.肌肉失衡的评估与治疗——扬达治疗法[M]. 焦颖, 等, 译. 北京: 人民体育出版社, 2016.

[10]支运朋. 3—6岁儿童基本动作技能发展与静态平衡能力的相关性研究[D].济南：山东师范大学, 2017: 14-15.

[11]Wyke B K, Polacek P. Articular neurology: The present position[J].Journal of Bone and Joint Surgery-British Volume, 1975,57-B(3): 401.

[12]Wojtys E M, Huston L J. Neuromuscular performance in normal and anterior cruciate ligament-deficient lower extremities[J]. Am J Sports Med, 1994, 22(1): 89-104.

[13]Hans-Rudolf Weiss, 等. 施罗特治疗脊柱侧弯保守治疗新发展[M]. 吴澍仁, 译. 香港: 喜曼拿医疗系统有限公司, 2015.

[14]James Earls, Thomas Myers. 筋膜释放技术——身体结构平衡调整[M]. 瓮长水, 张丹玥, 等, 译. 北京: 北京科学技术出版社, 2018.

[15]Philipp Richter, Eric Hebgen. 肌肉链与扳机点[M]. 赵学军, 傅志俭, 宋文阁, 等, 译. 济南: 山东科学技术出版社,2011.

[16]Pope M H, Panjabi M P. Biomechanical definitions of spinal instability[J]. Spine, 1985(10): 255-258.

[17]Panjabi M M. The stabilizing system of the spine.Part Ⅰ.function, dysfunction, adaptation, and enhancement[J]. Spinal Disord, 1992(4): 383-389.

[18]Jane Johnson. 姿势纠正[M]. 刘鼎浩, 等, 译. 新北: 合记图书出版社, 2018.

[19]Kapandji I A. The Physiology of the Joints Volume Ⅱ[M]. London: Churchill Livingstone Co, 1977.

[20]Jason Q. Pilarski, James C. Leiter, Ralph F. Fregosi. Muscles of Breathing: Development, Function, and Patterns of Activation Comprehensive Physiology[J].2019,8: 1025-1080.

[21]Lewit K.Manipulative Therapy in Rehabilitation of the Motor System ,2nd ed[M]. London: Brtterworths, 1991.

[22]克丽斯塔・莱纳特・施罗特.脊柱侧弯的三维治疗[M]. 吴澍仁, 译. 香港: 喜曼拿医疗系统有限公司, 2013.

[23]Robson P. Prewalking locomotor movement and their use in predicting standing and walking[J]. Child: Care,Health,and Development, 1984,11(2): 50-53.

[24]Gallagher S, Pollard J, Porter W L. Locomotion in restricted space: Kinematic and electromyographic analysis of stoopwalking crawling[J]. Gait Posture, 2001, 33(1): 71-76.

[25]Bell M A , Fox N A . Crawling experience is related to changes in cortical organization during infancy: evidence from EEG coherence[J]. Dev Psychobiol, 1996, 29(7): 551-561.

[26]Fukunaga, Kawakami, et al. Muscle and tendon Interaction during human movements[J]. Exercise Sport Science Review, 2002,30(3): 106-112.

[27]何彦璐, 杨蕾, 洪琴, 等.南京市3~6岁儿童单脚站立常模构建与分析[J]. 中华实用儿科临床杂志.2015, 30(2): 153-155.

[28]Jane Johnson. 姿势评估[M]. 张均雅, 译. 新北: 合记图书出版社, 2014.
[29]James Earls. 行走的天性: 运动中的肌筋膜[M]. 张少强, 苗振, 译. 北京: 北京科学技术出版社, 2018.
[30]Jason Brumitt. 核心评估与训练[M]. 王轩, 译. 北京: 人民邮电出版社, 2018.

附　表

姓名：__________ 性别：__________ 年龄：____ 岁

主诉：____

附表 1　问卷调查结果表

序号	指标	有	备注
1	坐姿、卧姿有问题吗？		
2	用嘴呼吸吗？		
3	打呼噜吗？		
4	有鼻炎吗？		
5	有运动习惯吗？		
6	有疼痛吗？		
7	易跌跤吗？		
8	婴儿期爬行情况		

附表 2　常见不良姿势评价表

<table>
<tr><td colspan="2" rowspan="2">问题</td><td colspan="2">身体两侧</td><td rowspan="2">双侧明显不对称</td></tr>
<tr><td>左</td><td>右</td></tr>
<tr><td colspan="2">扁平足</td><td></td><td></td><td></td></tr>
<tr><td colspan="2">高弓足</td><td></td><td></td><td></td></tr>
<tr><td colspan="2">内八字脚</td><td></td><td></td><td></td></tr>
<tr><td colspan="2">外八字脚</td><td></td><td></td><td></td></tr>
<tr><td colspan="2">踇外翻</td><td></td><td></td><td></td></tr>
<tr><td colspan="2">膝外翻</td><td></td><td></td><td></td></tr>
<tr><td colspan="2">膝内翻</td><td></td><td></td><td></td></tr>
<tr><td colspan="2">膝过伸</td><td></td><td></td><td></td></tr>
<tr><td rowspan="2">长短腿</td><td>测量</td><td>左短</td><td>右短</td><td></td></tr>
<tr><td>俯卧位</td><td>左短</td><td>右短</td><td></td></tr>
<tr><td colspan="2">骨盆前后倾</td><td>前倾</td><td>后倾</td><td></td></tr>
</table>

续表

问题	身体两侧		双侧明显不对称
	左	右	
胸椎后凸	后凸增加	变平	
腰椎前凸	前凸增加	变平	
头前伸	有	无	
胸段侧凸	向左	向右	
胸腰段侧凸	向左	向右	
腰段侧凸	向左	向右	
骨盆侧倾	左低	右低	
双肩高度	左低	右低	

附表 3　平衡稳定测试表

序号	指标	左	右	左右不对称
1	睁眼单足站立			
2	身体前倾测试			
3	动态平衡测试			
4	窄距单膝跪地			
5	单腿臀桥			
6	四点撑地对侧伸展			
7	侧桥			
8	坐起测试			

附表 4　功能性检查总表

部位	序号	测试与评价	阳性（+）		左右不对称
			左	右	
足	1	旋前测试			
	2	旋后测试			
	3	提踵测试			
	4	踝背屈灵活性测试			
	5	足跟短缩测试			
	6	踇背屈灵活性测试			
	7	足趾背屈测试			

续表

部位	序号	测试与评价	阳性（+）		左右不对称
			左	右	
膝	1	落地技巧测试			
	2	胫骨外旋测试			
	3	胫骨内旋测试			
髋	1	主动髋关节内旋灵活性测试			
		被动髋关节内旋灵活性测试			
	2	主动髋关节外旋灵活性测试			
		被动髋关节外旋灵活性测试			
	3	FABER 测试			
		稳定 FABER 测试			
	4	髋关节伸展灵活性测试			大腿向外偏移 膝关节夹角 > 90 度
	5	主动直腿抬高试验			
		稳定直腿抬高试验			
		被动直腿抬高试验			
	6	双 90 度坐			
骨盆躯干	1	靠墙天使			
	2	被动内收下落测试			
		主动内收下落测试			
	3	腰部锁定旋转测试			

附表 5　呼吸评估表

序号	测试与评价	阳性（+）	备注
1	浅呼吸测试		
2	肋骨角测量		
3	胸廓扩张测试		
4	腹壁压力测试		

作者介绍

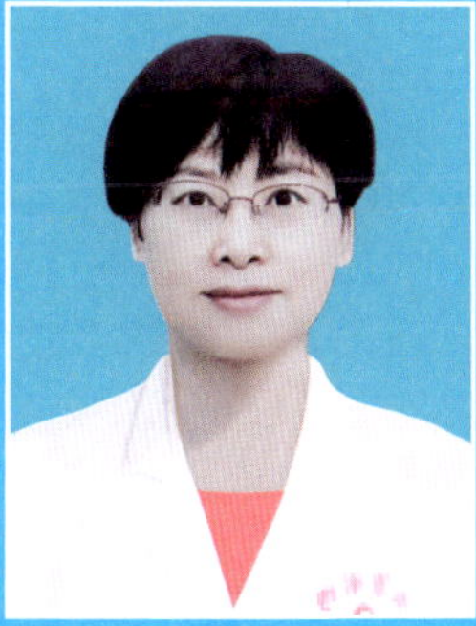

李霞
医学博士，运动医学
主任医师

广西体育局体能康复团队负责人。广西体育高等专科学校客座教授。国家体育总局“优秀中青年专业技术人才百人计划”培养对象。广西五一劳动奖章获得者。作为队医和科研人员已经在体育行业工作二十余年。曾任国家女子柔道队的科研人员。长期从事运动医学的临床、教育及科研工作，尤其在运动康复方面积累了丰富的经验。

社会职务：中国体育科学学会体质与健康分会委员、中华医学会广西运动医疗分会常委、广西医师协会健康管理与医师健康保险专业委员会常委。

培训经历及认证：2009年SET认证、2014年参加国家体育总局“优秀中青年专业技术人才百人计划”运动训练康复专项赴美国培训班、2014年FMS认证、2016年SFMA初级和高级认证、2017年澳大利亚脊柱手法治疗认证、2017年意大利筋膜手法FM Level 1/Level 2课程认证、国家体育总局2017年身体运动功能训练与康复培训班的全部课程认证、2017年希里氏骨科精准治疗认证课程、2018年FCS认证、2018年澳大利亚颈源性头痛的评估与治疗课程认证、2018年国际运动康复系列课程认证、2019年FRSB系列课程认证、动态神经稳定技术（DNS）课程认证、神经动力学（NDS）课程认证、运动第一性原理课程认证、颅骶技术认证课程，2018年完成托马斯的解剖列车培训课程，以及美式整脊、功能性干针、Mulligan关节松动术、PRI等课程，并将各种专业技术与临床相结合，形成了运动康复医学较系统的评价和干预体系。

专业特长：运用McKenzie技术、Maitland技术、Mulligan关节松动术、肌筋膜手法相结合治疗颈肩腰腿痛和运动损伤，运动处方的制定与实施，物理因子治疗，FMS及SFMA临床应用，DNS及PRI的临床应用，动作评估与治疗。

社会职务：中国康复医学会康复治疗专业委员会委员、物理治疗专业委员会委员，物理治疗师资质认证考核专家委员会委员，北京康复医学会理事，北京康复医学会运动伤病专业委员会常委，中华医学会物理治疗学会康复治疗技术学组成员，中国医学装备学会康复装备分会常委，中国康复机构联盟讲师团资深讲师。

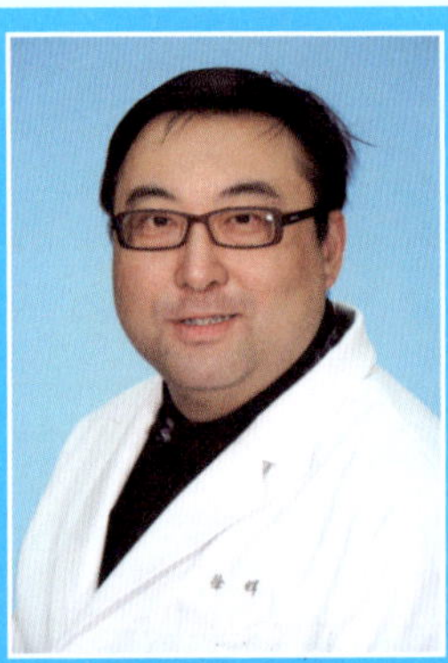

徐晖
北京大学第一医院康复医学科，副主任治疗师

培训经历及认证：2000年师从Robin McKenzie学习麦肯基诊疗技术，获得国际认证；2015年师从Kim Robenson与Brain Mulligan学习Mulligan关节松动术，获得国际认证；2014年师从梁兆麟学习Maitland技术，并获得联合物理治疗师协会（UPTA）认证；FMS和SFMA国际评估认证；DNS国际认证；KMI肌筋膜手法国际认证。

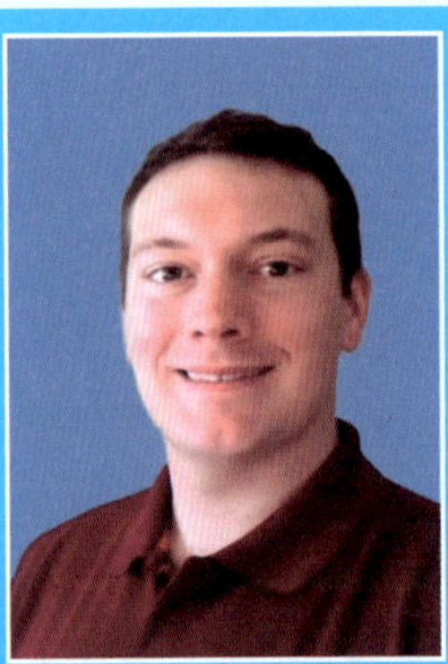

St é phane Gregory
博士，加拿大多伦多的运动整脊治疗师和当代医学针灸师

念脊骨疗法学院脊骨神经医学博士。2017年获加拿大纪念脊骨疗法学院体育科学奖学金候选人。

12年间，曾与众多北美冰球职业联赛（NHL）、国际独立冰球联盟（IIHL），以及来自橄榄球、举重、花样滑冰、跆拳道、游泳和田径等运动项目的奥运会级和国家级运动员一起工作。在2010年冬奥会之前与加拿大体育学院合作，进行运动员的康复和训练。2015—2018年，担任牙买加国家队体能康复团队的首席治疗师和管理者。持有多项预先评估认证，并为国家级或奥运会级的超过15名精英运动员制订治疗方案并提供先进的治疗技术。曾为180多名脊椎指压学生提供临床指导、临床管理等综合团队支持，为期两年。期间，还和多位知名运动专家（如拉里·贝尔博士、安德鲁·罗伯博士等）一起教授健康和健身从业者高级运动评估和治疗技巧。

培训经历及认证：NSCA认证的体能教练和NCCP认证的奥林匹克举重教练。McMaster当代医学针灸、FMS、SFMA、DNS和PRI技术国际认证，一体化模式认证，功能范围释放认证，功能调节和评估运动专家，运动员动作评估认证（下肢课程），并在滑铁卢大学与麦吉尔博士讨论下腰部疾病和麦吉尔方法，布拉格体育发展学院A部分课程认证。